实用内分泌疾病综合诊治

主编 季聚良 白 清 陈 焱 郭莉阁

胡俊鹏 孙新宇 高 龙

黑龙江科学技术出版社

HEILONGJIANG SCIENCE AND TECHNOLOGY PRESS

图书在版编目(CIP)数据

实用内分泌疾病综合诊治 / 季聚良等主编. -- 哈尔滨：黑龙江科学技术出版社，2023.7
ISBN 978-7-5719-2015-9

Ⅰ. ①实… Ⅱ. ①季… Ⅲ. 内分泌病－诊疗 Ⅳ. ①R28

中国国家版本馆CIP数据核字（2023）第107034号

实用内分泌疾病综合诊治
SHIYONG NEIFENMI JIBING ZONGHE ZHENZHI

主　　编	季聚良　白清　陈焱　郭莉阁　胡俊鹏　孙新宇　高龙	
责任编辑	包金丹	
封面设计	宗　宁	
出　　版	黑龙江科学技术出版社	
	地址：哈尔滨市南岗区公安街70-2号　邮编：150007	
	电话：（0451）53642106　传真：（0451）53642143	
	网址：www.lkcbs.cn	
发　　行	全国新华书店	
印　　刷	黑龙江龙江传媒有限责任公司	
开　　本	889 mm×1194 mm　1/32	
印　　张	9.625	
字　　数	242千字	
版　　次	2023年7月第1版	
印　　次	2023年7月第1次印刷	
书　　号	ISBN 978-7-5719-2015-9	
定　　价	88.00元	

编委会

◎ **主　编**
　　季聚良　白　清　陈　焱　郭莉阁
　　胡俊鹏　孙新宇　高　龙

◎ **副主编**
　　梅罗阳　王胜男　牛　越　海　鹏
　　孙晓泽　王晓卫

◎ **编　委**（按姓氏笔画排序）
　　王胜男（河南省中医院）
　　王晓卫（河南省中医院）
　　牛　越（河南省中医院）
　　付利然（河南省中医院）
　　白　清（河南省中医院）
　　许向前（河南省中医院）
　　孙晓泽（河南省中医院）
　　孙晓娜（河南省中医院）
　　孙新宇（河南省中医院）
　　陈　焱（河南省中医院）
　　季聚良（河南省中医院）
　　庞　欣（河南省中医院）
　　赵长普（河南省中医院）
　　胡俊鹏（河南省中医院）
　　高　龙（河南省中医院）
　　郭莉阁（河南省中医院）
　　海　鹏（河南省中医院）
　　梅罗阳（河南省中医院）
　　解红霞（河南省中医院）

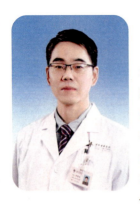

季聚良

主任医师，毕业于湖南中医药大学，博士学位，中医内科学内分泌专业。现任河南省中医院（河南中医药大学第二附属医院）内分泌科副主任、第五批全国名老中医药指导传承老师孙彬教授工作室负责人，兼任中华中医药研究促进会糖尿病专业委员会常务委员、河南省中西医结合糖尿病专业委员会常务委员、河南省中医药学会糖尿病专业委员会常务委员、世界中医药学会联合委员会内分泌专业委员。擅长糖尿病及其各种急慢性并发症、甲状腺疾病、肥胖症、代谢综合征等疾病的中医辨病辨证治疗和中西医结合治疗；对于库欣综合征、内分泌性高血压、原发性和继发性闭经、垂体功能减退症、青少年生长发育迟缓的评估等也有丰富的临床经验。发表论文20余篇，参编1部。

内分泌系统是人体维持机体稳定的三大调节系统之一,由一组具有分泌激素功能的无导管腺体、组织和器官组成。生物个体的各种生命现象和活动均与内分泌系统密不可分。内分泌疾病是临床常见疾病,具有高发性、复杂性和难治性的特点,发病常涉及多个器官、多种组织,与其他系统疾病有密切的联系。随着社会经济的发展、人口老龄化及生活方式的改变,内分泌疾病已成为人类致死、致残的重要原因。所以内分泌学在内科学中越来越重要。虽然内分泌学起步较晚,但发展极为迅速,一些旧的观点、理论被新的观点、理论所取代,新的病种不断地被发现,新的诊治技术也在不断涌现。因此,为帮助临床医师及时更新内分泌疾病诊治的相关知识、提升技能,以便更好地为患者服务,我们特组织内分泌疾病专家编写了《实用内分泌疾病综合诊治》一书。

本书在重视科学性、突出实用性的同时,试图从不同方位,多层次、多角度讲解内分泌疾病。本书先介绍了内分泌总论；后针对临床常见的垂体疾病、甲状腺疾病、肾上腺疾病、性腺疾病等疾病进行了详细论述，不仅包括每种疾病的发病机制、临床表现、诊断治疗等西医诊治技术，而且阐述了每种疾病的病因病机、分型论治等中医诊治方法。本书简明扼要、内容翔实、条理清晰、特点鲜明，尽力展示当前内分泌疾病最新的中西医综合诊治技术，可为临床内分泌科医师、进修医师、实习医师和在校医学生提供参考。

由于编者水平有限、经验不足，书中难免有疏漏之处，衷心希望读者指正，以使本书日臻完善。

《实用内分泌疾病综合诊治》编委会
2023 年 4 月

目录

CONTENTS

第一章

内分泌总论

一、内分泌

内分泌是指具有内分泌功能的细胞分泌激素,激素进入到体液中,以体液为媒介对靶细胞产生效应的一种分泌形式。内分泌系统是指体内所有的内分泌腺、激素(内分泌腺的分泌物)构成的体液调节体系。它与中枢神经系统密切联系,具有调节全身各系统活动一致的功能,对机体的生长发育、生殖代谢等起重要作用。

机体最常见的内分泌腺包括垂体、甲状腺、甲状旁腺、性腺、肾上腺、胰腺。但是目前机体的内分泌腺无处不在,心、肺、肝、胃、肠、肾、脑、皮肤、脂肪组织、免疫细胞等均具有内分泌功能。

二、激素

(一)定义

激素是指由内分泌细胞分泌,随血液循环进入全身,最后作用于靶组织或靶器官的物质。

(二)分类

1.肽类及蛋白质激素

肽类及蛋白质激素包括甲状旁腺素、胰岛素、阿片-黑素-促皮质素原等。

2.氨基酸类激素

氨基酸类激素包括甲状腺激素(T_3、T_4)。

3.胺类激素

胺类激素包括肾上腺素、去甲肾上腺素、多巴胺等。

4.类固醇激素

类固醇激素包括肾上腺皮质激素、性腺合成激素等。

三、内分泌系统调节

(一)神经系统与内分泌系统的相互调节

1.中枢神经系统对内分泌系统的调节

内分泌系统直接由下丘脑调控,下丘脑分泌促性腺激素释放激素(GnRH)、促肾上腺皮质激素释放激素(CRH)、促甲状腺激素释放激素(TRH)等,来调节腺垂体各种分泌细胞激素的合成和分泌,这些激素可以作用于相应的靶器官。同时,神经系统对机体的调节还有调节激素昼夜节律的功能,如皮质醇分泌的昼夜节律。

2.内分泌系统对中枢神经系统的调节

垂体激素反馈作用于下丘脑、高级中枢。

(二)内分泌系统的反馈调节

1.下丘脑-垂体-靶腺间的反馈调节

下丘脑的抑制或释放激素调节腺垂体分泌相应的促激素,刺激靶腺分泌合成靶腺激素,靶腺激素又负反馈于垂体和下丘脑。

2.内分泌腺和体液代谢物质之间反馈调节

内分泌腺和体液代谢物质之间反馈调节包括血糖与胰岛素,血钙与甲状旁腺激素(PTH),血渗透压与抗利尿激素(ADH)。

(三)免疫系统和内分泌功能相互调节

1.内分泌对免疫功能的影响

内分泌对机体免疫有调控功能,如糖皮质激素、性激素、前列腺素可以抑制免疫应答,而生长激素(GH)、胰岛素促进免疫应答。

2.免疫对内分泌系统的影响

免疫应答的信息和免疫新生物(抗体、细胞因子等)影响内分泌系统的功能。如白细胞介素-1(IL-1)可促进 CRH 合成,IL-2 可促进催乳素(PRL)、促甲状腺激素(TSH)、促肾上腺皮质激素(ACTH)或黄体生成素(LH)、促卵泡激素(FSH)、GH 等激素的合成。

四、内分泌疾病的分类

(一)按疾病发生的部位分类

内分泌疾病分为原发性、继发性疾病。

(二)按功能分类

内分泌疾病分为功能减退、功能亢进疾病。

(三)按内分泌部位分类

内分泌疾病分为下丘脑-垂体病、甲状腺病、甲状旁腺病、肾上腺病、性腺病等疾病。

五、内分泌疾病的诊断原则

(一)功能诊断

1.症状、体征

根据患者症状、体征进行诊断。

2.实验室检查

(1)代谢紊乱证据:各种激素可以影响不同的物质代谢,包括糖、电解质、酸碱平衡。

(2)激素分泌情况:血、尿激素水平及代谢产物测定。

3.功能试验测定

(1)兴奋试验:用于分泌功能减退时,判断激素的贮备情况,应用促激素试验探测靶腺的反应,如 ACTH、GnRH、CRH、人绒毛膜促性腺激素(HCG)等兴奋试验。

(2)抑制试验:适用于分泌功能亢进时,观察正常的反馈调节是否消失、有无自主性激素分泌增多,如地塞米松抑制试验、生理盐水试验等。

(二)影像诊断

常用于内分泌疾病的影像学检查包括超声检查、放射性核素检查、计算机断层扫描(computer tomography,CT)检查、磁共振成像(magnetic resonance imaging,MRI)检查、造影检查。

(三)病因诊断

可用抗体检测、染色体检查、人类白细胞抗原鉴定进行病因诊断。

六、内分泌疾病防治原则

(一)预防为主

有些内分泌疾病是可以预防的,如缺碘所致的地方性甲状腺肿,可以通过早期补碘的方法进行预防。某些遗传性疾病也可以通过基因检查的方法进行早期诊断。

(二)对内分泌功能亢进的患者的治疗

治疗方法可以采用手术治疗、放射性核素治疗和药物治疗等。

(三)对内分泌功能减退的患者的治疗

可以采用药物长期替代、腺体移植或基因工程治疗的方法进行治疗。

中医学对于内分泌疾病有着很深的认识和丰富的诊治经验,尤其是对甲状腺疾病、糖尿病、功能性的月经不规则,以及其他代谢性疾病如肥胖、高脂血症等。本书从临床着手,侧重于内分泌及代谢性疾病的中西医诊治,希望能与同道共勉。

第二章

常见垂体疾病的中西医诊治

下丘脑与脑垂体组成的一个完整的神经内分泌功能系统,主要由下丘脑-腺垂体系统、下丘脑-神经垂体系统两部分组成。垂体虽小,在这个部位发生的疾病却不少,最多见的是垂体肿瘤。垂体肿瘤绝大部分是良性的,根据肿瘤细胞能否产生激素分为功能性垂体腺瘤和无功能性垂体腺瘤两大类。功能性垂体腺瘤又以肿瘤细胞分泌的激素种类不同分为生长激素瘤(表现为巨人症或肢端肥大症)、催乳素瘤、促肾上腺皮质激素瘤(表现为库欣综合征),以及其他少见的肿瘤。功能性垂体腺瘤分泌的激素远远超出正常水平,就出现激素过多的病症。垂体激素产生不足导致的疾病也有不少,如垂体性侏儒症(GH 不足)、性腺功能低下(促性腺激素不足),有时整个腺垂体功能都受损,导致多种激素分泌不足,如产后大出血引起的席汉综合征。垂体后叶功能低下的疾病有尿崩症(ADH 不足)。本章重点对常见垂体疾病的中西医诊治进行阐述。

第一节 腺垂体功能减退症

一、西医对腺垂体功能减退症的认识

(一)概述

腺垂体功能减退症是指多种病因累积作用使垂体激素分泌较

少,可以是单个激素减少(如 GH、PRL 缺乏),也可以是多种激素(如促性腺激素、TSH、ACTH)同时缺少,从而引起的一系列临床症状和体征。腺垂体分泌细胞是在下丘脑各种激素/因子直接影响之下,因此腺垂体功能减退症可原发于垂体病变或继发于下丘脑病变,表现为甲状腺、肾上腺、性腺等靶腺功能减退和/或鞍区占位性病变。

本病的特点是临床症状变化大,可长期延误诊断,但补充缺乏的激素后,症状可迅速缓解。

(二)病因病理

1.垂体腺瘤

垂体腺瘤为成人垂体功能减退最常见的病因。垂体腺瘤可分为功能性垂体腺瘤和无功能性垂体腺瘤。随着垂体腺瘤的增大,可压迫正常垂体组织,最终使垂体功能减退。

2.下丘脑病变

肿瘤、炎症、浸润性病变、肉芽肿等病因可直接破坏下丘脑的神经分泌,使下丘脑细胞激素分泌减少,最终导致腺垂体分泌的各种促靶腺激素(如 GH、PRL 等)减少。

3.垂体缺血性坏死

妇女在妊娠期时腺垂体增生肥大,血供丰富。若围生期由于前置胎盘导致胎盘早剥或子宫收缩无力引起产后大出血、休克、血栓形成,可导致垂体大部分缺血坏死,甚至发生垂体纤维化,临床上称为席汉综合征。

4.蝶鞍区手术、放射治疗和创伤

垂体腺瘤切除时可能损伤正常的垂体组织,尤其是手术后的放射治疗更加重了垂体的损伤。

5.感染和炎症

病毒、细菌、真菌的感染引起的脑膜炎和流行性出血热等可损伤下丘脑与垂体。

6.糖皮质激素长期治疗

长期使用糖皮质激素可抑制下丘脑和垂体,如突然停药可出现医源性垂体功能减退,最终表现为肾上腺皮质功能减退。

7.垂体卒中

垂体卒中多见于垂体腺瘤内出血,使瘤体突然增大,从而压迫正常的垂体组织和邻近的神经组织,呈急症危象。

8.其他

淋巴组织性垂体炎、海绵窦处颈内动脉瘤等也可压迫垂体而引起本病。

(三)临床表现

1.腺垂体功能减退

临床表现为腺垂体的靶腺,即性腺、甲状腺和肾上腺皮质继发性功能减退。女性患者闭经、不孕,男性患者性欲减退或勃起功能障碍,男女患者第二性征减退等性腺功能减退的症状出现的最早、最普遍;有怕冷、便秘、健忘、面容苍老、皮肤细薄或水肿、眉发稀少等甲状腺功能减退症状[与原发甲状腺功能减退症(简称甲减)不尽一致,黏液性水肿与皮肤干粗大多不明显],以及食欲缺乏、无力、消瘦、血压偏低、空腹血糖偏低或易发生低血糖等肾上腺皮质功能减退症状的往往病情较重。席汉综合征最早出现的是产后无乳汁分泌,首先受影响的是 PRL 和 GH。GH 缺乏与肾上腺皮质功能减退是低血糖发生的主要原因。

2.肿瘤压迫表现和其他与病因有关的症状

在因垂体肿瘤或其他占位性病变引起的压迫症状中,最常见的是头痛及视神经交叉受压引起视野缺损。在儿童有生长发育障碍伴有中枢性尿崩时,大多为颅咽管瘤或其他占位病变。因脑膜炎(包括结核性)、白血病等引起的往往有相应的临床表现。

3.腺垂体功能减退症危象

腺垂体功能减退症患者因感染、劳累、中断治疗、服用镇静安眠药等可诱发危象,出现神志障碍、躁狂、休克、昏迷或严重低血糖,以及水电解质紊乱或黏液性水肿性昏迷(低体温),如果抢救不及时会导致死亡。危象前常有严重厌食、呕吐和嗜睡、意识矇眬等。

(四)辅助检查

腺垂体功能情况可通过对其所支配的靶腺功能状态来反映。

1.性腺功能测定

女性血液中雌二醇水平降低,没有排卵和基础体温的改变。男性见血睾酮水平降低或正常低值;精液检查精子数量减少,形态改变,活动度差。

2.肾上腺皮质功能测定

24小时尿中17-羟皮质类固醇及游离皮质醇排量减少,血浆皮质醇浓度降低,葡萄糖耐量试验示血糖低平曲线。

3.甲状腺功能测定

血清中总 T_4 和游离 T_4 水平明显降低,而总 T_3 和游离 T_3 水平正常或稍有降低。

4.影像学检查

对于腺垂体-下丘脑的病变可用 CT、MRI 辨别,较蝶鞍 X 线和断层摄片更为精确,尽可能通过无创检查了解病变部位、大小、性质及其对邻近组织的侵犯程度。对于非颅脑病变也可以通过胸部 X 线及胸腹部 CT、MRI 来检查。肝、骨髓和淋巴结等活检可用于判断原发性疾病。

(五)诊断

根据病史、多腺体受累表现及实验室检查可确诊。

(1)性腺、甲状腺和肾上腺功能减退的症状和体征,产后大出血、垂体腺瘤及手术、颅外伤等病史。凡有 2 个以上垂体靶腺功能减退的症状和体征时均应首先考虑腺垂体功能减退。

(2)垂体及靶腺激素测定进一步证实腺垂体功能减退症。鞍区 MRI 及 CT 扫描可了解有无垂体-下丘脑区占位病变。

(3)对不明原因的严重胃肠症状伴精神障碍、严重低血糖、昏迷、休克和电解质紊乱(主要是低钠血症)患者,要警惕垂体功能减退危象。

(六)鉴别诊断

其应与下列疾病相鉴别。

1.多内分泌腺功能减退症

多内分泌腺功能减退症如原发性肾上腺皮质功能减退症。

2.神经性厌食

神经性厌食有精神症状、闭经,但无阴毛、腋毛脱落,可伴有神经性贪食,二者交替出现。

3.失母爱综合征

失母爱综合征与心理、社会因素有关。生长障碍与营养不良、情绪紊乱有关,改变环境、得到关怀和改善营养后可恢复正常。

(七)治疗

腺垂体功能减退症可由多种原因引起,应针对病因治疗,尤其肿瘤患者可通过手术、放射治疗和化学治疗等方案治疗。对于鞍区占位性病变,首先必须解除压迫及破坏作用,减轻和缓解颅内高压症状,提高生活质量。对于产妇出血、休克而引起的缺血性垂体坏死,关键在于预防,应加强产妇围生期的监护,及时纠正产妇病理状态。

腺垂体功能减退症采用相应靶腺激素替代治疗能取得满意的效果,如改善精神和体力活动、改善全身代谢及性功能、防治骨质疏松症,但需要长期甚至终生维持治疗。应激情况下需要适当增加糖皮质激素剂量。所有替代治疗宜经口服给药,下述药物剂量为生理剂量,以供参考:左甲状腺素 $50\sim150$ $\mu g/d$,甲状腺干片 $40\sim120$ mg/d,氢化可的松 $20\sim30$ mg/d,泼尼松 $5.0\sim7.5$ mg/d,炔雌醇 $5\sim20$ $\mu g/d$,妊马雌酮(结合型雌激素)$0.625\sim1.250$ mg/d(月经周期第 $1\sim25$ 天),甲羟孕酮(安宫黄体酮)$5\sim10$ mg/d(月经周期第 $12\sim25$ 天)以形成人工周期性月经。每周丙酸睾酮 50 mg,肌内注射,对男子性腺功能减退症有效;十一酸睾酮 40 mg,每天 3 次口服,但应预防前列腺癌的发生。

治疗过程中应先补给糖皮质激素,然后再补充甲状腺激素,以防肾上腺危象的发生。对于老年人和冠状动脉粥样硬化心脏病、骨密度低的患者,甲状腺激素宜以小剂量开始、缓慢递增剂量为原则。一般不必补充盐皮质激素。GH 可使骨骼肌肉生长,减少体内脂肪量,但应预防肿瘤生长。除儿童垂体性侏儒症外,一般不必应用人GH。

垂体危象处理:首先给予静脉推注50%葡萄糖注射液40~60 mL以抢救低血糖,继而补充10%葡萄糖盐水,每500~1 000 mL中加入氢化可的松50~100 mg静脉滴注,以解除急性肾上腺功能减退危象。有循环衰竭者按休克原则治疗;有感染败血症者应积极抗感染治疗;有水中毒者主要应加强利尿,可给予泼尼松或氢化可的松。低温与甲状腺功能减退有关,可给予小剂量甲状腺激素,并用保暖毯逐渐加温。禁用或慎用麻醉剂、镇静药、催眠药或降糖药等。

若有生育需求,女性可先用雌激素促进子宫生长,然后周期性用雌激素和黄体酮3~4个月诱导月经,然后可用人绝经期促性腺激素(HMG)75~150 IU/d,持续2周,刺激卵泡生长,并肌内注射HCG 2 000 IU诱导排卵;男性可用HCG 2 000 IU肌内注射,1周3次,持续4月,然后肌内注射HMG 75 IU,1周3次,以期精子形成。

二、中医对腺垂体功能减退症的认识

(一)概述

垂体功能减退是以各种内分泌激素缺失为主要表现的疾病,临床上多见乏力、疲劳等表现,因此符合中医"虚劳"诊断。虚劳又称虚损,是禀赋薄弱、后天失养及外感内伤等多种原因引起的,以脏腑功能衰退、气血阴阳亏损、日久不复为主要病机,以五脏虚证为主要临床表现的多种慢性虚弱症候的总称。虚劳是气血津液病证中涉及脏腑和表现证候最多的一种病证,临床较为常见。中医药在调理阴阳、补益气血、促进脏腑功能的恢复等方面,积累了丰富的经验。

历代医籍对虚劳的论述甚多。《素问·通评虚实论》所说的"精气夺则虚"可视为虚证的提纲。而《素问·调经论》所谓"阳虚则外寒,阴虚则内热",进一步说明虚证有阴虚、阳虚的区别,并指明阴虚、阳虚的主要特点。《难经·十四难》论述了"五损"的症状及转归。虚劳涉的内容很广,可以说是中医内科中范围最广的一个病症。凡禀赋不足、后天失养、病久体虚、积劳内伤、久虚不复等所致的多种以脏腑气血、阴阳亏损为主要表现的病症,均属于本症的范围。

西医学中多个系统的多种慢性消耗性疾病,出现类似虚劳的临床表现时,均可参照本节。虚劳常见于西医的含自身免疫功能低下或免疫功能稳定失调、内分泌腺体功能紊乱、造血功能障碍、代谢紊乱、营养缺乏、神经功能低下或过分抑制(非保护性)引起的疾病,以及其他器官系统功能衰退性疾病。

(二)病因病机

多种原因均可导致虚劳。《理虚元鉴·虚症有六因》所说的"有先天之因,有后天之因,有痘疹及病后之因,有外感之因,有境遇之因,有医药之因",对引起虚劳的原因做了比较全面的归纳。多种病因作用于人体,引起脏腑气血阴阳的亏虚,日久不复而成为虚劳。结合临床所见,引起虚劳的病因病机主要有以下5个方面。

1.禀赋薄弱

多种虚劳证候的形成,都与禀赋薄弱、体质不强密切相关。父母体弱多病,年老体衰,胎中失养,孕育不足;生后喂养失当,水谷精气不充,均可导致禀赋薄弱。先天不足、禀赋薄弱之体,易于患病,并在病后易形成久病不复的状态,使脏腑气血阴阳亏虚日甚,而成为虚劳。

2.烦劳过度

适当的劳作,包括脑力及体力的劳动,为人的正常生活及保持健康所必需。但烦劳过度则有损健康,因劳致虚,日久而成虚劳。在烦劳过度中,以劳神过度及恣情纵欲较为多见。忧郁思虑、积思不解、所欲未遂等劳神过度,易使心失所养,脾失健运,心脾损伤,气血亏虚,久则形成虚劳。而早婚多育、房事不节、频犯手淫等,易使肾精亏虚、肾气不足,久则形成虚劳。

3.饮食不节

暴饮暴食、饥饱不调、嗜食偏食、营养不良、饮酒过度等原因,均会导致脾胃损伤,不能化生水谷精微,气血来源不充,脏腑经络失于濡养,日久形成虚劳。

4.大病久病

大病之后,邪气过盛,脏气损伤,正气短时难以恢复,日久而成虚劳。久病而成虚劳者,随疾病性质的不同,损耗人体的气血阴阳各有侧重。如热病日久,则耗伤阴血;寒病日久,则伤气损阳;瘀血日久,则新血不生;或病后失于调理,正气难复,均可演变为虚劳。

5.误治失治

由于辨证有误或选用药物不当,以致精气损伤,若多次失误,既延误疾病的治疗,又使阴精或阳气受损难复,从而导致虚劳。在现今的临床实践中,也有过用某些化学药物或接触有害物质(如放射线)过多,使阴精及气血受损,而形成虚劳者。

以上各种病因,有因虚致病、因病成劳,也有因病致虚、久虚不复成劳,而其病性主要为气、血、阴、阳的虚损。病损部位主要在五脏,尤以脾肾两脏更为重要。引起虚损的病因,往往首先导致某一脏气、血、阴、阳的亏损,而由于五脏相关,气血同源,阴阳互根,所以在虚劳的病变过程中常互相影响,一脏受病,累及他脏,气虚不能生血,血虚无以生气。气虚者,日久阳也渐衰;血虚者,日久阴也不足;阳损日久,累及于阴;阴虚日久,累及于阳。以致病势日渐发展,而病情趋于复杂。

(三)临床表现

虚劳多发生在先天不足、后天失调,以及大病久病、精气耗伤的患者。病程一般较长,症状逐渐加重,短期不易康复。

虚劳以脏腑功能减退、气血阴阳亏损所致的虚弱或不足的证候为其特征。在虚劳共有特征的基础上,由于虚损性质的不同而有气、血、阴、阳虚损之分。气虚损者主要表现为面色萎黄、神疲体倦、懒言声低、自汗、脉细,血虚损者主要表现为面色不华、唇甲淡白、头晕眼花、脉细,阴虚损者主要表现为口干舌燥、五心烦热、盗汗、舌红苔少、脉细数,阳虚损者主要表现为面色苍白、形寒肢冷、舌质淡胖有齿印、脉沉细。

(四)辨证分型及治疗

1.中医辨证

对于虚劳的治疗,以补益为基本原则。正如《素问·三部九候论》记载"虚则补之"。在进行补益的时候,一是必须根据病理属性的不同,分别采取益气、养血、滋阴、温阳的治疗方药;二是要密切结合五脏病位的不同而选方用药,以加强治疗的针对性。

在应用补益这个基本原则治疗虚劳的时候,应注意以下 3 点:①重视补益脾肾在治疗虚劳中的作用。以脾胃为后天之本,为气血生化之源,脾胃健运,五脏六腑、四肢百骸方能得以滋养。肾为先天之本,寓元阴元阳,为生命的本元。重视补益脾肾,先后天之本不败,则能促进各脏虚损的恢复。②对于虚中夹实及兼感外邪者,当补中有泻、扶正祛邪。从辨证的关系看,祛邪也可起到固护正气的作用,防止因邪恋而进一步损伤正气。③虚劳的病程较长,影响的因素较多,要将药物治疗与饮食调养及生活调摄密切结合起来,方能获得更好的治疗效果。

2.分证论治

为了便于临床运用,虚劳的辨证论治以气血阴阳为纲,以五脏虚证为目。

(1)肺气虚。

症状:短气自汗,声音低怯,时寒时热,平素易于感冒,面白,舌质淡,脉弱。

治法:补益肺气。

方药:补肺汤。

本方具有补益肺肾、敛肺肃肺的功效。方中以人参、黄芪益气补肺,熟地黄、五味子益肾敛肺,紫菀、桑白皮肃肺止咳。

加减:无咳嗽者,可去桑白皮、紫菀。自汗较多者,加牡蛎、麻黄根固表敛汗。若气阴两虚而兼见潮热、盗汗者,加鳖甲、地骨皮、秦艽等养阴清热。

(2)心气虚。

症状:心悸、气短,劳则尤甚,神疲体倦,自汗,舌质淡,脉弱。

治法:益气养心。

方药:七福饮。

本方具有益气补血、养心宁神的功效,适用于气血亏虚、心失所养所致的心悸、气短、自汗、神疲体倦、不寐等症。本方是由五福饮加酸枣仁、远志而成。方中以人参、白术、炙甘草益气养心,熟地黄、当归滋补阴血,酸枣仁、远志宁心安神。

加减:自汗多者,可加黄芪、五味子益气固摄;饮食少思者,加砂仁、茯苓开胃健脾。

(3)脾气虚。

症状:饮食减少,食后胃脘不舒,倦怠乏力,大便溏薄,面色萎黄,舌淡苔薄,脉弱。

治法:健脾益气。

方药:加味四君子汤。

本方具有益气健脾除湿的功效。以人参、黄芪、白术、甘草益气健脾,茯苓、扁豆健脾除湿。

加减:胃失和降而兼见胃脘胀满、嗳气呕吐者,加陈皮、半夏和胃理气降逆。食积停滞而见脘闷腹胀、嗳气酸腐、苔腻者,加神曲、麦芽、山楂、鸡内金消食健胃。气虚及阳,脾阳渐虚而兼见腹痛即泻、手足欠温者,加肉桂、炮姜温中散寒。

(4)肾气虚。

症状:神疲乏力,腰膝酸软,小便频数而清,白带清稀,舌质淡,脉弱。

治法:益气补肾。

方药:大补元煎。

本方具有益气补肾、生精养血的功效。方中以人参、山药、炙甘草益气固肾,杜仲、山茱萸温补肾气,熟地黄、枸杞子、当归补养精血。

加减:神疲乏力甚者,加黄芪益气。尿频较甚及小便失禁者,加菟丝子、五味子、益智仁补肾固摄。脾失健运而兼见大便溏薄者,去熟地黄、当归,加肉豆蔻、补骨脂温补固涩。

在气、血、阴、阳的亏虚中，气虚是临床最常见的一类，其中尤以肺、脾气虚为多见，而心、肾气虚也不少。肝病而出现神疲乏力、食少便溏、舌质淡、脉弱等气虚症状时，多在原肝病辨证的基础上结合脾气亏虚论治。

（5）脾血虚。

症状：体倦乏力，纳差食少，心悸气短，健忘，失眠，面色萎黄，舌质淡，苔白薄，脉细缓。

治法：补脾养血。

方药：归脾汤。

方中以人参、黄芪、白术、甘草、姜、枣甘温补脾益气，当归补血，茯神、酸枣仁、龙眼肉、远志养心安神，木香理气醒脾。本方为补脾与养心并进、益气与养血相融之剂，为治脾血虚及心血虚的常用方剂。

（6）肝血虚。

症状：头晕，目眩，胁痛，肢体麻木，筋脉拘急，或筋惕肉困，妇女月经不调甚则闭经，面色不华，舌质淡，脉弦细或细涩。

治法：补血养肝。

方药：四物汤。

本方具有养血调血、补而不滞的功效。方中以熟地黄、当归补血养肝，芍药、川芎和营调血。

加减：血虚甚者，加制首乌、枸杞子、鸡血藤增强补血养肝的作用。胁痛者，加丝瓜络、郁金、香附理气通络。目失所养、视物模糊者，加楮实子、枸杞子、决明子养肝明目。

心主血，脾统血，肝藏血，故血虚之中以心、脾、肝的血虚较为多见。由于脾为后天之本，气血生化之源；又由于血为气母，血虚均伴有不同程度的气虚症状；而且在中医长期的临床实践中，认为补血不宜单用血药，而应适当配伍补气药，以达到益气生血的目的。所以在治疗各种血虚的证候时，应结合健脾益气生血之法，如归脾汤、当归补血汤、圣愈汤等方剂，都体现了这一治疗思想。

(7)心阳虚。

症状：心悸，自汗，神倦嗜卧，心胸憋闷疼痛，形寒肢冷，面色苍白，舌质淡或紫暗，脉细弱或沉迟。

治法：益气温阳。

方药：保元汤。

方中以人参、黄芪益气扶正，肉桂、甘草、生姜温通阳气，共奏益气温阳之效。

加减：心胸疼痛者，酌加郁金、川芎、丹参、三七活血定痛。形寒肢冷，为阳虚较甚者，酌加附子、巴戟天、仙茅、淫羊藿、鹿茸温补阳气。

(8)脾阳虚。

症状：面色萎黄，食少，形寒，神倦乏力，少气懒言，大便溏薄，肠鸣腹痛，每因受寒或饮食不慎而加剧，舌质淡，苔白，脉弱。

治法：温中健脾。

方药：附子理中汤。

本方具有益气健脾、温中祛寒之功效。方中以党参、白术、甘草益气健脾；附子、干姜温中祛寒。

加减：腹中冷痛较甚者，为寒凝气滞，可加高良姜、香附或丁香、吴茱萸温中散寒，理气止痛。食后腹胀及呕逆者，为胃寒气逆，加砂仁、半夏、陈皮温中和胃降逆。腹泻较甚者，为阳虚温甚，加肉豆蔻、补骨脂、薏苡仁温补脾肾、涩肠除湿止泻。

(9)肾阳虚。

症状：腰背酸痛，遗精，阳痿，多尿或不禁，面色苍白，畏寒肢冷，下利清谷或五更泄泻，舌质淡胖，有齿痕，苔白，脉沉迟。

治法：温补肾阳。

方药：右归丸。

本方具有温补肾阳、兼养精血的作用，为治肾阳虚衰的常用方剂。方中以附子、肉桂温补肾阳；杜仲、山茱萸、菟丝子、鹿角胶温补肾气；熟地黄、山药、枸杞子、当归补益精血，滋阴以助阳。

加减：遗精者，加金樱子、桑螵蛸、莲须，或金锁固精丸以收涩固精。脾虚以致下利清谷者,减去熟地黄、当归等滋腻滑润之品,加党参、白术、薏苡仁益气健脾、渗湿止泻。命门火衰以致五更泄泻者,合四神丸温脾暖肾、固肠止泻。阳虚水泛以致水肿、尿少者,加茯苓、泽泻、车前子,或合五苓散利水消肿。肾不纳气而见喘促、短气,动则更甚者,加补骨脂、五味子补肾纳气。

阳虚常由气虚进一步发展而成,阳虚则生寒,症状比气虚重,并可出现里寒的症状。阳虚之中,以心、脾、肾的阳虚为多见。由于肾阳为人身之元阳,所以心、脾之阳虚日久,必病及于肾,而出现心肾阳虚或脾肾阳虚的病变。

(五)结语

虚劳是多种慢性衰弱性证候的总称,其范围相当广泛。禀赋薄弱、劳倦过度、饮食损伤、久病失治等多种原因均会导致虚劳,其共同点是久虚不复而成劳。五脏功能衰退、气血阴阳亏损是虚劳的基本病机。辨证应以气血阴阳为纲,五脏虚证为目。由于气血同源、阴阳互根、五脏相关,故应同时注意气血阴阳相兼为病及五脏之间的相互影响。"虚则补之",补益是治疗虚劳的基本原则,应根据病理属性的不同,分别采用益气、养血、滋阴、温阳的治法,并结合五脏病位的不同而选方用药,以加强治疗的针对性。对于虚中夹实及兼感外邪者,治疗当补中有泻、补泻兼施,防止因邪恋而进一步耗伤正气。做好调摄护理,对虚劳的康复有重要作用。

第二节　垂　体　腺　瘤

一、西医对垂体腺瘤的认识

(一)概述

垂体腺瘤是一组起源于腺垂体、神经垂体及胚胎期颅咽管囊残余鳞状上皮的肿瘤。垂体腺瘤是鞍内最常见的肿瘤,约占颅内肿瘤的 15%，绝大多数的垂体腺瘤都是良性肿瘤。在手术切除的垂体腺瘤中以分泌 GH/PRL 和阿片-黑素-促皮质素原腺瘤占绝大多数，催乳素瘤占 1/3 以上，促性腺激素瘤和促甲状腺激素瘤仅占不到 5%。垂体腺瘤可发生于任何年龄，男性略多于女性。常常会影响患者的生长发育、生育功能、学习和工作能力。临床表现以激素分泌异常综合征、肿瘤压迫垂体周围组织的综合征、垂体卒中和其他腺垂体功能减退表现为主。垂体腺瘤是颅内常见肿瘤，大多数来自腺垂体腺瘤。

（二）病因病理

垂体腺瘤的病因主要有遗传因素、下丘脑因素、基因因素、环境因素。好发于有家族史的人群，内分泌失调、神经系统性疾病、家族遗传等因素均可诱发垂体腺瘤。

垂体腺瘤的发病机制是一个多种因素共同参与的、复杂的多步骤过程，至今尚未明确，主要包括 2 种假说：一是下丘脑调控失常机制，二是垂体细胞自身缺陷机制。前者认为病因起源于下丘脑，在下丘脑的异常调控下，引起垂体功能亢进、增生以致产生腺瘤，垂体腺瘤只不过是下丘脑-垂体功能失调的表现形式之一。后者则认为是垂体局部因素使垂体细胞功能亢进，进而形成腺瘤。目前越来越多的学者支持垂体腺瘤始发于垂体本身，因为下丘脑释放激素的过度分泌，极少引起真正的腺瘤形成，而仅仅刺激相应垂体内分泌细胞增生及相应激素的分泌增加。垂体微腺瘤切除术显示，术后激素亢进症状迅速缓解，长期随访的复发率较低；组织学研究显示垂体腺瘤边缘并无增生的组织包围，表明垂体腺瘤并非下丘脑激素过度刺激所致。

对杂合子女性垂体腺瘤患者 X 染色体失活分析发现，各种类型垂体腺瘤均为单克隆起源，而正常的垂体及 ACTH 增生组织则为多克隆性；分泌多种激素的垂体腺瘤起源于原始的多潜能祖细胞。这些资料使我们对垂体腺瘤的发生有了更新的认识：垂体腺瘤是单克隆发生的，即起源于 1 个原始的异常细胞，继而发生的单克隆扩增，得益于自身突变导致的细胞复制增殖或得益于外部促发因素的介入及垂体自身的生长因素。因此,基因突变可能是肿瘤形成的最根本的始发原因,而下丘脑激素和其他局部生长因子对已转化的垂体细胞的生长和肿瘤的增大及浸润可能起着一定的协同作用。

现研究认识基本统一起来,认为垂体腺瘤的发展可分为 2 个阶段:起始阶段和促进阶段。在起始阶段,垂体细胞自身缺陷是起病的主要原因;在促进阶段,下丘脑调控失常等因素发挥主要作用。即某一垂体细胞发生突变,导致癌基因激活和/或抑癌基因的失活,然后在内外因素的促进下单克隆的突变细胞不断增殖,逐渐发展为垂体腺瘤。近些年来,随着分子生物学技术不断进步,有关基因突变与垂体腺瘤发生相关性的研究也在不断深入。

(三)垂体腺瘤分类

1.按功能学分类

垂体腺瘤分为功能性垂体腺瘤和无功能性垂体腺瘤,据瘤细胞分泌的激素将功能性垂体腺瘤再进一步分为催乳素瘤、生长激素瘤、促肾上腺皮质激素瘤、促甲状腺激素瘤、黄体生成素/促卵泡激素瘤及混合瘤和未分类腺瘤等。此分类法在临床中最为常用见表 2-1。

表 2-1 常见垂体腺瘤分类

垂体腺瘤分类	腺瘤细胞来源	激素产物	临床综合征
催乳素细胞瘤	催乳素细胞	PRL	性腺功能减退、溢乳
促性腺激素细胞瘤	促性腺激素细胞	FSH、LH、亚单位	无症状或性腺功能减退
生长激素细胞瘤	生长激素细胞	GH	肢端肥大症/巨人症
促肾上腺皮质激素细胞瘤	促肾上腺皮质激素细胞	ACTH	库欣病
促甲状腺激素细胞瘤	促甲状腺激素细胞	TSH	甲状腺毒症
多分泌功能细胞瘤	混合性生长激素和催乳素细胞	GH,PRL	肢端肥大症、性腺功能减退、溢乳
	其他多激素细胞	任意激素	混合性

续表

垂体腺瘤分类	腺瘤细胞来源	激素产物	临床综合征
	嗜酸性干细胞	PRL、GH	性腺功能减退、溢乳、肢端肥大症
	催乳素生长激素细胞	PRL、GH	性腺功能减退、溢乳、肢端肥大症
无内分泌功能细胞瘤	无激素细胞	无	垂体功能不全
	嗜酸细胞	无	垂体功能不全

2.按肿瘤直径大小分类

按肿瘤直径大小分类,<1 cm 为微腺瘤;1~4 cm 为大腺瘤;>4 cm为巨大腺瘤。

3.按生物学行为分类

垂体腺瘤分为侵袭性垂体腺瘤与非侵袭性垂体腺瘤。侵袭性垂体腺瘤的定义为生长突破其包膜并侵犯硬脑膜、视神经、骨质等毗邻结构的垂体腺瘤。它是介于良性垂体腺瘤和恶性垂体腺瘤之间的肿瘤,其组织学形态属于良性,生物学特征却似恶性。侵袭性与非侵袭性垂体腺瘤的临床表现、预后均明显不同。侵袭性垂体腺瘤的坏死、卒中、囊变发生率明显高于非侵袭性垂体腺瘤。有研究表明,70%的垂体卒中发生于侵袭性垂体腺瘤。侵袭性垂体腺瘤术后复发率高,原因一是很难切干净;二是增殖指数较高,肿瘤残余组织很快增长。

4.按世界卫生组织的分类标准

有学者通过对手术切除的 8 000 例垂体腺瘤研究后认为,垂体腺瘤的分类方法应包括 5 个方面,即临床表现和血中激素水平、神经影像学和手术中发现、肿瘤切片在光镜下表现、免疫组化分型及瘤细胞在电镜下的超微结构特征。每一条分类标准在确定诊断和分析肿瘤生物学表现方面均有重要价值,并已被推荐为世界卫生组织的垂体腺瘤分类标准。但该分类复杂,还未能在临床工作中广泛使用。

5.按细胞质的染色性能分类

依据苏木精-伊红染色(HE染色)光镜观察结果,可将垂体腺瘤分为嗜酸性、嗜碱性、嫌色性和混合性4类。过去认为,嗜酸性腺瘤表现为肢端肥大症或巨人症,嗜碱性腺瘤伴有库欣综合征,而嫌色性腺瘤则无明显临床内分泌症状。实际上,仅依据垂体腺瘤细胞的嗜色特性进行分类,并不能反映垂体腺瘤的内分泌特征,以及临床与病理学之间的关系。

6.按组织结构分类

按组织结构分类即按瘤细胞的排列方式及血管多少来进行分类,分为弥漫型、窦样型、乳头型及混合型。

(四)临床表现

垂体腺瘤可有一种或几种垂体激素分泌亢进的临床表现。除此之外,还可能有因肿瘤周围的正常垂体组织受压和破坏引起不同程度的腺垂体功能减退的表现,以及肿瘤向鞍外扩展压迫邻近组织结构的表现,这类症状最为多见,往往是患者就医的主要原因。

1.激素分泌过多综合征

(1)生长激素细胞腺瘤:早期瘤仅数毫米,主要表现为分泌GH过多。未成年患者可发生生长过速,甚至发育成巨人。成人以后则表现为肢端肥大。如面容改变、额头变大、下颌突出、鼻大唇厚、手指变粗,以及穿鞋戴帽觉紧,数次更换较大的型号,甚至必须特地制作。有的患者并有饭量增多、毛发皮肤粗糙、色素沉着、手指麻木等。重者感全身乏力、头痛、关节痛、性功能减退、闭经或不育,甚至并发糖尿病。

(2)催乳素细胞腺瘤:女性患者主要表现为闭经、溢乳、不孕,重者腋毛脱落、皮肤苍白细腻、皮下脂肪增多,还有乏力、易倦、嗜睡、头痛、性功能减退等。男性患者也表现为性欲减退,以及勃起功能障碍、乳腺增生、胡须稀少,重者生殖器官萎缩、精子数目减少、不育等,男性患者女性化者不多。

(3)促肾上腺皮质激素细胞腺瘤:临床表现为身体向心性肥胖、

满月脸、水牛背、多血质、腹部及大腿部皮肤有紫纹、毳毛增多等。重者闭经、性欲减退、全身乏力,甚至卧床不起。有的患者并有高血压、糖尿病等。

(4)促甲状腺激素瘤:少见,由于垂体促甲状腺激素分泌过盛,引起甲状腺功能亢进症状,在垂体腺瘤摘除后甲状腺功能亢进症状即消失。另有甲状腺功能低下反馈引起垂体腺发生局灶增生,渐渐发展成垂体腺瘤,瘤体增大也可引起蝶鞍扩大、附近组织受压迫的症状。

(5)滤泡刺激素细胞腺瘤:非常少见,只有个别报道临床表现有性功能减退、闭经、不育、精子数目减少等。

(6)黑色素刺激素细胞腺瘤:非常少见,只有个别患者出现皮肤黑色素沉着,不伴皮质醇增多。

(7)内分泌功能不活跃腺瘤:早期患者无特殊感觉,肿瘤增大可压迫垂体导致垂体功能不足临床表现的出现。

(8)恶性垂体腺瘤:病史短,病情进展快,肿瘤增大不但压迫垂体组织,而且向四周侵犯,使鞍底骨质破坏或浸入海绵窦,导致动眼神经麻痹或外展神经麻痹。有时肿瘤穿破鞍底长至蝶窦内,短时期内神经症状暂不明显。

2.激素分泌减少

某种激素分泌过多干扰了其他激素的分泌,或肿瘤压迫正常垂体组织而使激素分泌减少,表现为继发性性腺功能减退(最为常见)、甲减(次之)、肾上腺皮质功能减退。

3.垂体周围组织压迫综合征

(1)头痛:因为肿瘤造成鞍内压增高、垂体硬膜囊及鞍隔受压,多数患者出现头痛,主要位于前额、眶后和双颞部,程度轻重不同,间歇性发作。

(2)视力减退、视野缺损:肿瘤向前上方发展压迫视交叉,多数为颞侧偏盲或双颞侧上方偏盲。

(3)海绵窦综合征:肿瘤向侧方发展,压迫第Ⅲ、Ⅳ、Ⅵ对脑神经,引起上睑下垂、眼外肌麻痹和复视。

（4）下丘脑综合征：肿瘤向上方发展，影响下丘脑可导致尿崩症、睡眠异常、体温调节障碍、饮食异常、性格改变。

（5）垂体卒中：瘤体内出血、坏死导致。起病急骤，剧烈头痛，并迅速出现不同程度的视力减退，严重者可在数小时内双目失明，常伴眼外肌麻痹，可出现神志模糊、定向力障碍、颈项强直，甚至突然昏迷。

（6）其他：如肿瘤破坏鞍底可导致脑脊液鼻漏。

（五）辅助检查

1.激素测定

由于不同的功能腺瘤分泌的垂体激素不同，相应的垂体激素分泌情况各异，需要测定脑垂体的 GH、PRL、ACTH、黑色素刺激素、FSH、LH 等，对垂体腺瘤的早期诊断有很大帮助。

评估腺垂体内分泌功能检查结果时要考虑到以下几个因素。

（1）腺垂体激素都是呈脉冲式分泌和释放的。

（2）影响腺垂体激素分泌的因素较多（尤其是 PRL），包括抽取血标本的时间、是否进食、有无应激、睡眠状态还是觉醒状态、年龄及生长发育阶段、药物影响等。

（3）怀疑某一垂体激素分泌异常时，应同时全面检测其他腺垂体激素，必要时考虑做动态试验，如节律试验、激素的兴奋和抑制试验，以协助诊断，同时应注意结合功能检查和影像学检查才能作出正确诊断，两者具有同等重要性。

（4）有无靶腺激素水平变化及相应的临床症状，解释某个腺垂体激素水平的变化，必须把它作为下丘脑-垂体-靶腺轴中的一个环节进行整体分析。

（5）腺垂体激素正常值范围在各实验室因使用的检测方法不同等而不完全一致。

（6）血液循环中腺垂体激素组分的不均一性可以造成其免疫活性和生物活性不完全一致，导致实验室检查与临床表现不符。

（7）激素值和腺瘤的大小与临床症状未必平行，后者取决于病程的长短、激素的类型、瘤体有无退行性变和囊性变，以及其他影响激素活性的物质等。

2.影像学检查

(1)MRI 检查:垂体腺瘤的影像学检查宜首选 MRI,因其敏感,能更好地显示肿瘤及其与周围组织的解剖关系。可以区分视交叉和蝶鞍隔膜,清楚显示脑血管及垂体肿瘤是否侵犯海绵窦和蝶窦,垂体柄是否受压等情况,MRI 比 CT 检查更容易发现小的病变。MRI 检查的不足是它不能像 CT 检查一样显示鞍底骨质破坏征象,以及软组织钙化影。正常垂体 MRI 见图 2-1,垂体腺瘤 MRI 见图 2-2。

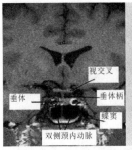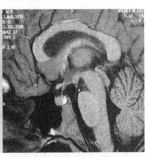

图 2-1　正常脑垂体 MRI

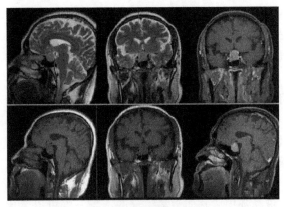

图 2-2　垂体腺瘤 MRI

(2)CT 检查:常规 5 mm 分层的 CT 检查仅能发现较大的垂体占位病变。高分辨率多薄层(1.5 mm)冠状位重建 CT 在增强扫描检查时可发现较小的垂体腺瘤。中枢性尿崩症患者神经垂体可不呈高密度影。下丘脑漏斗部位于视交叉后面。

（3）X线平片检查：较大时平片可见蝶鞍扩大、蝶鞍的各个直径均增大、鞍壁变薄、鞍底下移、鞍背骨质破坏，前后床突变细而使鞍口扩大。侧位片见双鞍底。

（4）放射性核素显像技术：应用于鞍区疾病的放射性核素显像技术也发展迅速，如正电子断层扫描（PET）、铟-111-二乙烯三戊乙酸-奥曲肽（^{111}In-DTPA-octreotide）扫描，以及碘-123-酪氨酸-奥曲肽（^{123}I-Tyr-octreotide）扫描已开始用于临床垂体腺瘤的诊断。

3.其他检查

垂体腺瘤的特殊检查主要指眼科检查。眼科检查包括视野检查、视力检查和眼球活动度检查。肿瘤压迫视交叉或视束、视神经时可引起视野缺损，或伴有视力下降。垂体肿瘤侵犯两侧海绵窦时可引起眼球活动障碍、复视、上眼睑下垂等（海绵窦综合征），动眼神经最常受累。垂体腺瘤患者常出现颅神经受压的表现。第Ⅰ对至第Ⅵ对颅神经均可受累，必要时尚需进行嗅觉检查及面部感觉检查。如肿瘤破裂出血累及蛛网膜下腔，脑脊液检查也有助于病情的判断。

岩下窦静脉采血标本检测血浆 ACTH 水平，并与周围静脉的血浆 ACTH 水平做一比值。如比值＞2 则提示为垂体促肾上腺皮质激素瘤；如比值＜1 应考虑为异位肾上腺皮质激素综合征。这种静脉插管测 ACTH 浓度梯度的方法有助于肾上腺皮质激素瘤的确诊，是库欣综合征病因的鉴别诊断手段之一。

（六）诊断及鉴别诊断

1.诊断

详细的病史询问、体格检查是诊断垂体腺瘤的重要方法。影像学的检查如 CT、MRI 在诊断垂体腺瘤中起到了关键的作用，尤其是 MRI 检查不仅可发现直径 3 mm 的微腺瘤，而且可显示下丘脑结构。各种垂体激素的测定及功能试验对诊断和鉴别诊断具有重要的价值。但最终的确诊取决于病理检查。

2.鉴别诊断

垂体腺瘤的诊断应主要与以下几种疾病进行鉴别：垂体增生、炎症(感染性、非感染性)、肿瘤及其他。

(1)增生。①代偿性：甲状腺功能低下、肾上腺皮质功能低下造成垂体增生，特别是甲状腺功能低下所引起的垂体增生。患者有典型的甲减表现，甲状腺功能检查示 TSH 明显升高，游离甲状腺素(FT$_4$)明显降低。MRI 检查可见垂体均匀增大，增强扫描后均匀强化。当补充甲状腺激素后，垂体增生现象很快消失。②生理性：青春发育期生长激素细胞分泌活跃，儿童有暂时的嘴唇变厚，手脚比例大。怀孕及哺乳期的妇女，PRL 分泌增多，出现血清 PRL 增高，孕妇有泌乳和暂时闭经。该时期 MRI 检查可见垂体增大。③药物性：以治疗精神性疾病的镇静安眠药物最为明显。

(2)肿瘤。①颅咽管瘤：可发生于各种年龄，以儿童及青少年多见。除视力和视野障碍外，还有生长发育停滞、性器官不发育、肥胖和尿崩等垂体功能减低和下丘脑受累的表现，体积大的肿瘤出现颅内压增高症状。影像学表现多数病例肿瘤有囊变、钙化。肿瘤多主体位于鞍上，垂体组织在鞍内底部。②生殖细胞瘤：又称异位松果体瘤，多发生在儿童，病情发展快，临床症状明显，常有尿崩症、性早熟、消瘦，有的有腺垂体功能减退。影像学表现病变多位于鞍上，增强效果明显。部分患者有血 HCG、脑脊液 HCG 的升高，对放射治疗敏感。③鞍结节脑膜瘤：多发生在中年人，病情进展缓慢，初发症状为进行性视力减退伴有不规则的视野缺损、头痛，内分泌功能异常。常仅有垂体柄受压引起的轻度高 PRL 血症，临床上易误诊为无功能垂体腺瘤。影像学表现肿瘤形态规则，增强效果明显，肿瘤位于鞍上，垂体组织在鞍底。④视神经胶质瘤：多见于儿童，尤以女孩多见。视力改变常先发生于一侧，视力丧失发展较快。患者可有突眼，但无内分泌功能障碍，蝶鞍正常。影像学表现病变多位于鞍上，病变边界不清，为混杂信号，增强效果不明显。视神经孔扩大。另外，垂体腺瘤还需与颗粒细胞瘤、垂体转移癌、淋巴瘤、错构瘤、神经鞘瘤、畸胎瘤等鉴别。

（3）炎症。①淋巴细胞性垂体炎：本病多见于育龄期女性，病因未明，可能为病毒引起的自身免疫性疾病。尿崩症为主要临床表现。部分伴有垂体功能低下。影像学表现垂体柄明显增粗。垂体组织不同程度地增大。②垂体脓肿：反复发热、头痛、视力减退明显，同时可伴有其他颅神经受损，一般病情发展迅速。影像学表现病变体积一般不大，与临床症状不相符。蝶鞍周边软组织结构强化明显。③嗜酸性肉芽肿：典型表现包括突眼、尿崩症和颅骨缺损。症状近似垂体脓肿，而且发展更快。除头痛、视力减退外，多伴有垂体功能低下。MRI 常可见下丘脑异常信号，垂体后叶正常高信号消失（中枢性尿崩症）。病变累及范围广泛，例如鞍内、蝶窦内、鞍上、前中后颅等部位。影像学表现病变周边硬膜强化明显。④霉菌性炎症：症状近似垂体脓肿，多有长期使用糖皮质激素和抗生素史。部分病例有其他颅神经受损表现。⑤结核性脑膜炎：多见于青年或儿童，头痛、发热、有脑膜炎史，影像学显示有粘连性脑积水。

（4）其他：垂体腺瘤还需和另一些疾病相鉴别，如空泡蝶鞍综合征、鞍上生殖细胞瘤、垂体转移癌、颈内动脉瘤等。

（七）治疗

1.综合治疗

垂体腺瘤的治疗主要包括手术、药物及放射治疗 3 种。正是由于没有一种方法可以达到完全治愈的目的，所以应该根据患者垂体腺瘤的大小、激素分泌的情况、并发症及共患疾病的情况、患者的年龄、是否有生育要求，以及患者的经济情况制定个体化的治疗方案。垂体腺瘤的治疗是一个多科室协作的综合治疗过程。

2.放射治疗

由于垂体腺瘤属于腺瘤，本身对放射治疗的敏感性较差，放射治疗后 70%～80% 的患者出现垂体功能降低，降低了患者的生活质量，所以放射治疗只适用于手术残余、不能耐受手术、对药物不敏感、有共患疾病不能够接受手术或药物治疗的患者。

3.药物治疗

对于垂体 PRL 分泌型肿瘤,90％以上的患者(无论是微腺瘤还是大腺瘤)都可以用多巴胺激动剂(短效制剂溴隐亭,长效制剂卡麦角林)控制 PRL 水平,使肿瘤的体积缩小。只有那些对该类药物过敏或不耐受、肿瘤压迫导致的急性症状需要急诊手术解压或患者不愿意接受手术治疗的催乳素瘤患者,才选择手术治疗。在服用溴隐亭治疗期间,应该逐渐增加溴隐亭的剂量,直到血清 PRL 水平降至正常水平以后,调整剂量长期维持治疗。

GH 分泌型肿瘤的患者不论接受何种治疗,都应该达到以下几个治疗目标:消除肿瘤、减少肿瘤的复发、GH 达标、缓解临床症状、尽量保全垂体功能、提高患者的生活质量、延长患者的寿命。对于 GH 分泌型垂体腺瘤,近 20 年的主要进展是生长抑素类似物的应用。该药物的临床应用,使得 GH 分泌型肿瘤的治愈率明显提高。近几年生长抑素类似物长效制剂如长效奥曲肽、索马杜林等用于临床,使得患者的依从性大为提高。手术前应用该类药物可以迅速降低患者的血清 GH 水平,减轻患者的症状,缩小肿瘤的体积,为手术彻底切除肿瘤创造良好的术前条件。生长抑素类似物用于 GH 分泌型肿瘤的适应证还包括患者术后残余的治疗、放射治疗后 GH 尚未降低至正常的患者的过渡治疗。应用 GH 类似物后,为那些伴有心力衰竭、呼吸睡眠暂停、控制不良的高血糖和高血压的患者,以及不能耐受麻醉的患者提供了术前准备治疗的机会。生长抑素类似物用于 TSH 分泌型肿瘤也取得了满意的治疗效果。

4.手术治疗

垂体腺瘤的治疗还是以手术治疗为主,辅以药物治疗、放射治疗。垂体腺瘤的位置在鞍区,周围有视神经、颈内动脉、下丘脑等重要神经结构,所以手术还是有一定风险的。手术方法有经蝶窦、开颅和伽马刀。瘤体直径>3 cm 与视神经粘连或视力受损的肿瘤可先行手术治疗,手术必须使视神经充分减压,术后再行伽马刀治疗。但是术后肿瘤仍旧有可能复发,因此需定期复查。

二、中医对垂体腺瘤的认识

(一)概述

由于垂体腺瘤属于颅内肿瘤,在中医古籍中见于头痛、真头痛、头风、癫痫、眩晕、厥逆等疾病。现代中医归属脑瘤,传统医学虽无脑瘤的病名,但对脑瘤的症状及其成因在《黄帝内经》中已有论述,如《素问·奇病论》曰:"髓者以脑为主,脑逆故令头痛。"《灵枢·九针》曰:"四时八风之客于经络之中,为瘤病者也。"至宋代《圣济总录》已明确指出:"瘤之为义,留滞不去也……乃郁结壅塞,则乘虚投隙。瘤所以生,初为小核,浸以长大。"对脑瘤的专论,如《中藏经》曰:"头目久痛,卒视不明者,死。"这可能是脑瘤患者始见头痛,继之目盲,不治而死的具体症状。中医学对脑瘤的治疗具有缓解症状的作用,尤其是近年来扶正消瘤的治则具有明显的效果,且已发现有使脑瘤萎缩变小作用,脑瘤行手术切除后运用中医药调理康复,目前已趋向成为常规治疗措施。

(二)病因病机

中医认为脑瘤的形成是内伤七情、正气不足使脏腑功能失调,加之外邪侵入、寒热相搏,痰浊内停,长期聚于脑部,久而成形。经历代医家潜心研究、博采众家之长,将脑瘤的发病原因概括为内外两种,即内为易感因素,外为诱发因素。脑瘤乃正虚邪实之候,究其正虚之因,一是脾肾阳虚,盖脑为髓之海,肾生髓通脑,肾虚髓海空虚而贼邪乘虚而入,而脾主运化,脾虚湿聚生痰,而致痰凝血瘀入颅占位而成脑瘤;二是肝肾阴虚,致阴虚阳亢、肝阳鸱张、化火生风,而居上位。总之,脑瘤是为髓海之病,多由痰湿之邪凝聚于脑,颅内气滞血瘀、颅内压增高、脉络受阻,日久化热动风,风火鸱张,又可损伤阴津,而致肝肾不足,耗津脱营,邪毒积聚,而此诸多病机,又可相互作用,正气益伤,邪壅益甚,而使头痛、呕吐、抽搐诸症持续不得缓解,而成胶固之疾。

(三)辨证分型及治疗

中医治疗脑瘤主要以熄风通络、化痰祛瘀、软坚散结为主,佐以滋补肝肾、扶正祛邪为原则。根据临床常见症候,结合历代医家的经验,分类如下。

1.痰毒凝聚

(1)症状:头痛头晕,肢体麻木,身体疲倦,舌强语塞,恶心,呕吐,视物模糊,痰多伴有齿痕,舌苔厚腻,脉滑。

(2)治法:化痰散结,解毒开窍。

(3)方药:涤痰汤加味。

2.气血郁结

(1)症状:头痛头胀,面色晦暗,视物模糊,口唇青紫,舌质紫黯,脉细涩或弦。

(2)治法:活血化瘀,散结开窍。

(3)方药:通窍活血汤加味。

3.肝风内动

(1)症状:头痛头晕,耳鸣目眩,烦躁易怒,惊风抽搐,舌强语塞,昏迷项强,恶心,呕吐,舌红少苔,脉弦细。

(2)治法:滋阴潜阳,熄风清热。

(3)方药:杞菊地黄丸加味。

4.肝胆实热

(1)症状:头痛头胀,如锥如裂,呕吐如喷,便干溲赤,舌绛红,舌苔黄,脉弦数。

(2)治法:清热泻火,解毒通腑。

(3)方药:龙胆泻肝汤加减。

5.脾肾阳虚、肝血不足

(1)症状:头晕目眩,耳鸣耳聋,视力障碍,腰膝酸软,形寒肢冷,气短懒言,溲清便溏,或咽干口渴,颧红盗汗,五心烦热,脉沉细无力。

(2)治法:偏阳虚者温补脾肾、补脑填髓;偏血亏者健脾补肾养肝、补脑安神。

(3)方药:地黄饮子加减。

(4)加减:以上各型如颅内压增高症较明显者,可加大利尿逐水药用量,如白茅根、车前草、木通;头痛明显者加延胡索、莪术等。

(四)结语

目前国内外治疗颅内肿瘤的方法虽多,但大多难以达到临床治愈。因此,很多患者在经过西医手术治疗、放射治疗、化学治疗之后,就诊于中医。中医有着独特的优势,自始至终强调顾护正气、辨证论治、灵活变通、整体考虑,在扶正固本的基础上兼施攻邪;在用药上,用药平和,轻易不用峻猛,因此年老、体弱的患者也能够耐受。中医治疗脑瘤患者,尤其是术后患者,多数患者在病情得到控制的同时,精神、体力、面色、饮食等也会逐渐恢复,从而减轻了患者的痛苦,延长了患者的生命。

第三节 尿 崩 症

一、西医对尿崩症的认识

(一)概述

尿崩症是由于下丘脑-垂体后叶神经垂体病变引起精氨酸升压素(AVP,又称 ADH)不同程度的缺乏,或由于多种病变引起肾脏对 AVP 敏感性缺陷,导致肾小管重吸收水的功能出现障碍的一组临床综合征。前者为中枢性尿崩症,后者为肾性尿崩症,其临床特点为多尿、烦渴、多饮、低比重尿或低渗透压尿。尿崩症常见于青壮年,男女比为 2:1,遗传性肾性尿崩症多见于儿童。

(二)病因病理

1.中枢性尿崩症

任何导致 AVP 的合成和释放受损的情况均可引起中枢性尿崩症的发生,其病因有原发性、继发性及遗传性 3 种。

(1)原发性:病因不明者占 1/3~1/2。此型患者的下丘脑视上核与室旁核内神经元数目减少,尼斯尔(Nissil)颗粒耗尽。AVP 合成酶缺陷,神经垂体缩小。

（2）继发性：中枢性尿崩症可继发于下列原因导致的下丘脑-神经垂体损害，如颅脑外伤或手术后、肿瘤（包括原发于下丘脑、垂体或鞍旁的肿瘤或继发于乳腺癌、肺癌、白血病、类癌等恶性肿瘤的颅内转移等）、感染性疾病（如结核、梅毒、脑炎等）、浸润性疾病［如结节病、肉芽肿病（如 Wegener 肉芽肿）、组织细胞增生症、Hand-Schüller-Christian 病］、脑血管病变（如血管瘤），以及自身免疫性疾病，有人发现患者血中存在针对下丘脑 AVP 细胞的自身抗体（如 Sheehan 综合征等）。

（3）遗传性：遗传方式可为 X 连锁隐性遗传、常染色体显性遗传或常染色体隐性遗传。X 连锁隐性遗传方式者多由女性遗传，男性发病，杂合子女性可有尿浓缩力差，一般症状轻，可无明显多饮多尿。Wolfram 综合征又称 DIDMOAD 综合征，临床综合征包括尿崩症、糖尿病、视神经萎缩和耳聋。它是一种常染色体隐性遗传疾病，常为家族性，患者从小多尿，本症可能由渗透压感受器缺陷所致。

总的说来，中枢性尿崩症可分为两大类：先天性和获得性。前者主要有家族性中枢性尿崩症、家族性腺垂体功能减退症，以及先天性巨细胞病毒感染引起的尿崩症；后者主要有特发性中枢性尿崩症，以及创伤、手术、肿瘤、缺血、感染、肉芽肿性病变、自身免疫等引起的尿崩症。先天性中枢性尿崩症、特发性中枢性尿崩症，以及自身免疫性中枢性尿崩症皆因神经垂体系统本身病变所致，有人将其统称为原发性中枢性尿崩症；外伤、手术、肿瘤、感染、肉芽肿及血管性病变所致者则称为继发性中枢性尿崩症。

2.肾性尿崩症

肾脏对 AVP 产生反应的各个环节受到损害导致肾性尿崩症，病因有遗传性与继发性 2 种。

（1）遗传性：呈 X 连锁隐性遗传方式，由女性遗传，男性发病，多为家族性。近年已把肾性尿崩症基因即 G 蛋白耦联的 $AVP-V2R$ 基因精确定位于 X 染色体长臂端粒 Xq28 带上。

（2）继发性：肾性尿崩症可继发于多种疾病导致的肾小管损害，

如慢性肾盂肾炎、阻塞性尿路疾病、肾小管性酸中毒、肾小管坏死、淀粉样变、骨髓瘤、肾脏移植与氮质血症。代谢紊乱如低钾血症、高钙血症也可导致肾性尿崩症。多种药物可致肾性尿崩症,如庆大霉素、头孢唑林钠、诺氟沙星、阿米卡星、链霉素、大剂量地塞米松、过期四环素、碳酸锂等。应用碳酸锂的患者中有 20%～40%致肾性尿崩症,其机制可能是锂盐导致了细胞 cAMP 生成障碍,干扰肾脏对水的重吸收。

(三)临床表现

根据 AVP 缺乏的程度,可分为完全性尿崩症和部分性尿崩症。尿崩症的主要临床表现为多尿、烦渴与多饮,起病常较急,一般起病日期明确。24 小时尿量可多达 5～10 L,一般≤18 L。尿比重常在 1.005 以下,尿渗透压常为 50 ～ 200 mmol/L（50 ～ 200 mOsm/kg·H_2O）,尿色淡如清水。部分患者症状较轻,24 小时尿量仅为 2.5～5 L,如限制自身饮水,尿比重>1.010,尿渗透压可超过血浆渗透压,可达 290 ～ 600 mmol/L（290 ～ 600 mOsm/kg·H_2O）,称为部分性尿崩症。

由于低渗性多尿,血浆渗透压常轻度升高,兴奋下丘脑口渴中枢,患者因烦渴而大量饮水,喜冷饮。如有足够的水分供应,患者一般健康可不受影响。但当病变累及口渴中枢时,口渴感丧失,或由于手术、麻醉、颅脑外伤等原因,患者处于意识不清状态,如不及时补充大量水分,可出现严重失水,血浆渗透压与血清钠浓度明显升高,出现高钠血症,表现为极度软弱、发热、精神症状、谵妄,甚至死亡,多见于继发性尿崩症。

当尿崩症合并腺垂体功能不全时,尿崩症症状反而会减轻,糖皮质激素替代治疗后症状会再现或加重。长期多尿可导致膀胱容量增大,因此排尿次数相应有所减少。

继发性尿崩症除上述表现外,尚有原发病的症状与体征。

(四)辅助检查

1.尿量

尿量>2 500 mL/d 称为多尿,尿崩症患者尿量多可达 4～

20 L/d,比重常在 1.005 以下,部分性尿崩症患者尿比重有时可达 1.010。

2.血、尿渗透压

患者血渗透压正常或稍高(血渗透压正常值为 290～310 mmol/L),尿渗透压一般＜300 mmol/L(300 mmol/L)(尿渗透压正常值为 600～800 mmol/L),严重者可＜60 mmol/L。

3.血浆 AVP 测定

正常人血浆 AVP(随意饮水)为 2.3～7.4 pmol/L(放射免疫法),禁水后可明显升高。完全性中枢性尿崩症患者的血浆 AVP 浓度测不到;部分性中枢性尿崩症患者则低于正常范围;肾性尿崩症患者的血浆 AVP 水平升高或正常;精神性烦渴患者则在正常范围内或降低。

4.禁水-升压素试验

比较禁水前后与使用血管升压素前后的尿渗透压变化。

(1)方法:禁水 6～16 小时(一般禁水 8 小时,视病情轻重而定)。试验前测体重、血压、血浆渗透压及尿比重,以后每小时留尿测尿量、尿比重及尿渗透压。当尿渗透压达到高峰,连续两次尿渗透压差＜30 mmol/L,而继续禁水尿渗透压不再增加时,测血浆渗透压,然后立即皮下注射升压素水剂 5 U,再留取尿液测定 1～2 次尿量和尿渗透压。

(2)结果判定:正常人禁水后体重、血压及血浆渗透压变化不大,血浆渗透压＜295 mmol/L,尿渗透压可＞800 mmol/L,注射升压素后,尿渗透压升高≤9%。精神性烦渴者与正常人相似。完全性尿崩症者,血浆渗透压峰值＞300 mmol/L,尿渗透压低于血渗透压,注射升压素后尿渗透压升高＞50%;部分性尿崩症者,血浆渗透压峰值≤300 mmol/L,尿渗透压可稍超过血浆渗透压,注射后尿渗透压升高 9%～50%。肾性尿崩症患者在注射升压素后无反应。本试验应在严密观察下进行,若患者在进水后体重下降＞3%,或出现血压明显下降、烦躁等,应立即停止试验,并及时补充水分。

5.其他

继发性中枢性尿崩症需测定视力、视野、蝶鞍摄片、头颅 CT 或 MRI 等,以明确病因。MRI 可发现与中枢性尿崩症有关的以下病变:①垂体容积小;②垂体柄增粗;③垂体柄中断;④垂体饱满上缘轻凸;⑤神经垂体高信号消失。另外,基因突变分析有助于明确遗传性尿崩症的分子病因学。

(五)诊断

凡有烦渴、多饮、多尿及低比重尿者应考虑本病,必要时可进行血尿渗透压测定和禁水-升压素试验,常可明确尿崩症的诊断,并有助于评估尿崩症的程度和分类。

1.完全性中枢性尿崩症的诊断要点

(1)尿量多,可在 8 L/d 以上。

(2)低渗尿,尿渗透压低于血浆渗透压,一般<20 mmol/L;尿比重低,多在 1.005 以下。

(3)饮水不足时,常有高钠血症伴高尿酸血症,提示 AVP 缺乏,尿酸清除减少致血尿酸升高。

(4)应用兴奋 AVP 释放的刺激试验(如禁水试验、高渗盐水试验等)不能使尿量减少,不能使尿比重和尿渗透压显著增高。

(5)应用 AVP 治疗有明显的效果,尿量减少,尿比重和尿渗透压升高。

2.部分性中枢性尿崩症的诊断要点

(1)至少 2 次禁饮后,尿比重达 1.012~1.016。

(2)禁水后尿渗透压达到峰值时的尿渗透压/血渗透压比值>1,但<1.5。

(3)对升压素试验敏感。

3.肾性尿崩症的诊断要点

(1)有家族史、患者母亲怀孕时有羊水过多史或有可引起继发性肾性尿崩症的原发性疾病史。

(2)多出生后表现出既有症状,婴儿期有尿布更换频繁、多饮、发育缓慢或不明原因发热,儿童和成年期有多尿、口渴、多饮等症状。

(3)尿浓缩功能减低,每天尿量明显增加,比重<1.010,尿渗透压低,多<300 mmol/L。

(4)禁水-升压素试验:一般无尿量减少、尿比重和尿渗透压升高,尿渗透压/血渗透压比值<1。继发性肾性尿崩症患者除尿浓缩功能减退外,其他肾功能也有损害。

(六)鉴别诊断

1.精神性烦渴

临床表现与尿崩症极相似,但 AVP 并不缺乏,主要由于精神因素引起烦渴、多饮,因而导致多尿与低比重尿。这些症状可随情绪而波动,并伴有其他神经症的症状。禁水-升压素试验有助于两者的鉴别。

2.糖尿病

糖尿病患者有多尿、烦渴、多饮症状,但尿比重和尿渗透压升高,且有血糖升高,尿糖阳性,容易鉴别。

3.慢性肾脏疾病

慢性肾脏疾病尤其是肾小管疾病、低钾血症、高钙血症等,均可影响肾浓缩功能而引起多尿、口渴等症状,但有原发疾病相应的临床表现,且多尿的程度也较轻。

(七)治疗

1.病因治疗

针对不同病因积极治疗相关疾病,以改善继发性尿崩症病情。

2.激素替代治疗

轻度尿崩症患者仅需多饮水,如长期多尿,每天尿量>4 000 mL时,因可能造成肾脏损害致肾性尿崩症而需要补充ADH 制剂治疗。

(1)去氨升压素(1-脱氨-8-右旋精氨酸升压素,DDAVP):为人工合成的升压素类似物。其抗利尿作用强,而无升压作用,不良反应少,为目前治疗尿崩症的首选药物。DDAVP 制剂的用法:①比较常用是的 DDAVP 的口服制剂,每次 0.1～0.4 mg,每天 2～3 次。其安全性较好,但由于每个人对 DDAVP 反应性不一样,剂量应个体化,部分病例应用 DDAVP 后因过分水负荷,可出现水中毒。因此,建议每天剂量应分 2～3 次给予,切忌每天给 1 次大剂量。且应从小剂量开始应用。②鼻腔喷雾吸入,每天 2 次,每次 10～20 μg(儿童患者每次 5 μg,每天 1 次)。③肌内注射制剂,每毫升含 4 μg,每天 1～2 次,每次 1～4 μg。

(2)鞣酸升压素注射液:5 U/mL,首次 0.1～0.2 mL 肌内注射,以后逐天观察尿量。一般注射 0.2～0.5 mL,效果可维持 3～4 天,具体剂量因人而异。长期应用 2 年左右因产生抗体而减效。慎防用量过大引起水中毒。

(3)垂体后叶素水剂:作用仅能维持 3～6 小时,每天须多次注射,长期应用不便。主要用于脑损伤或手术时出现的尿崩症,每次 5～10 U,皮下注射。

3.其他抗利尿药物

(1)氢氯噻嗪:每次 25 mg,每天 2～3 次,可使尿量减少一半。其作用机制可能是由于尿中排钠增加,体内缺钠,肾近曲小管重吸收增加,到达远曲小管的原尿减少,因而尿量减少,对肾性尿崩症也有效。

(2)氯磺丙脲:刺激 AVP 释放并增强 AVP 对肾小管的作用。服药后可使尿量减少,尿渗透压增高,每天剂量≤0.2 g,早晨1 次口服。本药可引起严重的低血糖,也可引起水中毒,应加以注意。

(3)卡马西平:能刺激 AVP 分泌,使尿量减少,每次 0.2 g,每天 2～3 次,其作用不及氯磺丙脲。

二、中医对尿崩症的认识

(一)概述

尿崩症因具有多尿、烦渴的临床特点,与消渴病有某些相似之处,因此中医将尿崩症归于消渴症中的上消和下消范畴。《素问·阴阳别论》说:"二阳结谓之消。"《素问·气厥论》说:"肺消者,饮一溲二。"中医认为五志过极、肝气不舒、郁而化火,或湿热内侵、热炽于内,热伤胃阴、肾阴而致消渴。《四圣心源·消渴》说:"消渴者,足厥阴之病也。"李东垣认为:"消渴皆燥热为病也。"

(二)病因病机

1.禀赋不足

早在春秋战国时代,人们已经认识到先天禀赋不足,是引起消渴病的重要内在因素。《灵枢·五变》说:"五脏皆柔弱者,善病消瘅。"其中尤以阴虚体质最易患病。

2.饮食失节

长期过食肥甘、醇酒厚味、辛辣香燥,损伤脾胃,致脾胃运化失职,积热内蕴,化燥伤津,消谷耗液,发为消渴。《素问·奇病论》说:"此肥美之所发也,此人必数食甘美而多肥也,肥者令人内热,甘者令人中满,故其气上溢,转为消渴。"

3.情志失调

长期过度的精神刺激,如郁怒伤肝、肝气郁结,或劳心竭虑、营谋强思等,以致郁久化火,火热内燔,消灼肺胃阴津而发为消渴。正如《临证指南医案·三消》说:"心境愁郁,内火自燃,乃消症大病。"

4.劳欲过度

房事不节,劳欲过度,肾精亏损,虚火内生,则火因水竭益烈,水因火烈而益干,终致肾虚、肺燥、胃热俱现,发为消渴。如《外台秘要·消渴消中》说:"房劳过度,致令肾气虚耗,下焦生热,热则肾燥,肾燥则渴。"

消渴病的病机主要在于阴津亏损,燥热偏盛,而以阴虚为本,燥热为标,两者互为因果。阴越虚则燥热越盛,燥热越盛则阴越虚。消渴病变的脏腑主要在肺、胃、肾,尤以肾为关键。三脏之中,虽可有所偏重,但往往又互相影响。

(三)临床表现

消渴病起病缓慢,病程漫长。本病以多尿、多饮、多食、倦怠乏力、形体消瘦或尿有甜味为其证候特征。但患者"三多"症状的显著程度有较大的差别。消渴病的多尿,表现为排尿次数增多,尿量增加。有的患者因夜尿增多而发现本病。与多尿同时出现的是多饮,喝水量及次数明显增多。但患者常感疲乏无力,日久则形体消瘦。

(四)辨证分型及治疗

本病的基本病机是阴虚为本,燥热为标,故清热润燥、养阴生津为本病的治疗大法。《医学心悟·三消》记载"治上消者,宜润其肺,兼清其胃";"治中消者,宜清其胃,兼滋其肾";"治下消者,宜滋其肾,兼补其肺",可谓深得治疗消渴之要旨。

1.上消

肺热津伤。

(1)症状:烦渴多饮,口干舌燥,尿频量多,舌边尖红,苔薄黄,脉洪数。

(2)治法:清热润肺,生津止渴。

(3)方药:消渴方。

方中重用天花粉以生津清热,佐黄连清热降火,生地黄、藕汁等养阴增液,尚可酌加葛根、麦冬以加强生津止渴的作用。

(4)加减:若烦渴不止、小便频数,而脉数乏力者,为肺热津亏、气阴两伤,可选用玉泉丸或二冬汤。玉泉丸中,以人参、黄芪、茯苓益气,天花粉、葛根、麦冬、乌梅、甘草等清热生津止渴。二冬汤中,重用人参益气生津,天冬、麦冬、天花粉、黄芩、知母清热生津止渴。二方同中有异,前者益气作用较强,而后者清热作用较强,可根据临床需要加以选用。

2.下消

肾阴亏虚。

(1)症状:尿频量多,混浊如脂膏,或尿甜,腰膝酸软,乏力,头晕耳鸣,口干唇燥,皮肤干燥、瘙痒,舌红苔,脉细数。

(2)治法:滋阴补肾,润燥止渴。

(3)方药:六味地黄丸。

方中以熟地黄滋肾填精为主药;山茱萸固肾益精,山药滋补脾阴、固摄精微,该二药在治疗时用量可稍大;茯苓健脾渗湿,泽泻、牡丹皮清泄肝肾火热,共奏滋阴补肾,补而不腻之效。

（4）加减：阴虚火旺而烦躁、五心烦热、盗汗、失眠者，可加知母、黄柏滋阴泻火。尿量多而混浊者，加益智仁、桑螵蛸、五味子等益肾缩泉。气阴两虚而伴困倦、气短乏力、舌质淡红者，可加党参、黄芪、黄精补益正气。

3.阴阳两虚

（1）症状：小便频数，混浊如膏，甚至饮一溲一，面容憔悴，耳轮干枯，腰膝酸软，四肢欠温，畏寒肢冷，阳痿或月经不调，舌苔淡白而干，脉沉细无力。

（2）治法：温阳滋阴，补肾固摄。

（3）方药：金匮肾气丸。

方中以六味地黄丸滋阴补肾，并用附子、肉桂以温补肾阳。本方以温阳药和滋阴药并用，正如《景岳全书·新方八略》所说："善补阳者，必于阴中求阳，则阳得阴助，而生化无穷；善补阴者，必于阳中求阴，则阴得阳长，而泉源不竭。"而《医贯·消渴论》更对本方在消渴病中的应用做了较详细的阐述："盖因命门火衰，不能蒸腐水谷，水谷之气，不能熏蒸上润乎肺，如釜底无薪，锅盖干燥，故渴。至于肺亦无所禀，不能四布水津，并行五经，其所饮之水，未经火化，直入膀胱，正谓饮一升溲一升，饮一斗溲一斗，试尝其味，甘而不咸可知矣。故用附子、肉桂之辛热，壮其少火，灶底加薪，枯笼蒸溽，槁禾得雨，生意维新。"

（4）加减：对消渴而症见阳虚畏寒的患者，可酌加鹿茸粉 0.5 g，以启动元阳，助全身阳气之气化。本证见阴阳气血俱虚者，则可选用鹿茸丸以温肾滋阴，补益气血。上述两方均可酌加覆盆子、桑螵蛸、金樱子等以补肾固摄。

（五）结语

消渴病是以多饮、多食、多尿及消瘦为临床特征的一种慢性内伤疾病。前 3 个症状，也是作为上消、中消、下消临床分类的侧重症状。其病位主要与肺、胃、肾有关，尤与肾的关系最为密切。而尿崩症主要以多饮、多尿为表现，故以上消、下消为主。在治疗上，以清热润燥、养阴生津、引火归元为基本治则。

第三章

常见甲状腺疾病的中西医诊治

甲状腺是人体最大的内分泌腺,为红褐色腺体,呈 H 形,由左、右侧叶和中间的甲状腺峡组成。甲状腺平均重量:成年男性 26.71 g、女性 25.34 g。甲状腺侧叶位于喉下部和气管颈部的前外侧。左、右侧叶分为前后缘、上下端和前外侧面、内侧面,上端到达甲状软骨中部,下端至第 6 气管软骨环,后方平对第 5~7 颈椎高度。甲状腺峡位于第 2~4 气管软骨环的前方,连接甲状腺左、右侧叶。约 50% 的人的甲状腺峡部向上伸出一锥状叶,长者可到达舌骨平面。

甲状腺被气管前筋膜包裹,该筋膜形成甲状腺假被膜,即甲状腺鞘。甲状腺的外膜称为真被膜,即纤维囊,二者之间形成的间隙为囊鞘间隙,内有疏松结缔组织、血管、神经和甲状旁腺。假被膜内侧增厚形成甲状腺悬韧带,使甲状腺两侧叶内侧和峡部连于甲状软骨、环状软骨和气管软骨环,将甲状腺固定于喉和气管壁上。当吞咽时,甲状腺可随喉的活动而上、下移动。

甲状腺分泌甲状腺素,可提高神经兴奋性,促进生长发育。甲状腺素对婴幼儿的骨骼发育和中枢神经系统发育影响显著。小儿甲状腺功能低下,不仅身体矮小,而且脑发育障碍会导致呆小症。

临床常见的甲状腺疾病包括甲状腺功能亢进症、甲减、慢性淋巴细胞性甲状腺炎、甲状腺结节、亚急性甲状腺炎等,本章重点对这些疾病的中西医诊治进行阐述。

第一节　甲状腺功能亢进症

一、西医对甲状腺功能亢进症的认识

(一)概述

甲状腺功能亢进症(hyperthyroidism,简称甲亢)是一种多因素诱发而出现全身内外各脏腑组织器官异常的病,是由于甲状腺腺体本身合成和分泌甲状腺激素增加而导致的以神经、循环、消化等系统兴奋性增高和代谢亢进为主要表现的一组临床综合征。甲亢可以分为多种类型,包括弥漫性毒性甲状腺肿(又称 Graves 病)、多结节性毒性甲状腺肿、甲状腺自主高功能腺瘤、碘致甲亢、桥本甲亢、新生儿甲亢、垂体促甲状腺激素腺瘤。其中甲亢的患病率为1%,80%以上都是由 Graves 病引起的。其主要临床表现有情绪易激动、烦躁失眠、心悸、乏力、多汗、怕热、消瘦、食欲亢进等,其发病特点是女性患病率高于男性,高发年龄为 30～60 岁,但也可以发生在任何年龄段。最新研究显示,中国成年人临床甲亢患病率为0.78%,亚临床甲亢患病率为 0.44%,Graves 病患病率为 0.52。

(二)病因病理

Graves 病是器官特异性自身免疫性疾病,它与自身免疫甲状腺炎等同属于自身免疫性甲状腺病(autoimmune thyroid diseases,ATTD)。本病有显著的遗传倾向,同胞兄妹发病率为 11.6%,单卵双生子发病有较高的一致率。大量的流行病学证据表明,遗传因素在甲亢的发病中起重要作用。甲亢的发生呈明显的家族聚集性,患者同胞的患病危险性为普通人群的 15 倍,单卵双生子的患病一致率明显高于异卵双生子。

环境因素也是本病病因之一,主要是指食物中的碘、吸烟、精神刺激、感染、药物、辐射暴露等。碘是生物体内必需的微量元素之一,是合成甲状腺激素的必需原料。碘缺乏或碘过量均可引起甲状腺形态和功能的变化。

自身免疫因素也是重要原因。甲亢患者的免疫紊乱主要表现在血清中存在针对甲状腺细胞的 TSH 受体抗体(TRAb)。TRAb 又分为 2 种,即甲状腺刺激性抗体(TSAb)和 TSH 受体刺激阻断性抗体(TSBAb)。TSAb 与 TSH 受体结合,激活腺苷酸环化酶信号系统,导致甲状腺细胞增生和甲状腺激素合成、分泌增加。因此,TSAb 是甲亢的致病性抗体。TSBAb 与 TSH 受体结合,占据了TSH 的位置,使 TSH 无法与 TSH 受体结合,产生抑制效应,甲状腺细胞萎缩,甲状腺激素合成、分泌减少。TSBAb 是甲亢患者产生自发性甲减的原因之一。此外,甲亢患者也存在针对甲状腺的其他自身抗体如甲状腺过氧化物酶抗体(TPOAb)及甲状腺球蛋白抗体(TgAb)等。在上述遗传因素和环境因素的共同作用下,甲亢患者机体体液免疫和细胞免疫发生紊乱,最终导致了甲亢的发生和发展。

(三)临床表现

1.主要临床表现

甲亢主要由循环中甲状腺激素过多引起,其症状和体征的严重程度与病史长短,激素升高的程度和患者年龄等因素相关。症状主要有身体乏力、多汗、失眠、焦虑、烦躁、易怒、经常性腹泻和厌食;甲亢会导致患者的甲状腺器官血流量增多,在上下叶外部听到血管的杂音及震颤;甲状腺肿大,多为对称性弥漫性肿大,部分患者肿大不明显或者不对称;甲亢患者肌肉软弱无力,女性患者月经减少;心率加快,甲亢病症还会引起身体氧消耗量增加,导致心脏缺氧,引起心率加快,少数病例下肢胫骨前皮肤可见黏液性水肿。部分老年患者高代谢症状不典型,相反表现为乏力、心悸、厌食、抑郁、嗜睡、体重明显减少,称为淡漠性甲亢。

眼部表现分为两类:一类为单纯性突眼,病因与甲状腺毒症所致的交感神经兴奋性增高有关;另一类为浸润性突眼,即 Graves 眼病,病因与眶后组织的炎症反应有关。单纯性突眼包括眼球轻度突出、眼裂增宽、瞬目减少。浸润性突眼眼球明显突出,超过眼球突出参考上限的 3 mm 以上（中国人群突眼度女性 16 mm，男性 18.6 mm），少数患者仅有单侧突眼。患者自诉有眼内异物感、胀痛、畏光、流泪、复视、斜视。查体见眼睑肿胀、结膜充血水肿、眼球活动受限，严重者眼球固定、眼睑闭合不全、角膜外露而形成角膜溃疡、全眼炎，甚至失明。

2.特殊的临床表现和类型

(1)甲状腺危象：也称甲亢危象，是甲状腺毒症急性加重的一个综合征。危象多发生于较重甲亢未予治疗或者治疗不充分的患者。常见诱因有感染、手术、创伤、精神刺激等。临床表现有高热、大汗、心动过速（140 次/分以上）、烦躁、焦虑不安、谵妄、恶心、呕吐、腹泻，严重者可有心力衰竭、休克或者昏迷。甲亢危象病死率为 20%。

(2)甲状腺毒症性心脏病：甲状腺毒症对心脏有 3 个作用：①增强了心脏 β 受体对儿茶酚胺的敏感性；②直接作用于心肌收缩蛋白，增强了心肌的正性肌力作用；③继发于甲状腺激素的外周血管张力，阻力下降，心脏的输出量代偿性增加。心房颤动也是影响心脏功能的因素之一，甲亢患者中 10%～15%发生心房颤动。甲亢患者发生心力衰竭时，30%～50%与心房颤动并存。

(3)淡漠型甲亢：淡漠型甲亢是甲状腺功能亢进中的一个特殊类型，多见于老年患者，临床表现为消瘦、心悸、乏力、头晕、神情淡漠抑郁、对周围事物漠不关心、精神思维活动迟钝、腹泻、厌食，可伴心房颤动、震颤和肌病等体征。

(4)T_3 型甲亢：T_3 型甲亢主要是指甲状腺功能亢进时产生的总 T_3、总 T_4 比例失调，T_3 产生的量显著多于 T_4 的量，发生机制不清楚。在 Graves 病和毒性结节甲状腺肿时，都有可能发生 T_3 型甲亢，T_3 型甲亢老年人多见。

(5)妊娠期甲亢：妊娠期正常孕妇甲状腺发生生理改变，由于胎盘产生 HCG 及绒毛膜促甲状腺素，使得甲状腺活性增强，雌激素增加，促进肝脏甲状腺结合球蛋白增多且降解缓慢，使得妊娠患者的甲状腺增大、血管丰富，对碘的摄取增多。约 80%的孕妇较非孕状态增大 3 倍,临床出现类似甲亢怕热、多汗、食欲增强、心率加快等高代谢的状态。主要是自身免疫过程和精神刺激引起的特征,有弥漫性甲状腺肿和突眼。

(四)辅助检查

1.TSH 测定

血清 TSH 浓度的变化是反映甲状腺功能最敏感的指标。目前血清 TSH 的测定方法即敏感 TSH(sTSH)。sTSH 成为筛查甲亢的第一线指标,甲亢时 TSH 通常 <0.1 mU/L。

2.血清总甲状腺素(TT_4)测定

该指标稳定、重复性好,是诊断甲亢的主要指标之一。

3.血清 FT_4、游离三碘甲状原氨酸(FT_3)测定

游离甲状腺激素是实现该激素生物效应的主要部分。尽管 FT_4 仅占 T_4 的 0.025%,FT_3 仅占 T_3 的 0.35%,但它们与甲状腺激素的生物效应密切相关,所以是诊断甲亢的主要指标。

4.血清总三碘甲腺原氨酸(TT_3)测定

20%的血清 T_3 由甲状腺产生,80%的 T_3 在外周组织由 T_4 转换而来。

5.^{131}I 摄取率测定

^{131}I 摄取率是诊断甲亢的传统方法。^{131}I 摄取率正常值(盖革计数管测定)为 3 小时 5%～25%,24 小时 20%～45%,高峰在 24 小时出现。甲亢时 ^{131}I 摄取率表现为摄取量增加,摄取高峰前移。

6.TRAb

TRAb 是鉴别甲亢病因,诊断弥漫性甲状腺肿伴甲亢的重要指标之一。

7.TSAb

与 TRAb 相比,TSAb 不仅能与 TSH 受体结合,而且还可产生对甲状腺细胞的刺激作用。

8.甲状腺放射性核素扫描

甲状腺放射性核素扫描对于诊断甲状腺自主高功能腺瘤有意义。

9.CT 和 MRI 检查

眼部 CT 和 MRI 检查可以排除其他原因所致的突眼,评估眼外肌受累情况。

(五)诊断

(1)临床高代谢的症状和体征。

(2)甲状腺体征:甲状腺肿大和/或甲状腺结节,少数病例无甲状腺体征。

(3)血清激素检查:TT_4、FT_4、FT_3、TT_4增高,TSH 降低,一般 $TSH < 0.1$ mIU/L,T_3型甲亢仅有 TT_3、FT_3升高。TRAb 阳性。

(4)甲状腺摄^{131}I测定:主要是针对引起甲状腺毒症的原因有鉴别意义。甲状腺功能本身亢进时,^{131}I 摄碘率增高,高峰前移(在 3～6 小时出现)。注意该检测不是诊断甲亢的必需检查,不能反映甲亢病情严重程度。

(5)甲状腺彩超检查:甲亢可表现为血流信号丰富,典型的"火海征",也有许多患者"火海征"不明显。

(6)甲状腺核素扫描:可根据摄取核素的能力分为热结节、温结节、冷结节。

(六)鉴别诊断

1.甲亢与单纯性甲状腺肿

两者均可以甲状腺肿大为主要表现。甲亢有怕热多汗、消瘦、多食善饥、急躁易怒、心悸气短、手抖等症状,而单纯性甲状腺肿除甲状腺肿大外,往往无自觉症状,严重者可出现局部压迫证候群,少数患者也可发展为甲亢。

2.甲亢与围绝经期综合征

两者均可表现出烦躁易怒、汗出、心悸、失眠、情志不宁、月经紊乱。甲亢还出现多食善饥、疲倦乏力、甲状腺肿大、手抖、排便次数增加等。而围绝经期综合征为女性在绝经期前后出现潮热面红、腰背酸楚、面浮肢肿、皮肤蚁行感等症状。

3.甲亢与甲状腺毒症

甲状腺毒症的病因鉴别主要是通过甲状腺摄碘率来进行的,一些甲状腺炎因甲状腺破坏导致的甲状腺毒症,通常甲状腺摄碘率较低,如亚急性甲状腺炎,除了有发热、颈部疼痛的表现外,还可表现为甲状腺毒症,甲状腺摄碘率减低,通常 24 小时摄碘率＜5％。甲亢导致的甲状腺毒症,通常表现为甲状腺摄碘率明显升高,或者摄碘高峰提前,仅有极少数患者摄碘率正常。

4.与甲亢的原因鉴别

甲亢又主要分为 Graves 病、结节性毒性甲状腺肿和甲状腺自主高功能腺瘤。Graves 病除了有甲状腺毒症的表现,还可表现为甲状腺突眼、胫前黏液性水肿,辅助检查促甲状腺素受体抗体阳性,甲状腺彩超显示弥漫性肿大。Graves 病的放射性核素扫描可见核素均匀的分布增强,结节性毒性甲状腺肿可见核素分布不均,增强和减弱区呈灶状分布。甲状腺自主高功能腺瘤则仅在肿瘤区有核素浓聚,其他区核素分布稀疏,同时甲状腺超声可以发现结节和肿瘤。

(七)治疗

1.治疗原则

甲亢的治疗原则为控制高代谢综合征,抑制甲状腺激素的合成。目前多采用 3 种疗法,即抗甲状腺药物(ATD)治疗、^{131}I 治疗和手术治疗。ATD 的作用是抑制甲状腺合成甲状腺激素,^{131}I 和手术治疗则是通过破坏甲状腺组织、减少甲状腺激素的产生来达到治疗目的。常用的 ATD 分为两类,包括硫脲类及咪唑类。常见的代表药物分别为丙硫氧嘧啶(propylthiouracil,PTU)和甲巯咪唑(methimazole,MMI)。采取何种治疗措施,需综合考虑,依据患者的具体情况、治疗方式利弊和治疗意愿而定。

2.治疗方法

(1)药物选择:主要为咪唑类和硫脲类,前者的代表药物是MMI,后者的代表药物是 PTU。PTU 肝毒性＞MMI,故除甲状腺危象、妊娠早期或对 MMI 过敏者首选 PTU 治疗外,其他情况 MMI应列为首选药物。

(2)剂量与疗程:MMI 起始剂量为 20～40 mg/d,每天 1 次或 2 次口服。PTU 每次 50~150 mg,每天 2~3 次口服。治疗期每4周复查甲状腺功能。当症状好转、甲状腺功能接近正常时可逐步减少药物用量。维持剂量 MMI 5~10 mg/d 或 PTU 50~100 mg/d,视病情调整剂量,每 2 个月复查甲状腺功能,为期 1~2 年。

(3)不良反应:所有患者在治疗前后均应监测血常规、肝功能等指标,常见 ATD 的不良反应有肝功能受损、白细胞计数减少及过敏性皮疹等。

(4)停药指征:甲状腺功能正常、疗程足够、TRAb 阴性可以考虑停药。

(5)β受体阻滞剂:通常应用普萘洛尔每次 10~40 mg,每 6~8 小时1 次,2~6 周停药。

(6)[131]I治疗:一般在治疗 1 个月左右显效,治疗 3~4 个月 60% 以上患者的甲状腺功能恢复至正常。对于[131]I 治疗 6 个月后甲亢未缓解的患者,可建议再次行[131]I 治疗。

(7)手术治疗:其适应证及禁忌证主要包括以下几种。

1)适应证:①甲状腺肿大显著,有压迫症状。②中度、重度甲亢,长期服药无效、停药复发或不能坚持服药者。③胸骨后甲状腺肿。④细针穿刺细胞学证实甲状腺癌或者怀疑恶变。⑤ATD 治疗无效或者有变态反应的妊娠期甲亢患者,手术需要在孕中期(4~6 个月)实施。

2)禁忌证:①合并较重心脏、肝、肾疾病不能耐受手术者。②孕早期(1~3 个月)和孕晚期(7~9 个月)。

二、中医对甲状腺功能亢进症的认识

(一)概述

中医学根据其多数伴有颈前肿大的特征性临床表现,将之归属于"瘿病"范畴,在中医典籍中也有"瘿气""瘿瘤"等表述。宋代陈无择在《三因极一病证方论》对瘿病作了"五瘿"之分,即石瘿、肉瘿、筋瘿、血瘿、气瘿。本病病位在颈前,涉及心、肝、肾三脏,本病初起多实,病久则由实转虚或虚实夹杂。

(二)病因病机

本病基本病因为情志失调、饮食及水土失宜、体质因素。

1.情志失调

长期恼怒或忧思郁虑,使气机郁滞、肝气失于条达,津液的正常输布受到阻滞,易于凝聚成痰,气滞痰凝,气血不畅,则痰瘀互结,交阻颈前,发为瘿病。

2.饮食及水土失宜

长期嗜食肥甘厚腻、偏嗜,或居住在高山地区水土失宜,一则影响脾胃的运化功能,脾失健运,水湿不运,聚而生痰;二则影响气血的正常运行,气郁血滞,痰气瘀结于颈前而发本病。

3.体质因素

素体阴虚、肝郁化火伤阴、产后气阴俱亏;或女子发育、哺乳期间,易有气郁,极易化火,肝火亢盛,易患本病。

本病病位在颈前,涉及心、肝、肾三脏,本病初起多实,病久则由实转虚或虚实夹杂。

(三)辨证分型及治疗

1.中医辨证

本病中药治疗有一定优势。本病多因情志失调、饮食及水土失宜、体质等因素致气机郁滞,津凝痰聚,痰气搏结颈前,日久则可引起血脉瘀阻,进而气、痰、瘀三者合而为患。素体肝肾阴亏虚为其本,情志刺激、肝气郁结为其标,本虚标实相互演化。气滞痰凝,壅结颈前是瘿病的基本病理,迁延日久,引起血脉瘀阻则由气、痰、瘀三者合而交结为患。理气化痰、消瘿散结为瘿病的基本治则。瘿肿质地较硬及有结节者,应适当配合活血化瘀。肝火亢盛及火热伤阴者,则当以清肝泄火及滋阴降火为主。

本病临床治疗往往根据现代医学病因分类和临床分期,把辨病和辨证相结合分证论治。

2.分证论治

(1)气郁痰阻。

症状:颈前肿大,软而不痛,颈部觉胀,咽梗如炙,胸闷胁胀,喜太息,多疑易怒,眼胀手抖,病情常随情志波动,妇女月经不调。舌红苔薄,脉弦滑。

治法:理气舒郁,化痰消瘿。

方药:四海舒郁丸加减。

处方:青木香、陈皮、昆布、海带、海藻、海螵蛸、海蛤壳。

方中以青木香、陈皮疏肝理气,昆布、海带、海藻、海螵蛸、海蛤壳化痰软坚,消瘿散结。

加减:若肝气不疏而胸闷、胁痛者,加柴胡、郁金、香附理气解郁。咽颈不适者,加桔梗、牛蒡子、木蝴蝶、射干利咽消肿。

(2)肝火旺盛。

症状:颈前轻度或中度肿大,一般柔软光滑,眼突,心烦易怒,面红目赤,怕热多汗,口苦咽干,性情急躁,心悸寐差、手抖,多食易饥、形体消瘦。舌红少苔或苔黄,脉弦数。

治法:清肝泻火,消瘿散结。

方药:栀子清肝汤合消瘰丸。

处方:柴胡、栀子、牡丹皮、当归、白芍、牛蒡子、川芎、茯苓、玄参、牡蛎、浙贝母。

方中柴胡、芍药疏肝解郁清热;茯苓、甘草、当归、川芎益脾养血活血;栀子、牡丹皮清泄肝火;配合牛蒡子散热利咽消肿;玄参、牡蛎、浙贝母清热化痰,软坚散结。

加减:若肝火亢盛、烦躁易怒、脉弦数者,可加龙胆草、夏枯草清肝泻火。风阳内盛、手指颤抖者,加石决明、钩藤、白蒺藜、牡蛎平肝熄风。兼见胃热内盛而见多食易饥者,加生石膏、知母清泄胃热。火郁伤阴、阴虚火旺而见烦热、多汗者,可用二冬汤合消瘰丸。

(3)痰结血瘀。

症状:颈前肿大,按之较硬或有结节,肿块经久未消,赤络显露,呼吸不畅或吞咽困难,胸闷纳差。舌质暗或有舌下络脉迂曲青紫,舌苔薄白或白腻,脉弦或涩。

治法:理气活血,化痰消瘿。

方药:海藻玉壶汤。

处方:海藻、昆布、海带、青皮、陈皮、半夏、贝母、连翘、甘草、当归、独活、川芎。

方中海藻、昆布、海带化痰软坚,消瘿散结;青皮、陈皮、半夏、贝母、连翘、甘草理气化痰散结;当归、川芎养血活血,共同起到理气活血,化痰消瘿的作用。

加减:胸闷不舒者,加郁金、香附、枳壳;纳差便溏者,加白术、茯苓、怀山药健脾益气;结块较硬及有结节者,可酌加黄药子、三棱、莪术、露蜂房等,以增强活血软坚、消瘿散结的作用。郁久化火而见烦热、舌红、苔黄、脉数者,加夏枯草、牡丹皮、玄参以清热泻火。

(4)心肝阴虚。

症状:瘿肿或大或小,质软,起病较缓,心悸不适,心烦少寐、头晕目眩、手足心热,妇女月经不调,易出汗,手指颤动,眼干,目眩,倦怠乏力。舌红苔少,脉弦细数。

治法:滋阴降火,宁心柔肝。

方药:天王补心丹合一贯煎。

处方:太子参、天冬、麦冬、生地黄、玄参、沙参、丹参、柏子仁、五味子、当归、桔梗、远志、茯苓、川楝子。

方中生地黄滋阴养血,清虚热;天冬、麦冬滋阴清热;酸枣仁、柏子仁养心安神;当归补心血;人参补气,使气旺而阴血自生;五味子敛阴养神;茯苓、远志养心安神;玄参滋阴降火;丹参养心血而活血;朱砂镇心安神,桔梗载药上行;远志安神益智;川楝子行气止痛。

加减:虚风内动,手指及舌体颤动者,加钩藤、白蒺藜、白芍药平肝熄风。脾胃运化失调致大便稀溏,便次增加者,加白术、薏苡仁、怀山药、麦芽健运脾胃。肾阴亏虚而见耳鸣、腰酸膝软者,酌加龟板、桑寄生、牛膝、菟丝子滋补肾阴。病久正气伤耗、精血不足而见消瘦乏力、妇女月经少或经闭、男子阳痿者,可酌加黄芪、山茱萸、熟地黄、枸杞子、制首乌等补益正气、滋养精血。

第二节 甲状腺功能减退症

一、西医对甲状腺功能减退症的认识

(一)概述

甲状腺功能减退症简称甲减,是各种原因导致的甲状腺激素分泌减少或效应降低而引起的全身性低代谢综合征。其临床表现以低代谢综合征、黏液性水肿、神经系统功能异常为主要特点。胎儿或新生儿期发病者也称呆小病,表现为身材矮小、智力低下。各种年龄均可发生,女性居多,男女之比为 1∶(5～10)。原发性甲减是甲状腺本身病变引起的甲减,占全部甲减 95%以上;继发性甲减主要指下丘脑或垂体的病变引起的甲减。我国甲减的发病率逐年升高,女性发病率明显高于男性,且随着年龄增长,发病率也明显上升。

(二)病因病理

成人甲减的主要原因有以下几种。

1.自身免疫性疾病

最常见原因是自身免疫性甲状腺炎,包括慢性淋巴细胞性甲状腺炎、萎缩性甲状腺炎、产后甲状腺炎等。

2.甲状腺破坏

甲状腺破坏包括甲状腺手术、^{131}I 治疗等,10 年甲减累计发生率为 40%～70%。

3.碘过量

碘过量可引起具有潜在性甲状腺疾病者发生甲减,也可诱发和加重自身免疫性甲状腺炎。

4.ATD

ATD 如锂盐、硫脲类、咪唑类。

(三)临床表现

本病发病隐匿,病程较长,部分患者缺乏特异症状和体征。症状以代谢率减低和交感神经兴奋性下降为主,早期轻症患者可以没有特异症状。典型患者畏寒、乏力、手足有肿胀感、嗜睡、记忆力减退、少汗、关节疼痛、体重增加、便秘。女性患者可出现月经紊乱或月经过多、不孕。本病累及心脏可以出现心包积液和心力衰竭。

体格检查中典型的患者可有表情呆滞、反应迟钝、声音嘶哑、听力障碍、面色苍白、颜面和/或眼睑水肿、唇厚舌大,常伴有齿痕,重症患者可发生黏液性水肿昏迷。

(四)辅助检查

1.血清 TSH、TT_4 和 FT_4 测定

原发性甲减血清 TSH 增高,TT_4 和 FT_4 均降低,TSH 增高,TT_4 和 FT_4 降低的水平与病情程度相关。血清 TT_3 和 FT_3 早期正常,晚期降低。亚临床甲减仅有 TSH 增高,TT_4 和 FT_4 正常。

2.TPOAb、TgAb 测定

TPOAb、TgAb 是确定原发性甲减病因的重要指标和诊断自身免疫甲状腺炎的主要指标。一般认为 TPOAb 的意义较为确定。如果 TPOAb 阳性伴血清 TSH 水平增高,说明甲状腺细胞已经发生损伤。如果 TPOAb 阳性,可考虑甲减病因为自身免疫性甲状腺炎。如果血清 TSH 降低,或正常,TT_4、FT_4 降低考虑中枢性甲减或继发性甲减,应进一步行 TRH 兴奋试验,排查垂体或下丘脑病变。

(五)诊断及鉴别诊断

1.诊断

参考中华医学会内分泌学分会《中国甲状腺疾病诊治指南——甲状腺功能减退症》,本病结合病史、典型临床表现及辅助检查即可诊断。

(1)病史:应详细询问患者有无甲状腺手术史,甲亢[131]I治疗史,Craves 病、慢性淋巴细胞性甲状腺炎病史和家族史等。

(2)临床表现:①甲减的症状和体征;②实验室检查显示血清 TSH 增高、FT_4 减低,原发性甲减即可成立;③实验室检查显示血清 TSH 减低或正常,考虑中枢性甲减。有无代谢率减低和交感神经兴奋性下降为主等临床表现。

(3)体格检查:典型患者可有表情呆滞、反应迟钝、声音嘶哑、听力障碍、面色苍白、颜面和/或眼睑水肿、唇厚舌大、毛发稀疏干燥、跟腱反射时间延长、脉率缓慢。少数病例出现胫前黏液性水肿。

2.鉴别诊断

(1)贫血:有乏力、记忆力差、食欲降低等类似甲减的临床表现,且甲减患者常伴有贫血,通过完善甲状腺功能检查可与一般贫血相鉴别。

(2)慢性肾炎:慢性肾功能不全、慢性肾炎患者常伴有甲状腺激素测定异常,主要是血清 T_3 下降,但通常 TSH 是正常的。而甲减患者主要为 T_4 下降,TSH 是升高的。

(3)特发性水肿:需排除甲状腺、肝、肾、胰腺、胃、肠、心脏、外周大血管等器质性病变才能确诊。

(4)低 T_3 综合征:也称甲状腺功能正常的病态综合征,指非甲状腺疾病原因引起的血中 T_3 降低的综合征。严重的全身性疾病、创伤和心理疾病等都可导致血甲状腺激素水平的改变,它反映了机体内分泌系统对疾病的适应性反应。

(六)治疗

1.治疗原则

甲减的治疗原则为补充铁剂、维生素,改善患者身体症状,使甲减临床症状和体征消失,TSH、FT_3、FT_4值维持在正常范围,病情得到控制。

2.治疗方法

左甲状腺素(L-T_4)治疗是甲减的主要替代治疗药物,治疗的剂量取决于患者的病情、年龄、体重和个体差异,成年患者 L-T_4 替代剂量 $50\sim200\ \mu g/d$,平均 $125\ \mu g/d$。起始的剂量和达到完全功能状态确定。<50 岁、既往无心脏病史患者可以尽快达到完全替代剂量;>50 岁患者服用 L-T_4 前要常规检查心脏功能状态,一般从 $25\sim50\ \mu g/d$开始,每天 1 次口服,每 $1\sim2$ 周复查,每次增加 $25\ \mu g$,直至达到治疗目标。甲减替代治疗总原则是个体化、从小剂量开始、逐渐增加剂量、达到有效剂量后长期保持。

二、中医对甲状腺功能减退症的认识

(一)概述

中医学根据其临床症状,将其纳入"虚劳""瘿劳""水肿""五迟""腹胀""心悸"等范畴。《素问·通评虚实论》记载"精气夺则虚"。东汉张仲景《金匮要略·血痹虚劳病脉证并治》首提"虚劳"病名,详述症因脉治,制有小建中汤、黄芪建中汤、肾气丸等温补脾肾。

(二)病因病机

本病主要由先天禀赋不足或后天失养,如积劳内伤、久病失调、饮食不节、情志不遂等所致。

1.先天禀赋不足

在胎儿期,因母亲体弱多病或其母进食有毒食物,影响了胎儿发育,以致先天肾气不足,出生后生长发育迟缓。

2.饮食不节

由于饮食不节,损伤脾胃,脾胃运化失常,不能化生水谷精微,气血来源不足;或脾胃运化失司致痰饮内生,损伤脾阳。脾阳虚弱,病久损及肾,以致脾肾阳虚。

3.情志失调

由于长期郁怒,肝气郁结,肝气犯脾;忧思抑郁,致心脾两虚;气郁或气虚日久可致血瘀,常见精神抑郁、心烦、懒言、水肿、闭经等。

4.年老体衰

年老体衰,肾中精气及命门之火虚衰,可发为虚劳。

本病病位在五脏,以脾、肾为主,累及脾、心、肝,且在阳虚基础上产生气滞、瘀血、痰浊等病理产物,甚至阳损及阴,出现阴阳两虚证候。因虚致病、因病成劳,或因病致虚、久虚不复成劳,而其病性,主要为气、血、阴、阳的虚损。五脏相关、气血同源、阴阳互根,所以在虚劳的病变过程中常互相影响。一脏受病,累及他脏,气虚不能生血,血虚无以生气;气虚者,日久阳也渐衰;血虚者,日久阴也不足;阳损日久,累及于阴;阴虚日久,累及于阳。以致病势日渐发展,而病情趋于复杂。

(三)辨证分型及治疗

1.中医辨证

本病中药治疗有一定优势,本病先天禀赋不足或后天失养、积劳内伤、久病失调、饮食不节、情志不遂等所致。临床辨证治疗中,应重在温阳补气,辨清阴阳虚实,随证加减。本病临床往往根据现代医学病因分类和临床分期,把辨病和辨证相结合进行。

2.分证论治

(1)肾阳虚。

症状:主症包括畏寒,腰膝酸冷。次症包括神疲嗜睡,面色苍白,记忆减退,耳鸣耳聋,男子阳痿,女子宫寒不孕,行经量少或闭经,小便清长或遗尿,舌质淡,苔薄白,脉沉迟无力。

治法:温补肾阳。

方药:金匮肾气丸加减。

处方:肉桂、制附片、熟地黄、山茱萸、怀山药、茯苓、牡丹皮、泽泻、当归、川芎。

方中干地黄滋补肾阴,益精填髓。山茱萸补肝肾,涩精气。薯蓣健脾气,固肾精。附子、桂枝温肾助阳,鼓舞肾气。茯苓、泽泻、牡丹皮渗湿泄浊,通调水道。

加减:若肾阳虚明显者,可加仙茅、淫羊藿、鹿茸等;性功能减退者,加巴戟天、阳起石、淫羊藿;若有血瘀,可加丹参、桃仁。

(2)脾肾阳虚。

症状:主症包括畏寒,腰膝酸冷,纳呆腹胀;次症包括面色无华,神疲乏力,少气懒言,手足麻木,头昏目眩,形寒肢冷,口淡无味,便溏,男子阳痿,女子月经不调或见崩漏,夜尿频多或小便不利,面浮肢肿,舌质淡胖,边有齿痕,舌苔白滑或薄腻,脉沉迟无力。

治法:益气健脾,温肾助阳。

方药:附子理中汤合肾气丸或右归丸加减。

处方:熟附子、黄芪、党参、白术、茯苓、炙甘草、当归、怀山药、补骨脂、桂枝、陈皮、干姜、大枣。

方中附子温肾助阳,黄芪、党参补气,白术、茯苓健脾利水,干姜温脾助阳,补骨脂温肾壮阳,桂枝助阳化气。

加减:若纳呆食滞腹胀明显者,可加木香、鸡内金、大腹皮、炒山楂等;腰膝酸软者,加桑寄生、川续断;妇女月经过多,可加阿胶、参三七、墨旱莲;头昏目眩,加川芎、黄精;水肿明显者,可加黄芪、益母草、泽兰。

(3)心肾阳虚。

症状:主症包括腰膝酸冷,心悸;次症包括形寒肢冷,气短胸闷,身倦欲寐,尿少,水肿,女性月经不调,男性阳痿。舌淡黯或青紫,舌苔薄白,脉沉迟缓微弱,或见结代。

治法:温补心肾,强心复脉。

方药:真武汤合保元汤加减。

处方:附子、茯苓、白术、白芍、黄芪、人参、炙甘草、肉桂、桂枝、生姜。

方中附子温肾助阳,白术、茯苓健脾利水,黄芪、人参补气,肉桂引火归元,桂枝助阳化气。

加减:若心阳虚心动过缓者,可酌加麻黄、细辛;胸闷痛者,加薤白、瓜蒌、三七、郁金、石菖蒲等;畏寒肢凉甚者,加淫羊藿、仙茅;喘促短气加五味子。

(4)阳虚湿盛。

症状:主症包括周身水肿,小便量少;次症包括面色㿠白,周身沉重,水肿以下肢为甚,腹满胸闷,纳呆,畏寒肢冷。舌体胖大而淡嫩,苔白腻,脉沉迟无力。

治法:温阳益气,化气行水。

方药:真武汤合实脾饮加减。

处方:茯苓、白芍、白术、附子、生姜、木瓜、木香、槟榔、草果、厚朴等。

方中茯苓健脾利水,白芍柔肝敛阴,白术健脾益气,木瓜和胃化湿,木香、槟榔厚朴行气,草果燥湿除痰。

加减:若恶心、呕吐、纳差等加制半夏、生姜、砂仁、鸡内金;大便溏泻,加山药、豆蔻、白扁豆等;小便不利,全身肿甚,气喘烦闷,可加葶苈子、川椒目、泽兰。

(5)阴阳两虚。

症状:主症包括畏寒蜷卧,腰膝酸冷,口干咽燥,但喜热饮。次症包括小便清长或遗尿,大便干结,眩晕耳鸣,视物模糊,皮肤粗糙、干燥少汗,男子阳痿、遗精滑精,女子不孕、带下量多。舌质淡红,舌体胖大,舌苔薄白或苔少,脉来迟细或细弱。

治法:温肾滋阴,调补阴阳。

方药:龟鹿二仙胶加减。

处方:鹿角胶、龟板胶、人参、枸杞子等。

方中鹿角胶益精补血,龟板胶通任脉养阴、滋阴补血,人参大补元气、健补脾胃,枸杞子益肝肾、补精血。

加减:若阳虚偏重,合右归丸加减;若阴虚偏重,合左归丸加减。若大便干结难下,可酌加火麻仁、枳实;水肿明显者,加猪苓、泽泻、车前子等;口干咽燥甚者,加墨旱莲、女贞子、生地黄、麦冬等。

3.兼夹证

(1)气滞。

症状:精神抑郁,情绪不宁,善太息,自觉颈前不适,咽干,口苦,心烦;舌苔薄白或薄腻,脉弦或弦细。

治法:疏肝解郁。

方药:逍遥散加减。

处方:柴胡、茯苓、白术、白芍、当归、薄荷、甘草、生姜等。

方中柴胡疏肝解郁,当归养血和血,白芍养血敛阴,白术、茯苓、甘草健脾益气,薄荷透达肝经郁热。

加减:若胁肋痛,可加川楝子、枳壳行气止痛。

(2)痰湿。

症状:肢体困倦,胸膈痞闷,不欲饮食,颈前正中肿大、质软不痛或颈前瘿瘤。舌苔白腻,脉滑。

治法:燥湿化痰。

方药:二陈汤加减。

处方:制半夏、陈皮、茯苓、乌梅、甘草、生姜等。

方中半夏燥湿化痰、降逆和胃,陈皮理气行滞、燥湿化痰,半夏、茯苓渗湿健脾、燥湿化痰,乌梅收敛肺气,炙甘草调和诸药。

加减:若脘腹胀满,纳差,可加泽泻、白术、山药健脾渗湿、运化脾胃。

(3)瘀血。

症状:甲状腺质硬,唇甲青紫,女子经行不畅、色深或有血块。舌质暗红,或有瘀点、瘀斑,苔薄白或白腻,脉沉涩。

治法:化痰祛瘀。

方药:桃红四物汤合消瘰散加减。

处方:桃仁、红花、当归、生地黄、川芎、白芍、海藻、昆布、海螵蛸、浙贝母、白芥子。

方中桃仁、红花活血化瘀,当归、生地黄补血活血调经,白芍柔肝敛阴止痛,海藻、昆布软坚散结,浙贝母、白芥子化痰。

加减:若胸闷不舒加郁金、香附;纳差便溏者,加白术、茯苓、怀山药健脾益气;有结节者,可酌加三棱、莪术,以增强活血软坚的作用。

第三节 慢性淋巴细胞性甲状腺炎

一、西医对慢性淋巴细胞性甲状腺炎的认识

(一)概述

慢性淋巴细胞性甲状腺炎又称桥本甲状腺炎(Hashimoto thyroiditis,HT)是临床上一种常见的自身免疫性疾病,以无疼痛、弥漫性甲状腺肿大,伴有甲状腺自身抗体滴度升高为特征。本病多见于30～50岁的中年妇女。现有统计数据表明,美国 HT 年发病率为150/100 000,男女患者比例为1∶(8～9)。中国大陆地区 HT 的年发病率约为500/100 000,患病率为(400～500)/100 000,男女患者

比例为 $1:(9\sim10)$。而且随着老龄人口比例的提高,发病率与患病率还会呈现上升趋势。

(二)病因病理

目前 HT 的确切发病机制尚未明确,多认为是遗传、免疫与环境因素相互作用所致。HT 甲状腺滤泡破坏的直接原因是甲状腺细胞凋亡。浸润的淋巴细胞有 T 细胞和 B 细胞,表达 *Fas-L*。T 细胞在甲状腺自身抗原的刺激下释放细胞因子(干扰素-γ、IL-2、肿瘤坏死因子-α 等),后者刺激甲状腺细胞表面 *Fas* 的表达。*Fas* 与 *Fas-L* 结合导致甲状腺细胞凋亡。由于参与的细胞因子都来源于 Th_1 细胞,所以 HT 被认为是 Th_1 细胞导致的免疫损伤。TPOAb 和 TgAb 都具有固定补体和细胞毒作用,也参与甲状腺细胞的损伤。TSBAb 占据 TSH 受体,加重了甲状腺的萎缩和功能低下。碘摄入量是影响本病发生发展的重要环境因素,随着碘摄入量增加,本病的发病率明显增加,特别是碘摄入量增加可以导致隐性的患者发展为临床甲减。研究指出,大量碘摄入人体不仅会损伤甲状腺细胞膜,还会结合机体氧化代谢产物,生成有毒物质,参与甲状腺自身免疫反应过程,刺激甲状腺上皮细胞产生大量组织相容性复合体,并使其转化为抗原呈递细胞,损伤甲状腺组织。此外,碘含量过高还会促进氧自由基生成,诱导甲状腺细胞凋亡。

(三)临床表现

1.典型症状

HT 最典型的临床表现是甲状腺肿大和甲减相关症状。患者在疾病初期常无症状,随着病情进展,出现双侧甲状腺弥漫性对称性肿大,质韧如橡皮,表面光滑,无触痛,常可扪及锥体叶,约半数伴甲减。部分患者可出现一过性甲亢表现。

2.其他症状

(1)颈部肿物:70%的患者因甲状腺肿大而就诊。少数患者出现压迫症状,如压迫气管出现呼吸困难,压迫食管出现吞咽困难,压迫声带出现声带麻痹,压迫血管出现面部水肿等。

(2)甲减症状:20%～30%的 HT 患者首次就诊即表现为甲减

或在疾病后期发展为甲减。

（3）低代谢综合征：易疲劳、怕冷、体重增加、行动迟缓。因血液循环差和热能生成减少，体温可较常人偏低。

（4）神经系统症状：轻者出现记忆力、计算力、理解力和注意力减退。重者可表现为痴呆、幻想、木僵、昏睡或惊厥。

（5）皮肤改变：颜面虚肿、表情呆板、鼻/唇增厚、毛发干燥稀疏、指甲厚而脆且表面常有裂纹。

（6）消化系统病变：食欲缺乏、便秘等。

（7）心血管系统病变：心率减慢、心排血量减少等。

（四）辅助检查

1.甲状腺抗体测定

血清中 TPOAb 及 TgAb 常明显增高，这是诊断本病最有意义的指标。

2.T_3、T_4、TSH 测定

早期甲状腺功能常正常。随着疾病进展，TSH 升高，FT_3 及 FT_4 仍在正常范围内，表明已发生了甲状腺功能失代偿，出现了亚临床甲减。疾病再一步发展，FT_3 及 FT_4 均下降，TSH 升高，进入临床甲状腺功能减退期。值得注意的是，部分患者的疾病早期，可由于甲状腺组织破坏出现一过性 FT_3 及 FT_4 升高、TSH 降低。

3.甲状腺^{131}I 摄取率测定

早期可正常或增高但可被 T_3 抑制，可与 Graves 病相鉴别；后期常降低。

4.甲状腺扫描检查

甲状腺扫描检查可呈均匀弥漫性摄碘功能减低，但也可显示冷结节或分布不均。

5.甲状腺细针穿刺细胞学检查

检查创伤小，病理可见中或大量淋巴细胞浸润，可形成滤泡和生发中心。检查可见浸润的淋巴细胞是诊断本病的最可靠依据。

(五)诊断及鉴别诊断

1.诊断

HT 诊断标准参照《中国甲状腺疾病诊治指南——甲状腺炎》：血清 TPOAb 和 TGAb 阳性临床诊断即可成立；甲状腺细针穿刺细胞学检查结果提示 HT 有确诊价值；或凡中年妇女，出现甲状腺弥漫性对称性肿大，特别是伴锥体叶肿大者，质地较坚实，无论甲状腺功能是否正常，均应疑为本病；如果血清中 TPOAb 及 TgAb 明显增高，确诊可成立。

2.鉴别诊断

(1)甲状腺癌：HT 可使患者出现质硬结节性肿大，易与甲状腺癌混淆。但后者 TPOAb 及 TgAb 常阴性，必要时做组织活检可以帮助鉴别。

(2)Graves 病：Graves 病以高代谢综合征、甲状腺肿大、甲状腺相关性眼病等为特点，肿大的甲状腺质地较软，可扪及震颤和听到血管杂音。甲状腺功能检查除可出现 T_3、T_4 升高，TSH 降低外，尚可出现 TRAb、TSAb、TgAb、TPOAb 阳性，甲状腺摄碘率升高，超声检查可见甲状腺腺体血流弥漫性分布，血流量明显增多。

(六)治疗

目前，HT 的治疗主要以药物为主，其中西药因具有起效快、疗效佳等优势在临床广泛应用。西药治疗的关键在于调节甲状腺激素水平，以改善甲状腺功能，延缓疾病发展。HT 在确诊时甲状腺功能约 5% 的患者是甲亢、20% 的患者是甲减，其余大多数功能可正常，少数患者为亚临床甲亢或亚临床甲减。但是随着疾病的发展，最终的结果都是甲减。

1.桥本甲亢的治疗

桥本甲亢是一种病理诊断，患者具有 HT 和 Graves 病的病理特征，同时存在高水平的 TPOAb、TgAb 和 TRAb。桥本甲亢可用 ATD 治疗，MMI 是 HT 常用的咪唑类 ATD，可抑制甲状腺内过氧化酶生成，阻止吸聚甲状腺内碘化物氧化，影响耦联酪氨酸，从而减少甲状腺激素生成，改善甲状腺功能。患者对药物反应敏感，易出现甲减,宜小剂量开始,定期检查甲状腺功能,及时调整药物。HT因甲状腺滤泡细胞的炎症破坏而出现一过性甲状腺毒症,随着甲状腺的破坏进一步发展,可出现甲状腺功能正常,最终导致甲减。HT一过性甲状腺毒症不用 ATD 治疗,可用盐酸普萘洛尔对症治疗。

2.桥本甲减的治疗

桥本甲减须终生应用 L-T_4 替代治疗,L-T_4 是一种甲状腺激素类药物,主要成分为甲状腺素,经机体吸收后可转化为三碘甲腺原氨酸,增加机体甲状腺激素水平,治疗的目标是血清的 TSH、T_4、FT_4 水平维持在正常范围,甲减的症状和体征消失。L-T_4 的剂量要个体化,根据患者的年龄、体重和病情程度而定。

3.甲状腺功能正常的 HT 的治疗

部分 HT 患者甲状腺功能正常,指南推荐无明显压迫症状、轻度弥漫性甲状腺肿者,可随诊观察无需特殊治疗。但 HT 不会自愈,所以对于甲状腺功能正常的 HT 也要积极治疗,主要是通过改善患者的自身免疫状态,避免出现不可逆的甲减,以及改善临床症状。目前临床常用的有 L-T_4、硒制剂、糖皮质激素治疗。糖皮质激素一般不全身应用,主要是甲状腺局部注射地塞米松。

4.亚临床甲亢和亚临床甲减的治疗

HT 导致的亚临床甲亢可不处理。《中国甲状腺疾病诊治指南——甲状腺炎》推荐 TSH≥10 mU/L 应用 L-T_4 治疗。对于 TSH<10 mU/L 的亚临床甲减,伴甲减症状、TPOAb 阳性、甲状腺肿大、冠状动脉粥样硬化心脏病、糖尿病、血脂异常等,应予 L-T_4 治疗。绝大多数 HT 患者 TPOAb 阳性及甲状腺肿大,即使甲状腺功能在正常范围内的 HT 患者也有诸多临床症状,HT 最终结果是甲减,权衡利弊,除高龄患者以外,HT 亚临床甲减均应 L-T_4 治疗。

综上,药物治疗仅有甲状腺肿者一般不需要治疗,发生临床甲减或亚临床甲减给予甲状腺制剂治疗。甲状腺迅速肿大,伴局部疼痛或压迫症状时,可给予糖皮质激素治疗(泼尼松 30 mg/d,分 3 次口服,症状缓解后减量)。压迫症状明显,药物治疗后不缓解者可考虑手术治疗,但是手术治疗发生术后甲减的概率甚高。

二、中医对慢性淋巴细胞性甲状腺炎的认识

(一)概述

早在公元前 3 世纪,我国已有关于瘿病的记载。《诸病源候论》记载颈前方出现状如樱桃之肿块是为"瘿",故称为"瘿瘤",云"瘿者,由忧恚气结而生","动气增患"。《济生方·瘿瘤论治》曰:"夫瘿瘤者,多由喜怒不节,忧思过度,而成斯疾焉……气凝血滞,为瘿为瘤。"《外科正宗·瘿瘤论》云:"夫人生瘿瘤之症,非阴阳正气结肿,乃五脏淤血、浊气、痰滞而成。"中医古籍中并没有关于 HT 病名的记载,临床上多数医家根据其甲状腺弥漫性肿大症状将其归属于"瘿病""瘿瘤"范畴,现代医家根据其相关临床表现也有将其归属于"痰核""虚劳"。本病多见于中年妇女。

(二)病因病机

本病的发生,乃因先天禀赋不足,复因情志内伤及饮食水土失宜,以致气滞痰凝,血行瘀滞,壅聚于颈前而成。

1.痰瘀凝结

先天禀赋不足,复因饮食不节或水土失宜,一则损伤脾胃,脾失健运,津聚成痰;二则影响气血的正常运行,气滞血瘀,痰气瘀交阻,凝结于结颈前,瘿肿乃成。

2.肝郁脾虚

本病发生与情志的关系极为密切,怒伤肝、思伤脾,致肝郁气滞,脾虚痰凝;气行则血行,气滞则血瘀,气滞血瘀痰凝互结颈前,而发为本病。

3.肝肾阴虚或脾肾阳虚

肝肾之阴不足或脾肾阳气不足,痰湿瘀血内生,聚于颈前,病情缠绵。

气、痰、瘀壅结颈前,是本病发生的主要因素。病位在颈前,与肝、脾、肾等脏相关。病初以实为主,病久由实致虚,尤以阳虚、气虚为主,遂成本虚标实之证。以心肝阴虚及脾肾阳虚为本,气滞、痰凝、血瘀为标。

(三)辨证分型及治疗

1.中医辨证

临床上 HT 患者不同时期的临床主要症状不一,每个时期都各有特点。根据分期辨证,一般将病程分为 3 期。病机为虚实夹杂,正虚邪实。情志内伤作为主要起病诱因而为多位医家认同。同时,HT 进程中外邪侵袭作为一个重要致病因素,也参与到了病机演变中来。肝气失于条达是疾病早期的公认病机,整个疾病过程涉及气滞、痰凝、血瘀。HT 中期围绕此 3 种病理产物,呈现不同的临床表现,后期患者证型因属脾肾阳虚是诸位医家的共识。

HT 早期,患者大多以情志内伤为病因,致使肝气郁结。中医认为郁而化火者,以柴胡疏肝散加减或小柴胡汤疏肝理气、清热泻火;化热伤阴者,主张柴胡清肝汤合一贯煎加减以疏肝解郁、清热养阴;或气机不畅,易聚液成痰,而气顺则痰消,治痰必先治气,故以二陈汤合半夏厚朴汤加减疏肝解郁、理气化痰。

HT 中期,患者肝郁日久,影响气血运行,水液疏泄,而至气滞、血瘀、痰凝等病理产物出现。中医认为气滞为主者,以逍遥散加减疏肝健脾、理气化痰、软坚散结;痰凝为主者以二陈汤合逍遥散加减以疏肝健脾、化痰散结;3 种病理产物同时存在时,有医家主张气血痰同治,以四逆散加减活血化痰、疏肝理气;也有主张辨证施治,气滞血瘀者以桃红四物汤加味行气活血;气滞痰凝者以半夏厚朴汤疏肝理气、健脾化痰;痰瘀互结者选桃红四物合二陈汤加减以破瘀化痰、软坚散结。

HT 后期,患者发展至脾肾阳虚,各医家对该期的疗法观点大多相同,选用真武汤加减以温补脾肾、化痰软坚散结,也有医家选择使用阳和汤加减以温阳散寒。各医家在各期论治总则上有差异,但针对的病理产物基本一致。早期多因情志不畅而起,当重疏肝,且均认为在疾病中期气滞、痰凝、血瘀共见,是疾病发展诊治的关键期,而后期对脾肾阳虚的辨治大多认为应以温补脾肾为主。

2.分证论治

(1)气郁痰阻。

症状:颈前喉结两旁结块肿大,质软不痛,颈部觉胀,胸闷,喜太息,或兼胸胁窜痛,病情常随情志波动;苔薄白,脉弦。

证候分析:气机郁滞,痰浊壅阻颈部,故致颈前正中肿大、质软不痛、颈部觉胀。因情志不舒,肝气郁滞,故胸太息、胸胁窜痛,且病情常随情志而波动,脉弦为肝郁气滞之象。

治法:理气舒郁,化痰消瘿。

方药:四海舒郁丸。

处方:本方由昆布、海带、海藻、海螵蛸、海蛤壳、青木香、青陈皮组成。

方中青木香、陈皮理气化痰;海蛤粉、海带、海藻、昆布清热化痰、软坚散结;海螵蛸破血消瘿。合用共奏行气化痰、软坚消瘿之效。

加减:若肝气不疏明显而见胸闷、胁痛者,加柴胡、枳壳、香附、延胡索、川楝子;咽部不适、声音嘶哑者,加牛蒡子、木蝴蝶、射干。

(2)痰结血瘀。

症状:颈前喉结两旁结块肿大,按之较硬或有结节,肿块经久未消,胸闷,纳差;舌质暗或紫,苔薄白或白腻,脉弦或涩。

证候分析:气机郁滞,津凝成痰,痰气交阻,日久则血循不畅,血脉瘀滞。气、痰、瘀壅结颈前,故瘿肿较硬或有结节,经久不消。气郁痰阻,脾失健运,故胸闷、纳差。苔白腻、脉弦或涩,为内有痰湿及气滞血瘀之象。

治法:理气活血,化痰消瘿。

方药:海藻玉壶汤。

处方:本方由海藻、昆布、海带、青皮、陈皮、半夏、浙贝母、连翘、甘草、当归、独活、川芎组成。

方中昆布、海藻、海带、半夏、贝母、连翘化痰消肿、软坚散结消瘿;青皮、陈皮行气;当归、川芎调血,使痰消湿除、气血通畅而瘿瘤渐消。

加减:若胸闷不舒者,加郁金、香附、枳壳;纳差、便溏者,加白术、茯苓、山药;结块较硬或有结节者,可酌加黄药子、三棱、莪术、露蜂房、僵蚕等;若结块坚硬且不可移者,可酌加土贝母、莪术、山慈菇、天葵子、半枝莲、犀黄丸等。

（3）肝火旺盛。

症状：颈前喉结两旁轻度或中度肿大、柔软光滑、烦热、容易出汗、性情急躁易怒、眼球突出、手指颤抖、面部烘热、口苦；舌质红，苔薄黄，脉弦数。

证候分析：痰气壅结，气郁化火为本证的主要病机。痰气壅结颈前，故出现瘿肿。郁久化火，肝火旺盛，故见烦热、急躁易怒、面部烘热、口苦等症。火热迫津液外泄，故易出汗。肝火上炎、风阳内盛则致眼球突出、手指颤抖。舌红、苔黄、脉弦为肝火亢旺之象。

治法：清肝泻火，消瘿散结。

方药：栀子清肝汤合消瘰丸。

处方：栀子清肝汤由柴胡、栀子、牡丹皮、当归、白芍、牛蒡子、川芎、茯苓组成；消瘰丸由玄参、牡蛎、浙贝母组成。

栀子清肝汤中，以柴胡、芍药疏肝解郁清热；茯苓、甘草、当归、川芎益脾养血活血；栀子、牡丹皮清泄肝火；配合牛蒡子散热利咽消肿。消瘰丸方中玄参清热滋阴、凉血散结；牡蛎软坚散结；贝母清热化痰。前方清肝泻火，后方清热化痰、软坚散结。

加减：若肝火旺盛、烦躁易怒者，可加龙胆草、黄芩、青黛、夏枯草；手指颤抖者，加石决明、钩藤、白蒺藜、天麻；兼见胃热内盛而见多食易饥者，加生石膏、知母；火郁伤阴，阴虚火旺而见烦热，多汗消瘦乏力，舌红少苔，脉细数等症者，可用二冬汤合消瘰丸。

（4）心肝阴虚。

症状：颈前喉结两旁结块或大或小，质软，病起较缓，心悸不宁、心烦少寐，易出汗，手指颤动，眼干，目眩，倦怠乏力；舌质红，苔少或无苔，舌体颤动，脉弦细数。

证候分析：痰气郁结颈前，故渐起瘿肿。火郁伤阴，心阴亏虚，心失所养，故心悸不宁、心烦少寐。肝阴亏虚，筋脉失养，则倦怠乏力。肝开窍于目，目失所养则目眩。肝阴亏虚，虚风内动，则手指及舌体颤抖。舌质红、脉弦细数为阴虚有热之象。

治法：滋阴降火，宁心柔肝。

方药：天王补心丹或一贯煎。

处方：天王补心丹由生地黄、玄参、麦冬、天冬、人参、茯苓、当归、丹参、酸枣仁、柏子仁、五味子、远志、桔梗、辰砂组成；一贯煎由北沙参、麦冬、当归、生地黄、枸杞子、川楝子组成。

天王补心丹方中以生地黄、玄参、麦冬、天冬养阴清热；人参、茯苓、五味子、当归益气生血；丹参、酸枣仁、柏子仁、远志养心安神。一贯煎方中重用生地黄滋阴养血，以补肝肾为君；沙参、麦冬、当归、枸杞子配合君药滋阴养血生津，以柔肝为臣；更用少量川楝子疏泄肝气为佐、使，共奏滋阴疏肝之功。前方滋阴清热，宁心安神；后方养阴疏肝。

加减：若虚风内动、手指及舌体颤抖者，加钩藤、白蒺藜、鳖甲、白芍；脾胃运化失调致大便稀溏、便次增加者，加白术、薏苡仁、山药、麦芽；肾阴亏虚而见耳鸣、腰酸膝软者，酌加龟甲、桑寄生、牛膝、女贞子；病久正气伤耗，精血不足，而见消瘦乏力，妇女月经量少或经闭、男子阳痿者，可酌加黄芪、太子参、山茱萸、熟地黄、枸杞子、制首乌等。

第四节　亚急性甲状腺炎

一、西医对亚急性甲状腺炎的认识

(一)概述

亚急性甲状腺炎简称亚甲炎，又称肉芽肿性甲状腺炎、巨细胞性甲状腺炎和 De Quervain 甲状腺炎等，是一种与病毒感染相关的自限性甲状腺炎。亚甲炎一般不遗留甲减，是最常见的甲状腺疼痛疾病。近年来该病发病率持续上升，占甲状腺疾病的 6% 左右，其多发于 40～50 岁的人群中，女性患者居多，男女发病比例为 1∶(4～7)，儿童和老年人群中少见。该病常好发于夏秋季节，不同地区发病情况也不尽相同,甚至有地域聚集倾向。该病引起的持续疼痛及发热严重影响患者生活质量。

(二)病因病理

本病病因尚未完全阐明,一般认为与病毒感染有关。不少患者发病前有上呼吸道感染史,发病常随季节变动,夏秋季发病率较高;患者血中有病毒抗体存在,且抗体的效价滴度和病期相一致,最常见的是柯萨奇病毒抗体,其次是腺病毒抗体、流感病毒抗体、腮腺炎病毒抗体等。另外,在许多种群中该病与 $HLA\text{-}B35$ 相关。

(三)临床表现

患者常在病毒感染后 1～3 周发病。有研究发现本病有季节性发病趋势(夏、秋季节,与肠道病毒发病高峰一致),不同地理区域有发病聚集倾向。起病形式及病情程度不一。

1.上呼吸道感染前驱症状

如肌肉疼痛、疲劳、倦怠、咽痛等症状,体温出现不同程度的升高,起病 3～4 天达高峰。可伴有颈部淋巴结肿大。

2.甲状腺区特征性疼痛

甲状腺区特征性疼痛会逐渐或突然发生,程度不等。转颈、吞咽动作时可加重,常放射至同侧耳、咽喉、下颌角、颏、枕、胸背部等处。少数患者声音嘶哑、吞咽困难。

3.甲状腺特征

甲状腺肿大弥漫或不对称轻、中度增大,多数伴结节,质地较硬,触痛明显,无震颤及杂音。甲状腺肿痛常先累及一叶,后扩展到另一叶。

4.与甲状腺功能变化相关的临床表现

(1)甲状腺毒症阶段:发病初期 50%～75% 的患者存在体重减轻、怕热、心动过速等症状,病程 3～8 周。

(2)甲减阶段:约 25% 的患者在甲状腺激素合成功能尚未恢复之前进入功能减退阶段,出现水肿、怕冷、便秘等症状。

(3)甲状腺功能恢复阶段:多数患者短时间(数周至数月)恢复正常功能,仅少数患者成为永久性甲减。整个病程 6～12 个月;有些病例反复加重,病程可为数月至 2 年。2%～4%的患者复发,极少数反复发作。

(四)实验室检查

典型实验室检查早期表现为血清 T_3、T_4 水平升高,^{131}I 摄取率降低,呈现"分离现象",是炎症破坏使甲状腺激素释出所致。随病程进展,^{131}I 摄取率逐渐回升,而血清 T_3、T_4 水平却逐渐下降。伴随着甲状腺滤泡细胞的修复,摄碘功能及血清甲状腺素浓度逐渐恢复正常。甲状腺扫描可见甲状腺肿大,但图像显影不均匀、残缺,或完全不显影。红细胞沉降率增速,常 > 50 mm/h,甚至可达 100 mm/h。C 反应蛋白水平也升高。

(五)诊断及鉴别诊断

1.诊断

患者如有发热,短期内甲状腺肿大和疼痛,触之韧硬并有显著压痛,可初步拟诊为本病。实验室检查早期红细胞沉降率增快;血清 T_3、T_4 浓度增高,血 TSH 降低,^{131}I 摄取率可降至 5% 以下。这一"分离曲线"特征对诊断本病有重要意义。超声波检查在显像压痛部位常呈"地图状"低回声病灶。细针穿刺细胞学检查可协助诊断。

2.鉴别诊断

(1)急性化脓性甲状腺炎:甲状腺局部或邻近组织出现红、肿、热、痛及全身显著炎症反应,有时可找到邻近或远处感染灶;白细胞计数明显增高,核左移;甲状腺功能及摄碘率多数正常。

(2)结节性甲状腺肿出血:突然出血可伴甲状腺疼痛,出血部位伴波动感;但是无全身症状,红细胞沉降率不升高。甲状腺超声检查对诊断有帮助。

(3)HT:少数病例可以有甲状腺疼痛、触痛,活动期红细胞沉降率可轻度升高,并可出现短暂甲状腺毒症和摄碘率降低;但是无全身症状,血清 TgAb、TPOAb 滴度增高。

(4)无痛性甲状腺炎:无全身症状,无甲状腺疼痛,红细胞沉降率不增快,必要时可行超声引导下细针穿刺细胞学检查进行鉴别,可见局灶性淋巴细胞浸润。本病是 HT 的变异型,是自身免疫甲状腺炎的一个类型。本病有甲状腺肿,临床表现经历甲状腺毒症、甲减和甲状腺功能恢复3期,与亚急性甲状腺炎相似。

(5)碘致甲亢:摄碘率被外源性碘化物抑制,出现血清 T_4、T_3 升高,但是 ^{131}I 摄取率降低,需要与亚急性甲状腺炎鉴别。根据病程、全身症状、甲状腺疼痛与否,以及甲亢时 T_3/T_4 比值、红细胞沉降率等方面可以鉴别。

(六)治疗

早期治疗以减轻炎症反应和缓解疼痛为目的。轻症可用阿司匹林($1\sim3$ g/d,分次口服)、非甾体抗炎药(如吲哚美辛 $75\sim150$ mg/d,分次口服)或环氧酶-2 抑制剂。糖皮质激素适用于疼痛剧烈、体温持续显著升高、水杨酸或其他非甾体抗炎药治疗无效者,可迅速缓解疼痛,减轻甲状腺毒症症状。初始,泼尼松 $20\sim40$ mg/d 维持 $1\sim2$ 周,根据症状、体征及红细胞沉降率的变化缓慢减少剂量,总疗程在 8 周以上。过快减量、过早停药可使病情反复,应注意避免。停药或减量过程中出现反复者,仍可使用糖皮质激素,同样可获得较好的效果。甲状腺毒症明显者,可以使用 β 受体阻滞剂。本病并无甲状腺激素过量生成,因此不使用 ATD 治疗。甲状腺激素用于甲减明显、持续时间久者;但由于 TSH 降低不利于甲状腺细胞恢复,因此宜短期、小量使用;永久性甲减需长期替代治疗。

二、中医对亚急性甲状腺炎的认识

(一)概述

本病主要临床表现有颈前、喉结两旁结块肿大及触痛伴畏寒、发热、感冒症状等,属于中医学"瘿瘤""瘿痈""结喉瘿""痛瘿"等范畴。中医学认为气滞、痰凝、血瘀壅结颈前是本病的基本病机,国家中医药管理局在《中医诊疗方案》中将本病命名为"瘿痈"。本病可发病于各个年龄段,以 $40\sim50$ 岁女性多见。本病病位在颈前,与肝、脾、肺、心相关。

(二)病因病机

本病基本病因为外感六淫邪气、内伤七情、体质因素等。

1.外感六淫邪气

《三因极一病证方论》明确指出,本病为外感六淫邪毒所致"此乃外因寒、热、风、湿所成也"。风热或风温等邪毒侵袭机体,致使卫表不和,肺失宣肃,故多见发热恶寒、咽喉肿痛、汗出头痛等;客于肺胃或肝胆,又内有郁火,积热循经上扰,夹痰蕴结,壅聚颈前,经脉阻隔,阻碍气血津液运行,不通则痛而发为本病。

2.内伤七情

本病与情志因素关系密切,如明代《医学入门·脑颈门·瘿瘤》指出"原因忧恚所致"。长期忧思郁愤,情志不遂,致使气机郁滞,肝气失于调达,郁久化火,既可炼液成痰,又可耗伤阴液,以致痰气凝滞或阴虚火旺;肝郁犯脾,脾失健运,痰湿凝聚;气滞则血瘀,痰瘀互结,壅聚颈前而发病。

3.体质因素

妇女的经、带、胎、产等生理特点,最易耗伤阴血,遇有情志、饮食等致病因素,常引起气郁痰结、气滞血瘀及肝郁化火等病理变化,故女性易患瘿痛。另外,素体阴虚之人,痰气郁结之后易于化火,更加伤阴,易使病情缠绵。

本病病位在颈前,与肝、脾、肺、心相关,主要病理机制是外感邪毒后,引起气血阴阳失衡,邪毒与气滞、痰凝、血瘀搏结于颈前。早期病性多属实,病久由实转虚,可见虚实夹杂之证。

(三)辨证分型及治疗

1.中医辨证

本病中药治疗有一定优势。中医认为本病因平素情志不调,肝气郁滞,正气薄弱,外感六淫邪气,与内生气滞、痰凝、血瘀互相搏结于颈前。初期属实,久病则由实转虚,虚实夹杂。故早期适宜疏散风热、解毒散结,中期则疏肝解郁、消肿散结,后期当益气养阴为主。

2.分证论治

(1)热毒壅盛。

症状:起病急,瘿肿质韧、触痛明显、口干畏热,可伴发热、恶寒,舌红、苔薄黄、脉浮数。

证候分析:外感邪毒侵袭机体,致使卫表不和,肺失宣肃,故多见发热恶寒、口干咽痛;外感邪气与内生气滞、痰凝、血瘀互相搏结于颈前,则瘿肿质韧、触痛。

治法:疏风清热,解毒消肿。

方药:银翘散合五味消毒饮加减。

处方:蒲公英、板蓝根、射干、金银花、连翘、牛蒡子、延胡索、大青叶、紫花地丁、桔梗、芍药、牛膝等。

方中蒲公英、金银花、连翘清热解毒、消肿散结,板蓝根、射干、牛蒡子清热利咽,大青叶、紫花地丁凉血消肿,桔梗宣肺利咽。

加减:热毒较甚者,加马勃、玄参;津伤渴甚者,加天花粉。

(2)气郁火旺。

症状:瘿肿、疼痛减轻,心悸汗出,心烦少寐,头晕乏力,舌红、苔少、脉弦数。

证候分析:肝郁化火,热扰心神,则心悸、心烦、少寐;肝郁乘脾,脾弱失运,则神疲乏力;肝气郁结,气机不畅,则头晕。

治法:行气解郁,泻火消肿。

方药:丹栀逍遥散加减。

处方:牡丹皮、栀子、当归、白芍、柴胡、郁金、薄荷、延胡索、川楝子、茯苓、白术、青皮、香附、荔枝核等。

方中牡丹皮清肝凉血,栀子清热泻火,柴胡、郁金、香附疏肝解郁,川楝子疏肝泻火,薄荷助疏肝而散郁热,当归养血活血,白芍滋阴柔肝,茯苓、白术健脾益气,青皮疏肝行气。

加减:肝血瘀滞者,加丹参、桃仁活血祛瘀;脾虚气滞者,加陈皮、枳壳理气健脾;火盛伤阴者,加麦冬、沙参以滋阴养液。

(3)气郁痰阻。

症状:瘿肿、疼痛明显减轻或消失,胁肋不舒,纳差,体倦乏力,舌质淡红、薄白苔或薄腻苔,脉弦滑。

证候分析:情志不遂,木失条达,则致肝气郁结,经气不利,故见胁肋不舒;木郁乘土,脾虚湿蕴,酿生痰浊,则纳差、体倦乏力。

治法:理气解郁,化痰散结。

方药:柴胡疏肝散合二陈汤加减。

处方:柴胡、芍药、枳壳、香附、佛手、贝母、生牡蛎、玄参、陈皮、薏苡仁、白术、茯苓、甘草等。

方中柴胡疏肝解郁;香附、佛手理气疏肝而止痛;川芎活血行气以止痛;陈皮、枳壳理气化痰;贝母、生牡蛎化痰散结;芍药、甘草养血柔肝、缓急止痛。

加减:胁肋痛甚者,酌加郁金、青皮、当归、乌药等以增强其行气活血之力。

(4)气阴两虚。

症状:瘿肿、疼痛消失,肢体困重,眼睑、面颊虚肿,大便秘结,舌质嫩红、有齿痕,苔少,脉细弱或细数。

证候分析:病久耗气伤阴,肺脾气虚,则神疲乏力;脾蕴失职,湿浊内蕴,则肢体困重,眼睑、面颊虚肿;阴伤津耗,则大便秘结。

治法:健脾益气,养阴生津。

方药:生脉散合四君子汤加减。

处方:黄芪、党参、麦冬、五味子、白术、茯苓、当归、浙贝母、甘草等。

方中黄芪、党参益气生津,麦冬、五味子敛阴生津,白术、茯苓健脾益气。

加减:阴虚内热者,加生地黄、知母、鳖甲等以清退虚热。

第五节　甲状腺结节

一、西医对甲状腺结节的认识

(一)概述

过去几十年来,全世界绝大多数地区甲状腺结节的发病率每年升高,并且其增长速度随着年纪的增长呈上升的趋势。甲状腺结节的病因多以增生性结节性甲状腺肿为主,占到 80～90％,甲状腺癌占到 5～10％,其他病因占到 2～3％。随着现代医学技术逐渐发展和进步,超声检查仪器的分辨率也越来越高,并在临床中得到了广泛的应用,进而也在一定程度上提高了甲状腺结节的临床检出率。流行病学研究表明,在世界上碘充足的地区,可触及的甲状腺结节的患病率为 3％～7％,在女性中约为 5％,在男性中约为 1％。相比之下,高分辨率超声检查的甲状腺结节检出率为 20～70％。

甲状腺结节是一种常见的甲状腺疾病,是指甲状腺细胞局部异常生长所引起的散在病变。本病可独立发生,也可见于多种甲状腺疾病当中。甲状腺结节的及时检出、正确诊疗、定期随诊对患者有着重要意义。

(二)病因病理

多种甲状腺疾病都可以表现为甲状腺结节,包括局灶性甲状腺炎症、甲状腺腺瘤、甲状腺囊肿、结节性甲状腺肿、甲状腺癌、甲状旁腺腺瘤或囊肿、甲状舌管囊肿等。此外,先天性一叶甲状腺发育不良而另一叶甲状腺增生,以及甲状腺手术后及放射性碘治疗后残留甲状腺组织的增生也可以表现为甲状腺结节。

(三)临床表现

甲状腺结节可独立发生,也见于甲状腺囊肿、结节性甲状腺肿、甲状腺高功能腺瘤、亚急性甲状腺炎、HT、慢性纤维性甲状腺炎、甲状腺恶性肿瘤等多种甲状腺疾病。大部分甲状腺结节患者无临床表现或仅有颈前部不适感,只有当其合并甲状腺功能障碍时才会出现相应临床症状。当结节为恶性时,其体积增长异常快,压迫周围组织,还可出现声音嘶哑、憋气、呼吸或吞咽困难等症状。

1.多结节性甲状腺肿

多结节性甲状腺肿是引起结节性甲状腺肿最常见的原因。病史一般较长,往往在无知觉中长大,常于体检时发现。腺体在增生和代偿过程中形成的结节,多呈多结节性甲状腺肿,少数为单个结节性。大部分结节为胶性,也有因出血、坏死而形成囊肿;久病者部分区域可有较多纤维化或钙化,甚至骨化。

2.甲状腺炎

(1)亚急性甲状腺炎:结节的大小视病变范围而定,质地常较硬。有典型的病史包括起病较急、发热、咽痛及显著甲状腺区疼痛和压痛等表现。急性期,甲状腺摄^{131}I率降低,放射性核素扫描显像多呈冷结节,血清T_3和T_4升高,呈"分离"现象,有助于诊断。

(2)慢性自身免疫性甲状腺炎:无结节的对称弥漫性甲状腺肿,有时由于肿大不对称和表面有分叶,可状似结节,硬如橡皮,无痛。此病起病缓慢,呈慢性过程,但与甲状腺癌可同时并发,临床上不易做出鉴别,须引起注意。通常抗甲状腺球蛋白和微粒体抗体滴度升高。甲状腺细针穿吸细胞学检查有助于诊断。

(3)侵袭性纤维性甲状腺炎:临床表现如甲状腺癌,须临床重视。结节坚硬且与腺体外邻近组织黏着固定,起病和发展过程缓慢,可有局部隐痛和压痛,伴以明显压迫症状,但局部淋巴结不大,摄^{131}I正常或偏低。

3.甲状腺腺瘤

甲状腺腺瘤是甲状腺腺瘤或多发的胶性结节所致。可单个或多个,也可与甲状腺肿并存或单独出现。腺瘤一般呈圆或椭圆形,直径常在3 cm以内,质地大多比周围的甲状腺组织硬无压痛。在核素扫描图上摄锝功能为正常、增加或减低,分别为温结节、热结节和冷结节。腺瘤发展慢,临床上大多无症状,但部分患者可发生功能亢进症状。

4.甲状腺囊肿

囊肿内含血液或清澈液体,与周围甲状腺组织分界清楚,一般质地坚硬,直径很少>4 cm,一般无压痛,无摄^{131}I能力,故在核素扫描图上是一种冷结节,B超检查显示无回声区,常有助诊断。临床上除甲状腺肿大和结节外,大多无功能方面的改变。

5.甲状腺癌

甲状腺癌见于任何年龄,多见于49～69岁的年龄段,女男比为3:1。病理分型为以下几种。

(1)乳头状癌:见于各种年龄,为低度恶性癌,生长慢。患者多因肿大的颈淋巴结(转移性癌)前来就诊,此时甲状腺内的原发性癌肿可不显著。

(2)滤泡细胞癌:多见于中老年患者,趋向于血流转移,故多见远处转移,颈淋巴结转移不多见。该类型癌恶性程度低,可相似于一般的腺瘤,可10～20年而不发生转移。

(3)分化癌:主要见于老年。常为一侧甲状腺块状物,无压痛,表面不规则,坚硬,活动度小,边界不清。恶性程度高,生长快,常浸润至邻近颈部结构,并向颈淋巴结、肺、骨等处转移。

(4)髓样癌:可见于各种年龄,较小的肿瘤几乎总是位于一叶的上后部分。此癌好发生钙化。此外,检测到血清降钙素升高,有助于本病诊断。

除此以外,还包括手术后或^{131}I治疗后甲状腺残余组织的瘢痕和增生、单叶甲状腺发育不全导致对侧叶增生等。

甲状腺结节的诊断主要依靠甲状腺超声,即使触诊发现了甲状腺结节也需要通过甲状腺超声证实。进一步评估良恶性需结合病史、临床表现和辅助检查。对于怀疑恶性或恶性的结节,需手术治疗。良性结节,可根据情况口服$L\text{-}T_4$治疗,行放射性^{131}I治疗,或随访观察。

(四)辅助检查

1.血清 TSH 检查

如果血清 TSH 减低,提示结节可能自主分泌过多甲状腺激素。应进一步做甲状腺核素扫描,检查结节是否具有自主功能(热结节),有则提示结节为恶性的可能性极小,细胞学检查可不作为必需。如果血清 TSH 增高,应进一步检测甲状腺自身抗体并推荐甲状腺细针抽吸细胞学检查。血清降钙素升高,常见于髓样癌;抗甲状腺球蛋白和抗微粒体抗体滴度升高有利于诊断慢性淋巴细胞性甲状腺炎,具有相对特异性。

2.甲状腺超声检查

甲状腺超声是确诊甲状腺结节的首选项目。它可确定甲状腺结节的大小、数量位置、质地、形状、边界、包膜、钙化、血供和与周围组织的关系等情况,同时可以评估颈部区域有无淋巴结和淋巴结的大小、形态和结构特点。以下超声征象提示甲状腺癌的可能性大:①低回声结节;②结节内血供丰富(TSH 正常情况下);③结节形态和边缘不规则,晕圈缺如;④微小钙化,针尖样弥散分布或簇状分布的钙化;⑤伴有颈部淋巴结超声影像异常。

3.甲状腺核素扫描

甲状腺核素扫描示单个热结节常为良性伴功能亢进;温结节常为良性肿瘤,由于受显像仪器分辨率的影响或其表面有正常甲状腺组织覆盖,小且位置深的冷结节,在显像图上有时会显示温结节,造成假象,分析结果时需要注意。

4.甲状腺细针抽吸细胞学检查

选择具有癌性征象的结节进行超声引导下的甲状腺细针抽吸细胞学检查(FNAB)。术前通过 FNAB 诊断甲状腺癌的敏感性为83%,特异度为 92%,假阴性率和假阳性率均为 5% 左右。

(五)诊断及鉴别诊断

1.诊断

通过甲状腺查体,结合超声检查即可诊断本病。查体时能够触及,但在超声检查中未能证实的"结节",不能诊断为甲状腺结节。体检未能触及,而在影像学检查偶然发现的结节称作甲状腺意外结节。

明确甲状腺结节后,甲状腺功能的评估、良恶性鉴别具有重要的临床意义。甲状腺结节评估有 4 个关键组成部分:临床病史、检验、检查、甲状腺细针穿刺。

(1)病史询问:①童年期头颈部放射线照射史或放射性尘埃接触史;②全身放射治疗史;③有分化型甲状腺癌、甲状腺髓样癌(MTC)或Ⅱ型多发性内分泌腺瘤病、家族性多发性息肉病、某些甲状腺癌综合征(如 Cowden 综合征、Carney 综合征、Werner 综合征和 Gardner 综合征等)的既往史或家族史。有上述相关病史表示患者结节恶性风险较高。

(2)检验。①甲状腺功能检查:TSH、FT_3、血清 FT_4。②相关抗体检查:TPOAb、甲状腺球蛋白抗体 TGAb、TRab。③血清降钙素:＞100 ng/L 提示 MTC,但血清降钙素升高＜100 ng/L 时,诊断 MTC 的特异性较低。④基因检测:当甲状腺穿刺活检仍无法判断的良恶性结节,完善基因检测如 *BRAF*、*RAS*、*RET*、*PTC*、*PAX* 8、*PPAR-γ* 等,这些基因阳性结果有助于恶性肿瘤的诊断。

(3)检查:①高分辨率超声检查是评估甲状腺结节的首选方法。②甲状腺^{131}I 或^{99}Tc 核素显像扫描:核素显像可判断某个(或某些)结节(＞10 mm)是否有自主摄取功能(热结节),有助于诊断甲状腺高功能腺瘤,热结节绝大部分为良性结节;③CT 或 MRI 可进一步了解甲状腺与周边组织结构的关系,对于良恶性的鉴别不如超声敏感,可作为术前评估。④^{18}F-FDG PET 显像能够反映甲状腺结节摄取和代谢葡萄糖的状态,对于良恶性结节的鉴别有一定帮助。

(4)FNAB:通过 FNAB 诊断恶性结节的灵敏度为 83%(65%～98%),特异性为 92%(72%～100%),阳性预测值为 75%(50%～96%),假阴性率为 5%(1%～11%),假阳性率为 5%(0～7%)。

2.鉴别诊断

甲状腺结节中,其中 5%～10%的甲状腺结节为恶性,即甲状腺癌。研究显示,甲状腺结节伴有 TSH 水平低于正常者,其结节为恶性的比例低于伴有 TSH 水平正常或升高者。血清降钙素的异常升高往往提示 MTC。活检穿刺病理为鉴别的金标准。甲状腺癌相关基因检测有助于鉴别恶性肿瘤。

(六)治疗

1.甲状腺恶性结节

绝大多数甲状腺恶性结节首选手术治疗。甲状腺未分化癌由于恶性度极高,诊断时即已有远处转移存在,应选用综合治疗。甲状腺淋巴瘤对化学治疗和放射治疗敏感,故一旦确诊,应采用化学治疗或放射治疗。

2.甲状腺良性结节

绝大多数甲状腺良性结节患者不需要治疗,需根据具体表现定期随访即可。必要时可做甲状腺超声穿刺检查。少数针对原发病进行治疗,同时需重复甲状腺超声引导下细针穿刺细胞学检查。少数患者需要治疗,如 L-T_4 抑制治疗、手术治疗、超声引导下经皮酒精注射、放射性 ^{131}I 治疗,以及针对会导致结节产生的原发性疾病的治疗。

二、中医对甲状腺结节的认识

(一)概述

传统中医对甲状腺结节无对应病名,但根据其症状、查体及临床表现,可将其归为"瘿病""瘿瘤"范畴;根据发病特点,各代医家又有"石瘿""血瘿""气瘿""息肉瘿"等病名。

(二)病因病机

本病基本病因是外邪侵袭、情志内伤、饮食和水土失宜、体质因素等。

1.外邪侵袭

如有头颈部放射史,加之平素体虚,蕴久变毒,痰毒结块,发为本病。

2.情志内伤

由于长期忧愤,喜怒不节,气机郁滞,肝气郁结,气滞、血瘀、痰凝壅结颈前。

3.饮食和水土失宜

饮食结构失调,或久居住于高山地区,水土失宜,影响脾胃功能。脾失健运,不能运化水湿,聚湿生痰;或影响气血的正常运行,痰气瘀结颈前。

4.体质因素

女性患病率较高,因女子以肝为先天,以血为用,情志、饮食及经带胎产等常引起肝经疏泄失常,气机失调,故可见气滞、痰结、血瘀凝结颈前为病。

本病的主要病机是肝郁气滞、脾失健运,痰湿内生,气血瘀滞,痰瘀凝结颈前而发病。本病初期多实证,痰气血瘀郁久易化火,日久则耗伤气血,阴精受损,因实致虚,终成虚实夹杂之证。

气滞、痰凝、血瘀三者壅结颈前是甲状腺结节和甲状腺癌形成的基本病机。

(三)辨证分型及治疗

本病中药治疗有一定优势。中医认为本病主要由于情志内伤、水土失宜、饮食失调、体质因素、外邪侵袭等,导致气滞、痰凝、血瘀等病理因素壅结颈前而成。根据病程长短,甲状腺结节可分为"郁、痰、虚"3个阶段,对应疾病发展的早、中、晚及并发症期。治疗以理气化痰,消瘿散结为基本原则。

1.郁阶段

一般甲状腺结节及乳头状甲状腺癌、滤泡癌多为此阶段。

(1)气滞血瘀。

症状:颈前肿块活动受限且质硬,胸闷气憋,心烦易怒,头痛目眩。舌质紫黯,脉弦数。

证候分析:肝失调达,气机不畅,则胸闷气憋,心烦易怒;气郁则瘀,不通则痛,则头痛。

治法:理气化瘀,消瘿散结。

方药:通气散坚汤或四海舒郁丸加减。

处方:党参、当归、天花粉、黄芩、贝母、川芎、胆南星、炮甲片、海藻、莪术、丹参、夏枯草、蜀羊泉、龙葵、猪苓、茯苓、石菖蒲。

方中党参益气,海藻、夏枯草、贝母、胆南星化痰软坚;川芎行气化瘀,莪术破血行气,炮甲片、当归活血祛瘀;蜀羊泉清热,龙葵消肿散结。诸药合用共奏理气化瘀、消瘿散结之功。

加减:声音嘶哑者,加山豆根、冬凌草等。

(2)肝郁痰凝。

症状:瘿囊内肿物,质中或质硬,皮色如常,无痛,生长缓慢,伴性情急躁或郁闷不舒,胸胁胀满,口苦咽干,食少纳呆。舌淡红,苔薄白或薄黄,脉弦滑。

证候分析:肝郁克犯脾土,运化失职则痰浊内生,肝脾两伤,肝气郁结,则胸胁胀满,口苦咽干;脾虚不运,则食少纳呆。

治法:疏肝解郁,化痰散结。

方药:海藻玉壶汤合开郁散加减。

处方:海藻、浙贝母、昆布、半夏、青皮、陈皮、川芎、当归、柴胡、栀子、香附、茯苓、白术、白芥子、僵蚕、桔梗、干蟾皮。

方中海藻、昆布化痰软坚,青皮、陈皮疏肝理气,当归、川芎活血通经,浙贝母、连翘、半夏化痰散结,柴胡、香附疏肝解郁,白芥子豁痰利气,桔梗利咽,干蟾皮消肿散结。

加减:声音嘶哑者,加玄参、白英、山豆根、冬凌草等。

(3)痰瘀互结。

症状:瘿囊肿块生长快,坚硬如石,凸凹不平,边界不清,推之不动,或有轻度疼痛,或有皮肤青盘显露,或有声音嘶哑,呼吸不畅,面色晦暗,神疲乏力。舌质暗红或舌红有瘀斑,苔薄黄,脉弦滑数。

证候分析:肝气郁结,经络不通,血行不利,津郁痰生,以致气滞血瘀痰凝,结滞于颈,坚硬如石。

治法:化痰解毒,活血散结。

方药:散肿溃坚汤合西黄丸加减。

处方:柴胡、黄芩、甘草、桔梗、昆布、当归尾、赤芍、白芍、三棱、莪术、白术、黄药子、天花粉、夏枯草、干蟾皮,送服西黄丸,每次6 g。

方中柴胡疏肝解郁,黄芩、甘草清热解毒,桔梗利咽解毒,昆布化痰软坚,当归尾、赤芍活血消瘀,三棱、莪术破血行气,夏枯草、黄药子、天花粉、干蟾皮消肿散结。

加减:进食梗阻者,加皂角刺、威灵仙、急性子、硇砂。

2.热阶段

一般MTC,未分化癌,或合并甲亢者多为此阶段。

(1)肝火上炎。

症状:颈前肿块增大较快,常伴有瘰疬丛生,咳唾黄痰,声音嘶哑,面红,小便黄。舌质红绛,舌苔黄,脉滑数。

证候分析:肝火上炎,熏蒸头面,则面红;热盛伤津,则咳唾黄痰、声音嘶哑、小便黄。

治法:疏肝泻火,软坚消瘿。

方药:清肝芦荟丸或龙胆泻肝丸加减。

处方:川芎、当归、熟地黄、芦荟、白芍、昆布、海蛤粉、牙皂、青皮、天花粉、瓜蒌、鱼腥草、紫河车、野菊花、土贝母。

方中川芎、当归、熟地黄活血通经,芦荟清肝泻火,白芍柔肝滋阴,昆布、海蛤粉、牙皂消痰散结,天花粉、瓜蒌、鱼腥草消肿散结。

加减:呼吸困难者,加沉香、瓜蒌等。

(2)肝肾阴虚。

症状:患者多为老年,或患甲状腺病多年,突然甲状腺增大,烦热,盗汗,声音嘶哑,憋气,呼吸困难,吞咽困难。舌红,苔少,脉弦细。

证候分析:肾精虚损,不能涵养肝肾,肝肾阴虚,阴虚失润,虚热内炽,则烦热盗汗;舌红少苔,脉细数,为阴虚内热之征。

治法:滋养肝肾,软坚散结。

方药:都气丸或镇肝熄风汤加减。

处方:牡丹皮、泽泻、熟地黄、山药、女贞子、墨旱莲、夏枯草、海蛤壳、黄药子。

方中熟地黄、女贞子、墨旱莲滋阴补肾,填精益髓;山药补脾益阴;牡丹皮清泄相火;泽泻利湿泄浊,防熟地黄之滋腻恋邪;夏枯草、海蛤壳、黄药子消瘿散结。

加减:呼吸困难者,加紫苏子、沉香等。

3.虚损阶段

多为甲状腺结节术后,甲状腺癌术后及放射治疗、化学治疗后。

(1)阴虚火旺。

症状:晚期患者或经放射治疗、化学治疗,手术后复发,肿块坚硬如石,推之不移,局部皮肤紫暗,形体羸瘦,皮肤枯槁,头晕耳鸣,腰膝酸软,五心烦热,声音嘶哑,舌体瘦小。舌质红,少苔或花剥苔,脉沉细数。

证候分析:精亏血少,阴液大伤,阴虚阳亢,则虚热虚火内生;肾精亏虚,则头晕耳鸣、腰膝酸软;虚热内炽,则五心烦热。

治法:滋阴降火,软坚散结。

方药：调元肾气丸加减。

处方：生地黄、山茱萸、山药、牡丹皮、茯苓、泽泻、麦冬、党参、牡蛎、地骨皮、知母、砂仁、木香、黄药子、夏枯草、猫爪草。

方中生地黄、山茱萸、山药益肾滋阴，补益肝脾；牡丹皮清泄肝火；泽泻、茯苓利水渗湿泄浊；麦冬养阴生津，党参养血生津，牡蛎敛阴生津，地骨皮、知母清虚热，砂仁、木香行气宽中；黄药子，夏枯草，猫爪草消瘿散结。

加减：声音嘶哑者，加白英、山豆根等。

（2）气血两虚。

症状：晚期患者，神疲乏力，心悸气短，面色无华，自汗盗汗，头晕目眩，肿块较大，坚硬如石，呼吸不畅，声嘶懒言。舌质淡，苔白，脉沉细无力。

证候分析：久病气血两亏，心肝失养，则面色无华、头晕目眩、心悸；气虚则神疲乏力；血虚阴伤，气虚不固，则自汗盗汗。

治法：益气养血，化痰散结。

方药：香贝养荣汤加减。

处方：香附、贝母、人参、茯苓、陈皮、熟地黄、川芎、当归、白芍、白术、桔梗、甘草、夏枯草、山慈菇、黄药子、鳖甲、牡蛎、丹参。

方中人参、熟地黄益气养血；白术、茯苓健脾渗湿，助人参益气补脾；当归、白芍养血和营，助熟地黄补益阴血；川芎活血行气，使补而不滞；夏枯草、山慈菇、黄药子消瘿散结；鳖甲、牡蛎敛阴生津；丹参活血通经；炙甘草益气和中，调和诸药。

加减：进食梗阻者，加皂角刺、急性子、硇砂。

（3）正虚邪恋。

症状：颈部瘿肿，固定疼痛，肢倦乏力，形体消瘦，精神不振，心悸气短，纳差，或手术及放射治疗、化学治疗后局部复发。舌质暗淡，苔白，脉沉细无力。

证候分析：病久邪正相搏，耗伤正气，正气亏虚，致水湿、痰饮、瘀血等病邪留滞体内，凝滞络脉，缠绵难解。

治法：温阳散结，培补脾肾。

方药：扶正解毒汤加减。

处方：太子参、夏枯草、玄参、黄芪、草河车、当归、赤芍、白芍、白术、白芷、鹿角霜等。

方中太子参、黄芪益气扶正祛邪，夏枯草消肿散结，当归、赤芍、白芍养血和营，白术、白芷健脾渗湿，草河车解毒消肿，鹿角霜补益精血。

加减：进食梗阻者，加威灵仙、急性子、硇砂。

第四章

常见肾上腺疾病的中西医诊治

　　肾上腺是人体相当重要的内分泌器官,由于位于两侧肾脏的上方,故名肾上腺。肾上腺左右各一,位于肾的上方,共同为肾筋膜和脂肪组织所包裹。左肾上腺呈半月形,右肾上腺为三角形。肾上腺两侧共重 $10 \sim 15$ g。从侧面观察,腺体分肾上腺皮质和肾上腺髓质两部分,周围部分是皮质,内部是髓质。两者在结构与功能上均不相同,实际上是两种内分泌腺。

　　肾上腺皮质较厚,位于表层,约占肾上腺的 80％,从外往里可分为球状带、束状带和网状带三部分。肾上腺皮质分泌的皮质激素分为三类,即盐皮质激素、糖皮质激素和性激素。各类皮质激素是由肾上腺皮质不同层上皮细胞所分泌的球状带细胞分泌盐皮质激素,主要是醛固醇,调节电解质和水盐代谢。束状带细胞分泌糖皮质激素,主要是皮质醇,调节糖、脂肪、和蛋白质的代谢。网状带细胞主要分泌性激素,如脱氢雄酮和雄烯二酮,对青春期发育起着重要作用。

　　肾上腺髓质位于肾上腺的中央部,周围有皮质包绕,上皮细胞排列成索,吻合成网,细胞索间有毛细血管和小静脉。此外,还有少量交感神经节细胞。肾上腺髓质分泌肾上腺素和去甲肾上腺素。前者的主要功能是作用于心肌,使心跳加快、加强;后者的主要作用是使小动脉平滑肌收缩,从而使血压升高。

　　临床常见的肾上腺疾病包括原发性醛固酮增多症、肾上腺性库欣综合征、嗜铬细胞瘤、肾上腺皮质功能减退症、肾上腺意外瘤等,本章重点对这些疾病的中西医诊治进行阐述。

第一节 原发性醛固酮增多症

一、西医对原发性醛固酮增多症的认识

(一)概述

过去几十年,原发性醛固酮增多症(简称原醛症)一直被认为是少见病,在高血压人群中不到 1%。随着诊断技术的提高,特别是将醛固酮与肾素活性比值(ARR)作为原醛症筛查指标后,使相当一部分血钾正常的原醛症患者得以发现并确诊。国外报道在 1、2、3 级高血压患者中,原醛症的患病率分别为 1.99%、8.02%、13.2%;而在难治性高血压患者中,其患病率更高,为 17%~23%。亚洲普通高血压人群中,其患病率约为 5%。中华医学会内分泌分会曾牵头在全国 11 个省 19 个中心对 1 656 例难治性高血压患者进行了原醛症的筛查,首次报道其患病率为 7.1%。由此可见,对高血压患者,特别是难治性高血压患者,进行原醛症的筛查对临床工作有着现实的指导意义。

国内对原醛症的定义是肾上腺皮质分泌过量醛固酮,导致体内潴钠排钾,血容量增多,肾素-血管紧张素系统活性受抑。临床主要表现为高血压伴低血钾。研究发现,醛固酮过多是导致心肌肥厚、心力衰竭和肾功能受损的重要危险因素,与原发性高血压患者相比,原醛症患者心脏、肾脏等高血压靶器官损害更为严重。因此,早期诊断、早期治疗就显得至关重要。

(二)病因病理

原醛症的病因分型有 5 型,主要是因为肾上腺分泌过量醛固酮水平所致,其具体病因分型主要分为 5 型:醛固酮瘤(35%)、特发性醛固酮增多症(简称特醛症)(60%)、原发性肾上腺皮质增生(2%)、家族性醛固酮增多症(<1%)、分泌醛固酮的肾上腺皮质癌(<1%)及异位醛固酮分泌瘤或癌(<0.1%)。

(三)临床表现

1.高血压

高血压为最早出现症状。多数患者血压升高明显,但恶性高血压罕见。原醛症可能伴随顽固性高血压,其定义为坚持使用适当的含利尿剂在内的 3 种药物进行治疗后,血压仍不达标。但极少数患者可不伴高血压。

2.神经肌肉功能障碍

(1)肌无力及周期性瘫痪甚为常见。一般说来血钾越低,肌肉受累越重,常见诱因为劳累或服用氢氯噻嗪、呋塞米等促进排钾的利尿剂,但多数并不明显。

(2)肢端麻木,手足搐搦。在低血钾严重时,由于神经肌肉应激性降低,手足搐搦可较轻或不出现;而在补钾后,手足搐搦往往变得明显。

3.肾脏表现

因大量失钾,肾小管上皮细胞呈空泡变形,浓缩功能减退,伴多尿,尤其夜尿多,继发口渴、多饮,常易并发泌尿系统感染。尿蛋白增多,少数可发生肾功能减退。

4.心脏表现

(1)心电图呈低血钾图形。

(2)心律失常较常见者为阵发性室上性心动过速,最严重时可发生心室颤动。

5.其他表现

儿童患者有生长发育障碍,与长期缺钾等代谢紊乱有关,缺钾时胰岛素的释放减少,作用减弱,可出现糖耐量减低。

由于高血压合并低血钾的比例偏低,单单从高血压合并低血钾来评估原醛症会导致临床漏诊,因此中华医学会内分泌学分会肾上腺学组经专家共识推荐对以下人群进行原醛症筛查。

(1)持续性血压>21.33/13.33 kPa(160/100 mmHg)、难治性高血压(联合使用 3 种降压药物,其中包括利尿剂,血压>18.67/11.99 kPa(140/90 mmHg);联合使用 4 种及以上降压药物,血压<18.67/11.99 kPa(140/90 mmHg)患者。

(2)高血压合并自发性或利尿剂所致的低钾血症患者。

(3)高血压合并肾上腺意外瘤患者。

(4)早发性高血压家族史或早发(<40岁)脑血管意外家族史的高血压患者。

(5)原醛症患者中存在高血压的一级亲属。

(6)高血压合并阻塞性呼吸睡眠暂停综合征患者。

(四)辅助检查

1.筛查试验

ARR为原醛症初筛指标。注意筛查前的准备,血钾、血压尽量正常;另外,需注意一些药物的洗脱期,利尿剂一般4周,血管紧张素转换酶抑制剂、钙通道阻滞剂、β受体阻滞剂、中枢 α_2 受体阻滞剂、非甾体抗炎药至少2周。

(1)随机ARR。

1)适应证:原醛症门诊筛查。

2)试验方法:清晨起床后保持非卧位状态(可以坐位,站立或者行走)至少2小时,静坐15分钟后采血。

3)结果:醛固酮单位 pg/mL(ng/mL),血浆肾素活性单位 ng/(mL·h),ARR>300pg/mL(30ng/mL),筛查试验阳性。

(2)卧立坐试验。

1)适应证:原醛症的筛查。

2)试验方法:夜间平卧6小时以上,清晨8点卧位采血测醛固酮及血浆肾素活性;非卧位后2小时采血测醛固酮及血浆肾素活性;坐15分钟采血测醛固酮及血浆肾素活性。

3)结果:醛固酮单位 pg/mL(ng/mL),血浆肾素活性单位 ng/(mL·h),ARR>300 pg/mL(30 ng/mL),试验阳性。另外,(醛固酮立位-卧位)/醛固酮卧位<30%,提示醛固酮瘤。

鉴于很多医院检测的为肾素浓度,那么醛固酮/肾素浓度比值切点为57 pg/mL(5.7 ng/mL),如果比值>38 pg/mL(3.8 ng/mL),考虑其有一定的特异性,也建议进一步做确诊试验。

2.确诊试验

(1)生理盐水试验(原醛症确诊试验)。

1)试验方法:进行试验前卧位 1 小时,之后 4 小时匀速静脉滴注生理盐水 2 000 mL,试验在早 8 点进行,整个过程监测血压及心率变化,在输注前及输注后分别采血检测血浆肾素活性、醛固酮、皮质醇、血钾。生理盐水试验的敏感度和特异度分别达到 95.4% 及 93.9%。

2)结果:盐水试验后醛固酮水平>100 pg/mL(10 ng/mL)支持原醛症诊断,<50 pg/mL(5 ng/mL)不支持原醛症。介于两者中间,必须结合患者的临床表现、实验室检查及影像学检查综合评估。

(2)卡托普利试验(无法耐受盐水试验者)。

1)试验方法:坐位或站位 1 小时后口服 50 mg 卡托普利,在服用前及服用后 1 小时、2 小时测定血浆肾素活性、醛固酮、皮质醇,试验期间患者始终保持坐位。

2)结果:正常人卡托普利抑制试验后醛固酮水平通常下降>30%,原醛症患者血醛固酮不受抑制。但此试验可能存在一定的假阴性,在部分特醛患者中,血醛固酮水平可能被抑制。

(3)口服高钠饮食试验(很少开展)。

(4)氟氢可的松试验(很少开展)。

3.肾上腺 CT 检查

肾上腺 CT 检查是原醛症重要的分型诊断检验措施,具体 CT 表现。

(1)醛固酮瘤:表现为单侧肾上腺腺瘤(直径<2 cm),呈圆形或椭圆形,边界清楚,周边环状强化,平扫示肿块密度均匀、偏低,CT 值-33~28 Hu,增强后呈轻度强化,CT 值增高到 7~60 Hu。动态增强和延迟扫描时腺瘤呈快速廓清表现。典型病例肿瘤边缘呈薄纸样环状增强,而中央往往仍为低密度。腺瘤同侧及对侧肾上腺无萎缩性改变。

(2)特醛症:双侧肾上腺形态和大小表现正常,或仅仅是密度稍致密;双侧或单侧肾上腺增大,边缘饱满,肢体较粗,密度不均或呈颗粒状;单侧肾上腺孤立性结节,密度类似正常肾上腺或稍低;双侧肾上腺多个小结节。

(3)分泌醛固酮的肾上腺皮质癌常直径>4 cm。

(4)肾上腺 CT 的不足:临床上小部分 CT 表现为双侧结节的醛固酮瘤可被误诊为特醛症;CT 表现为肾上腺微腺瘤的特醛症也可被误认为醛固酮瘤而行单侧肾上腺切除;单侧肾上腺无功能腺瘤并不少见,尤其在 40 岁以上患者中。同时易将无功能瘤诊断为醛固酮瘤,易漏诊<1 cm 的微腺瘤,敏感性 78%,特异性 75%。

4.双侧肾上腺静脉取血检查

(1)重要性和推荐人群:如患者愿意手术治疗且手术可行,肾上腺 CT 提示有单侧或双侧肾上腺形态异常(包括增生或腺瘤),需进一步行双侧肾上腺静脉取血以明确有无优势分泌。目前肾上腺静脉取血的敏感性和特异性均可到 90%以上,要明显优于肾上腺 CT(78%和 75%),因此肾上腺静脉取血被公认为原醛症分型诊断的金标准。对于年龄<40 岁,肾上腺 CT 显示单侧腺瘤且对侧肾上腺正常的患者;肾上腺手术高风险患者;怀疑肾上腺皮质癌的患者;已经证实患者为糖皮质激素可抑制性醛固酮增多症(GRA)或家族性醛固酮增多症Ⅲ型不推荐肾上腺静脉取血。

(2)方法。①无 ACTH:非同步双侧肾上腺静脉取血。结果:肾上腺静脉与下腔静脉皮质醇比值≥2∶1,插管成功;优势侧醛固酮皮质醇比值与非优势侧醛固酮皮质醇比值之比≥2∶1,提示有分泌优势;非优势侧醛固酮皮质醇比值与下腔静脉醛固酮皮质醇比值<1∶1,提示对侧被抑制。②有 ACTH:非同步双侧肾上腺静脉取血。ACTH 持续静脉注射,插管前 30 分钟开始注入 ACTH,注射速率为 50 μg/h,持续整个操作过程。负荷量 ACTH 注射,插管开始前注射 250 μg ACTH,后进行双侧肾上腺静脉取血。结果:肾上腺静脉与下腔静脉皮质醇比值≥3∶1,插管成功;优势侧醛固酮皮质醇比值与非优势侧醛固酮皮质醇比值之比≥4∶1,提示有分泌优势。此方法敏感性>95%、特异性 100%,但是属于有创检查,价格昂贵,很多中心无插管技术。

5.基因检测

对于家族性醛固酮增多症及散发型醛固酮增多症检查,行基因检测。

6.其他检查

入院相关检查如三大常规检查、心电图检查、各系统超声检查、动态血压检查、脑血管影像检查、血生化检查、肿瘤指标检测、胰岛素释放试验、肾上腺其他激素水平检测等。

(五)诊断及鉴别诊断

1.诊断

(1)临床诊断。①临床表现:高血压伴或不伴低钾、肾脏表现、心脏表现、神经肌肉功能障碍等。②实验室检查:ARR 比值>300 pg/mL(30 ng/mL)、生理盐水试验醛固酮水平不能被抑制>100 pg/mL(10 ng/mL),结合影像学检查和肾上腺静脉取血检测,基本可明确原醛症诊断。

(2)分型诊断:主要包括肾上腺 CT、双侧肾上腺静脉采血、基因检测等。

2.鉴别诊断

(1)表象性盐皮质激素过多综合征:病因主要为先天性的11β-羟类固醇脱氢酶缺陷。此酶缺乏使得皮质醇不能被降解为皮质素,从而导致皮质醇与盐皮质激素受体结合,导致患者出现盐皮质激素分泌过多的表现。地塞米松治疗部分患者有效。

(2)Liddle 综合征:常染色体显性遗传疾病,有高血压、低血钾、肾素活性低等表现,但醛固酮也低,使用螺内酯治疗低血钾无效。主要为细胞钠通道异常激活,导致钠重吸收过多,引起水钠潴留、高血压等临床表现。

(3)继发性醛固酮增多症:有高血压、低血钾、高醛固酮血症等表现,但肾素活性高是该病的始动因素。其中原发性肾素增高主要见于肾素分泌性肿瘤,如肾小球旁细胞肿瘤、肾外 Wilms 瘤或卵巢肿瘤;继发性肾素增高主要见于恶性高血压、肾动脉狭窄、单侧肾萎缩、结节性大动脉炎导致的肾缺血。

(六)治疗

1.治疗原则

治疗方案取决于原醛症的病因和患者对药物的反应。

(1)醛固酮瘤及单侧肾上腺增生首选手术治疗,如患者不愿手术或不能手术,可予以药物治疗。

(2)特醛症及GRA首选药物治疗。

(3)肾上腺皮质癌发展迅速,转移较早,应尽早切除原发肿瘤。如已有局部转移,应尽可能切除原发病灶和转移灶,术后加用米托坦治疗。

(4)醛固酮瘤或单侧肾上腺增生行单侧肾上腺切除的患者在术后早期,由于对侧肾上腺抑制作用尚未解除,建议高钠饮食。如有明显低醛固酮血症表现,需暂时服用氟氢可的松行替代治疗。

(5)对于药物治疗患者,需定期复查肾功能、电解质,并检测血压,根据血钾、血压等指标调整药物剂量。

2.治疗方法

(1)手术治疗:腹腔镜下单侧肾上腺切除。确诊为醛固酮瘤或单侧肾上腺增生患者,选择单侧肾上腺全切术或是行保留部分肾上腺组织的肾上腺部位切除术尚存在争议。肾上腺部位切除术包括肾上腺肿瘤切除术、肾上腺肿瘤切除＋肾上腺部分切除术。原醛症患者病侧肾上腺往往存在多发性病灶,而单纯肿瘤切除可能存在遗留肿瘤部分包膜,导致术后复发。若在手术过程中高度怀疑多发性醛固酮瘤或伴有结节样增生可能,应尽量行患侧肾上腺全切除术。

(2)药物治疗:推荐特醛症首选药物治疗,建议螺内酯作为一线用药,依普利酮为二线药物;推荐GRA选用小剂量糖皮质激素作为首选治疗方案。注意监测电解质、肾功能等,同时注意血压及其他降压药的应用。

二、中医对原发性醛固酮增多症的认识

(一)概述

本病以乏力、肢体痿软无力、肌肉麻痹、震颤等表现为特点,属

于中医学"痉证""痿痹"等范畴。病变初期,病位在筋脉,与脾、胃、肝、肾等关系密切。

(二)病因病机

本病基本病因是湿热浸润、脾胃虚弱、肝肾不足等。

1.湿热浸润

久处湿地或冒雨露,浸淫经脉,导致营卫运行受阻,郁而生热,气血运行不利,筋脉肌肉失却濡养,发为本病。

2.脾胃虚弱

脾胃为后天之本,脾胃素体虚弱或久病成虚,中气受损,导致受纳、运化、输布功能失常,气血津液生化之源不足,导致筋脉失养,发为本病。

3.肝肾不足

内伤劳倦,肝肾内损,精血虚耗,肝肾亏虚,筋脉失于濡养而致本病。

(三)辨证分型及治疗

1.中医辨证

中医认为本病多因湿热浸润、饮食劳倦、肝肾亏虚等因素,导致筋肉失于濡养,肢体筋脉迟缓。治疗除了清热利湿,还需补益脾胃、滋补肝肾等。临床往往根据病因分类和临床分期,把辨病和辨证相结合进行治疗。

2.分证论治

(1)湿热浸润。

症状:肢体肌肉逐渐出现痿软无力,下肢常见,或有眩晕、口苦、肢体困倦,胸脘痞闷,舌苔黄厚或腻,脉滑偏数。

证候分析:湿热浸润筋脉,气血阻滞,筋脉失养,故见肢体痿软无力。湿热内蕴,上蒙清窍,故见眩晕。湿热阻滞脾胃气机运化,故见口苦、胸脘痞闷等。湿热困滞四肢,则见肢体困倦。舌苔黄厚或腻、脉滑偏数为湿热浸润之象。

治法:清利湿热。

方药:加味二妙散加减。

处方:黄柏、苍术、薏苡仁、牛膝、木瓜、葛根、川芎、黄芪等。

加减:胸脘痞满者,加厚朴、茯苓、泽泻等健脾益气、理气化湿;肢体麻木,关节运动不利者,加赤芍、丹参、桃仁、红花等活血之物。

(2)脾胃虚弱。

症状:初起四肢无力,活动后加重,食少便溏,头晕乏力,神疲懒言,面色无华,舌淡,少苔或薄白,脉沉细。

证候分析:脾主肌肉,脾气不足,筋脉失养,则全身乏力。脾失健运,则食少便溏。气血运化不足,则面色无华等。舌淡,少苔或薄白,脉沉细为脾胃虚弱之象。

治法:健运脾胃。

方药:四君子汤或参苓白术散加减。

处方:人参、白术、茯苓、黄芪、当归、山药、扁豆、陈皮等。

加减:肥人痰多者,可用六君子汤补脾化痰;中气不足者,可用补中益气汤加减。

(3)肝肾不足。

症状:形体偏瘦,肢体痿软无力,头晕耳鸣,舌质暗红,苔少,脉弦细或弦。

证候分析:肝肾亏虚,精血不能濡养筋脉,故见肢体痿软无力。精血不足,肌肉筋脉失于濡养,则见形体偏瘦。精血不足,清窍失养,则见头晕。肾开窍于耳,精血不足,则见耳鸣。气虚不能生血,不能生津,导致血虚阴亏,加之气虚推动无力,导致血瘀。清窍失养,故头晕、头痛、耳鸣。舌质暗红、苔少、脉弦细等为肝肾不足之象。

治法:补益肝肾。

方药:大补阴丸加减。

处方:龟板、熟地黄、黄柏、知母、牛膝、菟丝子等。

加减:若见面色萎黄不华、心悸者,加黄芪、党参、当归、鸡血藤等补养气血;久病阴损及阳者,可加肉桂、淫羊藿等温补肾阳。

第二节　肾上腺皮质醇增多症

一、西医对肾上腺皮质醇增多症的认识

(一)概述

肾上腺皮质醇增多症又称库欣综合征,是各种原因导致肾上腺皮质分泌过量的糖皮质激素所致病症的总称。主要表现为满月脸、多血质外貌、向心性肥胖、痤疮、紫纹、高血压、继发性糖尿病和骨质疏松症等。本症多见于成年人和女性。男性与女性之比为 1.0 : 2. 5。继发于垂体腺瘤或下丘脑-垂体功能紊乱的双侧肾上腺皮质增生被称为库欣病,约占成人库欣综合征的 70%。原发于肾上腺本身的肿瘤所致的皮质醇分泌增多,约占成人库欣综合征的 25%,极少数为异位 ACTH 综合征。

本节重点阐述肾上腺性皮质醇增多症,垂体或者异位的 ACTH 综合征见第二章。

(二)病因病理

肾上腺性皮质醇增多症主要是肾上腺分泌过量的皮质醇所致,临床常见有 4 种病因分型:肾上腺皮脂腺瘤、肾上腺腺癌、不依赖 ACTH 的双侧性肾上腺小结节性增生、不依赖 ACTH 的双侧性肾上腺大结节性增生。

(三)临床表现

典型的库欣综合征的临床表现主要是皮质醇长期分泌过多引起的。

1.向心性肥胖

患者多数为轻至中度肥胖,极少有重度肥胖。有些脸部及躯干偏胖,但体重在正常范围。典型的向心性肥胖指脸部及躯干部胖,但四肢包括臀部不胖。满月脸、水牛背、悬垂腹和锁骨上窝脂肪垫是库欣综合征的特征性临床表现。

2.长期负氮平衡症状

肌肉萎缩无力,以肢带肌更为明显;皮肤菲薄、宽大紫纹、皮肤毛细血管脆性增加而易有瘀斑;严重骨质疏松症、腰背痛、易有病理性骨折,好发部位是肋骨和胸腰椎;伤口不易愈合。

3.糖代谢障碍

约半数患者有糖耐量减退,20%有显性糖尿病。

4.心血管系统表现

高血压、低血钾、心肌肥大、充血性心力衰竭。

5.性腺功能紊乱

性腺功能均明显低下。女性表现为月经紊乱,继发闭经,极少有正常排卵、痤疮、多毛。男性表现为性功能低下、勃起功能障碍。

6.其他

易于感染;精神障碍包括情绪不稳、躁狂、抑郁;生长发育障碍。

(四)辅助检查

1.皮质醇节律

方法:皮质醇(8:00～16:00～24:00),一般早上 8:00 皮质醇水平最高,16:00 下降一半,24:00 水平最低。

结果:库欣综合征患者皮质醇节律往往消失。

2.初筛试验

对于临床可疑库欣综合征患者,予以午夜地塞米松抑制试验。

方法:于当天 24:00 口服 1 mg 地塞米松片,于第 2 天早上 8:00 抽血查血皮质醇水平。

结果:血皮质醇水平<1.8 μg/dL,不能够被抑制。

3.确诊试验

对于可疑库欣综合征患者,可以行 2 mg 地塞米松抑制试验以明确诊断。

方法:检查前查血皮质醇水平。然后口服地塞米松 0.5 mg,每 6 小时1次,连续 2 天。在服药的第 2 天留 24 小时尿游离皮质醇或测血皮质醇。

结果:血皮质醇水平<1.8 $\mu g/dL$,不能够被抑制。

4.定位试验

试验:8 mg 地塞米松抑制试验。

方法:抽血留尿同 2 mg DST,之后口服地塞米松 2 mg,每 6 小时 1 次,连续 2 天。在服药的第 2 天,留 24 小时尿游离皮质醇或测血皮质醇。

结果:24 小时 UFC 和血皮质醇水平下降<50%,不能够被抑制。

5.肾上腺 CT 检查

(1)肾上腺皮质腺瘤:腺瘤直径 3~4 cm,重量 40 g 左右,包膜完整。

(2)肾上腺皮质癌:肿瘤体积>100 g,直径>5 cm,包膜浸润,生长快。

(3)不依赖 ACTH 的双侧性肾上腺小结节性增生:多儿童发病,肾上腺多结节,一般直径<0.5 cm。

(4)不依赖 ACTH 的双侧性肾上腺大结节性增生:肾上腺增大,重量 24~500 g,结节直径>0.5 cm,一般为良性。

6.其他检查

胰岛素释放试验、血生化检查、骨密度检查、骨代谢指标检测、肿瘤指标检测、性激素检测、甲状腺激素检测、心电图检查、肺部 CT 检查、各系统超声检查、垂体 MRI 检查、妇科超声等。

(五)诊断与鉴别诊断

1.诊断

(1)临床表现。①向心性肥胖:其特点是满月脸、水牛背、躯干肥胖而肢体纤细,为皮质醇致脂肪分布异常所致。②全身乏力:由于皮质醇增多,蛋白质分解加强,肌肉萎缩,皮肤弹性纤维减少。骨质疏松症而致患者乏力,行动迟缓,上楼有困难。患者皮肤薄脆,颜面潮红,呈多血质改变,皮肤有紫纹,尤以腹部、股部及臀部多见,腰背疼痛,甚至发生病理性骨折。③皮肤粗糙、多毛、痤疮,性功能减退。女性可出现月经减少、性功能低下,甚至出现男性化征。男性则有性欲减退、勃起功能障碍及睾丸萎缩等症状。④心血管系统：本症有高血压者占90%，可能与皮质醇增强了动脉对肾上腺素的敏感度及水钠潴留有关。表现为头昏、头痛、心肌缺血、心功能不全、心力衰竭、脑供血不足及视网膜病变等。⑤精神症状：表现为急躁、抑郁、淡漠、沉默寡言及典型精神病等。⑥葡萄糖耐量降低。⑦血常规及电解质改变：白细胞计数偏高，淋巴及嗜酸性粒细胞数减少。血钠正常或偏高，血钾可偏低。

（2）辅助检查：肾上腺 CT 检查、皮质醇节律测定、地塞米松抑制试验等。

2.鉴别诊断

（1）单纯性肥胖：小剂量地塞米松抑制试验呈现可抑制。

（2）慢性酒精中毒：可引起类似库欣综合征的临床表现，血尿皮质醇分泌增高，血皮质醇失去正常的昼夜节律，但戒酒后上述改变可以全部恢复正常。

（3）抑郁症：可有血浆皮质醇增高、失去正常的昼夜节律、尿游离皮质醇增多、小剂量地塞米松抑制试验呈现假阳性，但临床上无库欣综合征的表现。

（4）糖尿病：2 型糖尿病（T2DM）也常见高血压，肥胖，但无库欣综合征的临床表现，且血浆皮质醇的昼夜节律维持正常。

（六）治疗

1.肾上腺瘤

手术治疗切除肿瘤；术后会有一过性皮质功能低下，需要补充小剂量糖皮质激素。12 个月之前为肾上腺皮质功能恢复期，糖皮质激素替代治疗：泼尼松 20～30 mg/d，逐步减量；维持量 2.5～7.5 mg/d，维持时间为 6～12 个月。

2.不依赖 ACTH 的双侧肾上腺大小结节性增生

双侧肾上腺切除，糖皮质激素替代治疗。

3.肾上腺皮质癌

在没有发生转移之前，手术效果最好，药物治疗可选择密妥坦。肾上腺皮质癌一般恶性程度高，早期即可发生转移，预后差。

二、中医对肾上腺皮质醇增多症的认识

(一)概述

肾上腺皮质醇增多症属于中医"眩晕""肌肤盛""里热实证"等范畴,病变部位主要在肝、脾、肾。本病病理因素为肝郁脾虚痰凝,痰热蕴结,虚实夹杂,最后可致气血亏虚等。

(二)病因病机

中医认为肾上腺皮质醇增多症的病因与肝胆湿热、痰湿(热)内蕴、气血不足等有关。

1.肝胆湿热

肝胆湿热,导致肝胆疏泄失职,湿热阻滞气机而致本病。

2.痰湿(热)蕴结

平时饮食不节,脾胃运化失职,痰湿内蕴,或郁而化热,气机失畅而致血行瘀滞,痰热瘀交阻发为本病。

3.气血不足

先天禀赋不足,若生活不节,纵情纵欲,忧思劳倦过度,肾精固摄失常,阴阳受损,或久病失于调理,正气不复,阴阳气血不足亦可致本病。

(三)辨证分型及治疗

1.中医辨证

临床可从肝胆湿热、痰湿(热)内蕴、气虚不足等证型进行辨证论治。注意辨证与辨病相结合,以及气血阴阳平衡和脏腑功能相协调。

2.分证论治

(1)肝胆湿热。

症状:胸背腹肥胖,满月脸,面部痤疮,腹部紫纹,口干口苦,胸胁苦满,舌红苔黄,脉弦偏数。

证候分析:患者平素肝气郁结,郁而化火,肝木侮上,损伤脾气,脾虚导致湿热内蕴,则胸背肥胖;湿郁化热,湿热内盛,则见满月脸、痤疮频发;湿热化火,煎熬精血,精血俱亏,四肢失于精血充养则消

瘦乏力;血虚而瘀,则肌肤紫纹;肝火上炎,则性急易怒,口干口苦;舌红,苔黄,脉弦数,均为肝胆湿热之征象。

治法:清利肝胆。

方药:龙胆泻肝汤加减。

处方:龙胆草、黄芩、栀子、泽泻、通草、当归、生地黄、柴胡、车前子、甘草等。

加减:夜寐不安者,加龙骨、牡蛎以镇静安神;紫斑明显者,加丹参、紫草,以清热化瘀;血压升高明显者,加夏枯草、天麻等。

(2)痰湿(热)蕴结。

症状:面部痤疮,腹部肥胖、紫纹,口干口渴,心烦口苦,大便干结,小便色黄,舌质淡或暗红,苔白厚或黄厚腻,脉弦滑。

证候分析:患者平时喜食肥甘厚味,酿生痰湿,郁而化热,痰热蕴结,瘀滞肌肤,则见腹部肥胖和/或紫纹、面部痤疮等,热邪伤津耗液,则见口干口苦、大便干结、小便色黄、舌质淡或暗红、苔白厚或黄厚腻、脉弦滑均为痰湿(热)蕴结之象。

治法:清热化痰。

方药:二陈汤或黄连温胆汤加减。

处方:半夏、陈皮、茯苓、枳实、竹茹、黄连、天麻、葛根、川芎、槐米等。

加减:胸胁苦满者,柴胡、夏枯草等清泻肝火;心烦不寐者,加栀子、合欢皮以清热安神。

(3)气血不足。

症状:形体偏胖,腹部紫纹色淡,乏力气短,女子月事不调,男子阳痿,舌质淡暗,少苔,脉沉细涩。

证候分析:脾虚失运,精微不布,加之痰湿内蕴,则见形体偏胖,乏力气短等,气为血之帅,气虚则血运不足,故见女子月事不调,男子阳痿,气血运行不足,故见腹部紫纹色淡。舌质淡暗,少苔,脉沉细涩均为气血不足之象。

治法:益气补血。

方药:归脾汤合补阳还五汤加减。

处方：黄芪、当归、人参、川芎、赤芍、白术、茯苓、地龙、木香、石菖蒲、远志等。

加减：乏力气短、易于感冒者，加玉屏风散以益气固表；血虚明显者，合四物汤加减；睡眠不佳者，加枣仁、首乌藤等以宁心安神。

第三节　肾上腺皮质功能减退症

一、西医对肾上腺皮质功能减退症的认识

(一)概述

肾上腺皮质功能减退症分为原发性和继发性两大类。继发性肾上腺皮质功能减退症是下丘脑分泌 CRH 或垂体分泌的 ACTH 不足引起的，多表现数种垂体激素缺乏的混合改变。原发性肾上腺皮质功能减退症又称艾迪生病，以往结核为本病的最常见原因，约占 80%；目前，与自身免疫破坏有关的特发性肾上腺萎缩是该病最常见的原因。本节重点阐述原发性肾上腺皮质功能减退症，继发性肾上腺皮质功能减退症见第二章第一节腺垂体功能减退症。

(二)病因病理

双侧肾上腺皮质被破坏，导致肾上腺糖皮质激素和盐皮质激素分泌缺乏，从而引起本病。主要原因是自身免疫性肾上腺炎和肾上腺结核，其他如双侧肾上腺切除、真菌感染、白血病细胞浸润和肿瘤转移等引起者少见。因为获得性免疫缺陷综合征的流行和恶性肿瘤患者存活期的延长，本病的发病率有抬头的趋势。

(三)临床表现

1.醛固酮缺乏

醛固酮保钠排钾作用导常，导致低血钠、高钾血症、直立性低血压等。

2.皮质醇缺乏

(1)胃肠功能紊乱可导致食欲减退、恶心、呕吐、体重减轻、消瘦、虚弱等。

(2)临床出现乏力、淡漠,疲劳、嗜睡等神经精神症状。

(3)头昏、眼花、血压降低、心音低钝、心脏缩小。

(4)低血糖、低钠血症。

(5)皮肤黏膜色素沉着,常见于乳晕、关节伸屈面、掌纹、手背、腰带部位、瘢痕等皮肤皱褶处,易受摩擦处、口腔黏膜处尤为显著。

(6)性功能减退及抵抗力下降。

3.肾上腺危象

感染或者应激状态下易发生。

(四)辅助检查

1.血生化检查

电解质紊乱和糖代谢紊乱,如低血钠、高血钾、低血糖、氮质血症。

2.血常规检查

正细胞型正色素性贫血,轻中度嗜酸性粒细胞增加,淋巴细胞相对增加。

3.激素水平测定

基础血、尿皮质醇水平降低,血醛固酮水平可低于正常。ACTH 兴奋试验皮质醇水平不能被兴奋,往往<18 ug/dL。

4.影像学检查

心电图有高钾血症心电图表现。肾上腺结核 CT 可见肾上腺可有钙化,部分患者垂体增大。

(五)诊断与鉴别诊断

1.诊断

典型的临床表现,以及血尿常规和生化测定可为本病的诊断提供线索,但确诊依赖皮质醇与 ACTH 的实验室检查值。

(1)特征性皮肤色素沉着,全身虚弱,头晕,食欲缺乏,消瘦,低血压,直立性晕厥,心脏缩小,女性腋毛和阴毛稀少或脱落,结核者可有低热、盗汗。

（2）低血钠、高血钾、低血糖、葡萄糖耐量试验呈低平曲线。

（3）血浆皮质醇及 24 小时尿游离皮质醇降低：24 小时尿游离皮质醇可避免血皮质醇的昼夜节律及上下波动，更能反映肾上腺皮质功能的实际情况；根据负反馈，血浆 ACTH 明显增高；ACTH 兴奋试验皮质醇不能被兴奋。

（4）肾上腺 CT 检查可发现病变。

2.鉴别诊断

（1）血色病：属于常见的慢性铁负荷过多疾病，是常染色体隐性遗传疾病。由于肠道不适当地增加铁吸收，使得过多的铁储存于肝脏、心脏和胰腺等实质性细胞中，导致组织器官退行性变、弥漫性纤维化，以及代谢和功能失常。血色病主要临床特点为皮肤色素沉着、肝硬化、继发性糖尿病。皮肤活检、血清铁及铁血黄素检查有助于血色病诊断。

（2）黄褐斑：女性常见。患者面部有对称性黄褐色或褐色斑，边界清楚或模糊，大小不一，多见于额部、脸颊、唇周、鼻梁等处，有时乳晕和外生殖器也可加深，黏膜无色素沉着。激素水平可资鉴别。

（六）治疗

1.治疗原则

适量糖皮质激素替代或补充治疗，终生治疗。当机体处于应激状态时，应适当增量 3～10 倍。必要时补充盐皮质激素。

2.治疗方案

（1）替代治疗：氢化可的松早饭后（或早上 8：00）20 mg，下午 16：00 10 mg，或泼尼松早饭后（或早上 8：00）5 mg，下午早上 16：00 2.5 mg。因地塞米松无潴钠作用，故一般不选用。

（2）若应用糖皮质激素足量、食盐足够（每天至少 8～10 g）而仍感头晕、乏力、血压偏低，可加用盐皮质激素如早上 8：00 口服 9α-氟氢可的松 0.05～0.10 mg。

3.病因治疗

如有活动性结核，应积极抗结核治疗。

4.危象治疗

(1)静脉注射氢化可的松；危象解除后可改为糖皮质激素口服治疗。

(2)补充水、电解质及葡萄糖,纠正酸碱失衡。

(3)积极对因治疗,同时予以对症治疗。

二、中医对肾上腺皮质功能减退症的认识

(一)概述

肾上腺皮质功能减退症属于中医"虚劳"等范畴,乃因先天不足、后天失养、气血阴阳亏虚、脏腑功能失调所致,病位在肝、脾、肾等,乃本虚为主的病症。

(二)病因病机

(1)先天不足,五脏柔弱,导致肾精亏虚。

(2)后天失调,肝肾不足:饮食不节,精微不布,肝肾失养而发。

(3)大病久病失治或误治后,重创气血阴阳,致肾虚难复。

(三)辨证分型及治疗

1.中医辨证

中医辨证原发性肾上腺皮质功能减退症病位在肝、脾、肾;简单分为阳虚、阴虚,阳虚以脾肾阳虚为主,阴虚以肝肾阴虚为主。

2.分证论治

(1)脾肾阳虚。

症状:面色黧黑无华,头昏神疲,纳呆,脘腹胀满,大便次频、质溏,形体消瘦软弱,四肢色暗欠温,腰腿无力等。舌质黯淡,苔薄,脉沉细。

证候分析:脾肾阳虚,面部失于温煦,则见面色黧黑无华、头昏神疲;脾肾不足,运化失职,则见纳呆脘闷;阳虚肢体温煦不够,则见四肢欠温。舌质黯淡,苔薄,脉沉细为脾肾阳虚之象。

治法:补益脾肾。

方药:附子理中丸加减或右归丸加减。

处方:偏于脾阳虚者,方选附子理中丸加减,药用党参、白术、附

子、干姜、甘草等;偏于肾阳虚者,方选右归丸加减,药用附子、肉桂、盐杜仲、山茱萸、菟丝子、鹿角胶、熟地黄、山药、枸杞子、当归等。

(2)肝肾阴虚。

症状:面色晦暗,午后两颧发赤,皮肤干燥色枯,发枯不泽或脱发,形体消瘦,精神萎靡不振,间或烦躁易怒,夜间潮热盗汗,失眠多梦,头晕目花,舌质暗红或绛,舌苔薄少,脉沉细弦涩。

证候分析:肝肾阴液不足,虚热内扰,故见临床诸证。舌质暗红或绛,舌苔薄少,脉沉细弦涩均为肝肾阴虚之象。

治法:滋养肝肾。

方药:补肝汤、左归丸或六味地黄汤加减。

处方:偏于肝阴虚者,方选补肝汤加减,药用地黄、当归、白芍、川芎、木瓜、麦冬、枣仁、甘草等;偏于肾阴虚者,方选左归丸加减或六味地黄汤加减,药用熟地黄、龟板、枸杞子、山药、菟丝子、牛膝、酒萸肉、鹿角胶等。

第四节　嗜铬细胞瘤

一、西医对嗜铬细胞瘤的认识

(一)概述

嗜铬细胞瘤和副神经节瘤是分别起源于肾上腺髓质或肾上腺外交感神经链的肿瘤,主要合成和分泌大量儿茶酚胺,如去甲肾上腺素、肾上腺素及多巴胺,引起患者出现血压升高等一系列临床综合征,并造成心、脑、肾等严重并发症。肿瘤位于肾上腺称为嗜铬细胞瘤,位于肾上腺外则称为副神经节瘤。副神经节瘤可起源于胸、腹部和盆腔的脊椎旁交感神经链,也可来源于沿颈部和颅底分布的舌咽、迷走神经的副交感神经节,后者常不产生儿茶酚胺。嗜铬细胞瘤占80%~85%,副神经节瘤占15%~20%,因此本节主要介绍嗜铬细胞瘤。

(二)病因病理

嗜铬细胞瘤在高血压患者中患病率为 0.05%～0.20%,发病高峰为 20～50 岁。嗜铬细胞瘤位于肾上腺者占 80%～90%,且多为一侧性;肾上腺外的瘤主要位于腹膜外、腹主动脉旁。多良性,恶性者占 10%。与大部分肿瘤一样,散发型嗜铬细胞瘤的病因仍不清楚。家族型嗜铬细胞瘤则与遗传有关。其临床表现与儿茶酚胺分泌过量有关。

(三)临床表现

本病可发生于任何年龄,发病高峰在 20～50 岁,男性较女性发病者多。

1.心血管系统

(1)高血压:为本症的主要和特征性表现,可呈间歇性或持续性发作。典型的阵发性发作常表现为血压突然升高,可达 26.66～39.99/17.33～23.99 kPa(200～300/130～180 mmHg),伴剧烈头痛、全身大汗淋漓、心悸、心动过速、心律失常、心前区和上腹部紧迫感、疼痛感、焦虑、恐惧或有濒死感、皮肤苍白、恶心、呕吐、腹痛或胸痛、视力模糊、复视,严重者可致急性左心力衰竭或心脑血管意外。

(2)低血压、休克:本病也可发生低血压或直立性低血压,甚至休克或高血压和低血压交替出现。

(3)心脏病变:大量儿茶酚胺可致儿茶酚胺性心脏病,可出现心律失常如期前收缩、阵发性心动过速、心室颤动。部分病例可致心肌退行性病变、坏死、炎性改变等心肌损害,而发生心力衰竭。长期、持续的高血压可致左心室肥厚、心脏扩大和心力衰竭。

2.代谢紊乱

高浓度的肾上腺素作用于中枢神经系统,尤其是交感神经系统而使耗氧量增加,基础代谢率增高可致发热、消瘦。肝糖原分解加速及胰岛素分泌受抑制而使糖耐量减退,肝糖异生增加。少数可出现低钾血症,也可因肿瘤分泌 PTH 相关肽而致高钙血症。

3.其他表现

过多的儿茶酚胺使肠蠕动及张力减弱,故可致便秘、肠扩张、胃肠壁内血管发生增殖性或闭塞性动脉内膜炎,致肠坏死、出血或穿孔;胆囊收缩减弱,Oddi 括约肌张力增强,可致胆汁潴留、胆结石。病情严重而病程长者可致肾衰竭。膀胱内副神经节瘤患者排尿时,可诱发血压升高。在大量肾上腺素作用下血细胞发生重新分布,使外周血中白细胞计数增多,有时红细胞计数也可增多。此外,本病可为Ⅱ型多发性内分泌腺瘤综合征的一部分,可伴发 MTC、甲状旁腺腺瘤或增生、肾上腺腺瘤或增生。

(四)实验室检查

激素及代谢产物的测定是嗜铬细胞瘤和副神经节瘤定性诊断的主要方法,包括测定血和尿去甲肾上腺素、肾上腺素、多巴胺及其中间代谢产物甲氧基肾上腺素(MN)、甲氧基去甲肾上腺素(NMN)和终末代谢产物香草扁桃酸浓度。MN 及 NMN(合称 MNs)是肾上腺素和去甲肾上腺素的中间代谢产物,它们仅在肾上腺髓质、嗜铬细胞瘤、副神经节瘤体内代谢生成并且以高浓度水平持续存在,故是嗜铬细胞瘤和副神经节瘤的特异性标记物。

1.MNs 水平测定

(1)血浆游离 MNs:因体位及应激状态均可影响儿茶酚胺水平,故建议患者休息 30 分钟后于仰卧位或坐位时抽血,其正常参考值范围也应为相同体位。

(2)24 小时尿 MNs:患者应留取 24 小时尿量并保持尿液酸化状态再检测 MNs 水平。

2.儿茶酚胺水平测定

(1)24 小时尿儿茶酚胺排泄水平:应留取 24 小时尿量,并保持尿液 pH$<$3。

(2)血儿茶酚胺浓度:患者空腹、卧位休息 30 分钟后抽血,取血前 30 分钟应于静脉内留置注射针头,以减少抽血时疼痛刺激所致生理性升高。

3.尿香草扁桃酸水平测定

检测尿香草扁桃酸水平对诊断嗜铬细胞瘤和副神经节瘤的敏感性为 46%～77%,特异性为 86%～99%,但应同时检测血、尿儿茶酚胺水平。

对于药理激发和抑制试验,由于存在风险且敏感性特异性差,故不推荐使用。

(五)影像学检查

1.CT 检查

CT 检查为首选。CT 对胸、腹和盆腔组织有很好的空间分辨率,并可发现肺部转移病灶,增强 CT 诊断嗜铬细胞瘤和副神经节瘤的敏感性为 88％～100％。

2.MRI 检查

(1)有肿瘤转移的患者。

(2)CT 检查显示体内存留金属异物伪影。

(3)对 CT 造影剂过敏,以及儿童、孕妇、已知种系突变和最近已有过度辐射而需要减少放射性暴露的人群。

3.其他检查

[131]I-间碘苄胺闪烁扫描、生长抑素受体和正电子发射断层显像具有定性和定位意义。

(六)诊断与鉴别诊断

1.诊断

临床表现结合实验室检查,可明确诊断。

2.鉴别诊断

(1)原发性高血压:某些原发性高血压患者呈现高交感神经兴奋性,表现为心悸、多汗、焦虑、心排血量增加。但患者的尿儿茶酚胺是正常的,尤其是在焦虑发作时留尿测定儿茶酚胺更有助于排除嗜铬细胞瘤。

(2)颅内疾病:在颅内疾病合并有高颅压时,可以出现类似嗜铬细胞瘤的剧烈头痛等症状。患者通常会有其他神经系统损害的体征来支持原发病。但也应警惕嗜铬细胞瘤并发脑出血等情况。

(3)甲亢、冠状动脉粥样硬化心脏病:甲亢时呈现高代谢症状,伴有高血压。但是,舒张压正常,且儿茶酚胺不会增高。冠状动脉粥样硬化心脏病心绞痛发作、急性心肌梗死一般根据发作时心电图改变、改善心肌供血治疗有效等可以与之区别。最关键的还是尿儿茶酚胺的测定。

(七)治疗

1.手术治疗

确诊嗜铬细胞瘤和副神经节瘤后应尽早手术切除肿瘤,但手术前必须进行充分的药物准备,以避免麻醉和术中、术后出现血压大幅度波动而危及患者生命。

(1)术前准备:应注意血压控制。可先用选择性 α_1-受体阻滞剂或非选择性 α-受体阻滞剂控制血压,如血压仍未能满意控制,则可加用钙通道阻滞剂。用 α-受体阻滞剂治疗后,如患者出现心动过速,则再加用 β-受体阻滞剂,但是绝对不能在未服用 α-受体阻滞剂之前使用 β-受体阻滞剂,以防止急性肺水肿和左心力衰竭的发生。α-甲基酪氨酸有抑制儿茶酚胺合成的作用,可与 α-受体阻滞剂短期联合使用以控制血压,减少围术期的血流动力学波动。此外,患者应摄入高钠饮食和增加液体入量,以增加血容量,防止肿瘤切除后发生严重低血压。

术前注意血压控制稳定,无直立性低血压,血容量恢复,高代谢综合征及糖代谢异常得到改善。严重高血压且有合并症者,要延期手术。

(2)术中处理:①推荐对大多数嗜铬细胞瘤患者行腹腔镜微创手术,如肿瘤直径>6 cm 或为侵袭性嗜铬细胞瘤,则应进行开放式手术以确保肿瘤被完整切除。为避免局部肿瘤复发,术中应防止肿瘤破裂。②建议双侧嗜铬细胞瘤患者手术时应尽量保留部分肾上腺,以免发生永久性肾上腺皮质功能减退。③推荐对副神经节瘤患者行开放式手术,但对于小肿瘤、非侵袭性副神经节瘤,建议可行腹腔镜手术。

术中应进行血压、心电图及中心静脉压监测,如术中有高血压出现,静脉注射酚妥拉明 1~5 mg,或持续静脉滴注硝普钠,如出现心率显著加快,可静脉注射普萘洛尔 1~5 mg。嗜铬细胞瘤切除后,血压一般降至 12/11 kPa(90/80 mmHg),多为血容量不足,应补充全血或血浆,血容量补足以后血压仍低,可静脉滴注适量去甲肾上腺素。

(3)术后治疗:术后应注意双侧肾上腺部分切除或孤立性肾上腺行单侧肾上腺部分切除患者可能存在继发肾上腺皮质功能减退的风险。术后 2～4 周应复查儿茶酚胺或 MNs 水平以明确是否成功切除肿瘤。需对术后患者进行终生随访,建议每年至少复查1次以评估肿瘤有无复发或转移;而对有基因突变的嗜铬细胞瘤和副神经节瘤患者应 3～6 个月随访 1 次。随访观察内容包括症状、体征、血/尿 MNs 或儿茶酚胺,必要时进行影像学检查。

2.恶性嗜铬细胞瘤的治疗

(1)[131]I-间碘苄胺治疗:仅对[131]I-间碘苄胺核素显像阳性的患者有效,目前尚无治疗剂量的统一标准。注意治疗后 3～6 个月进行疗效评估。

(2)化学治疗:环磷酰胺、长春新碱和达卡巴嗪方案,依托泊苷和顺铂方案。

(3)其他治疗:对肿瘤及转移病灶的局部放射治疗、γ 刀、射频消融和栓塞治疗等,可减轻患者的部分临床症状和肿瘤负荷,但对患者生存时间的改变却不明显。

3.嗜铬细胞瘤和副神经节瘤危象

嗜铬细胞瘤和副神经节瘤危象发生率约为 10％,临床表现可为严重高血压或高、低血压反复交替发作;出现心、脑、肾等多器官功能障碍,如心肌梗死、心律失常、心肌病、心源性休克、肺水肿、急性呼吸窘迫综合征、脑血管意外、癫痫、麻痹性肠梗阻、肠缺血、肝肾功能衰竭等;严重者导致休克,最终致呼吸、循环衰竭死亡。

嗜铬细胞瘤和副神经节瘤危象可因大量儿茶酚胺突然释放而发生,也可因术前术中挤压或触碰肿瘤、使用某些药物(如糖皮质激素、β-受体阻滞剂、胃复安、麻醉药),以及创伤、其他手术应激等诱发,故临床中应注意避免这些诱因。

嗜铬细胞瘤和副神经节瘤高血压危象发作时,应从静脉泵入α-受体阻滞剂,可从小剂量开始并严密监测血压、心率变化,根据患者对药物的降压反应,逐渐增加或调整剂量;当高血压危象被控制,患者病情平稳后,再改为口服 α-受体阻滞剂治疗做手术前准备。如高、低血压反复交替发作时,除静脉泵入 α-受体阻滞剂外,还需另建一条静脉通道进行容量补液、监测血流动力学指标并纠正低容量休克。嗜铬细胞瘤和副神经节瘤危象病死率较高,需多学科合作,密切监测并对患者进行个体化指导治疗。

二、中医对嗜铬细胞瘤的认识

(一)概述

嗜铬细胞瘤属于中医"眩晕""头痛""心悸"等范畴。七情内伤、饮食不节、痰湿中阻、劳倦过度、气血亏虚等导致气血阴阳失调而发本病,病变部位主要在肝肾,与脾胃关系密切,乃本虚标实之证。

(二)病因病机

中医认为本病的病因与七情内伤、饮食不节、痰湿中阻、劳倦过度、气血亏虚有关。

1.七情内伤

忧思太过,肝失条达;恼怒伤肝,肝阳上亢;忧思太过,损伤脾胃;或惊恐伤肾,肾精亏虚,清窍失养,发为本病。

2.饮食不节

饮食不节,嗜酒太过或过食辛辣肥甘,脾失健运,痰湿内生,阻遏清阳,发为本病。

3.痰湿中阻

嗜食肥甘厚味,酿生痰湿,阻于中焦,气机不利,清窍失养,发为本病。

4.气血亏虚

禀赋不足、劳倦久病、年迈体衰等导致气血亏虚,清窍失养,发为本病。

(三)辨证分型及治疗

1.中医辨证

临床可从虚实方面进行辨证,虚证以肝肾亏虚、气血亏虚为主,实证以痰浊为主,同时也可见到虚实夹杂之证,临床需根据患者具体情况进行辨证论治。

2.分证论治

(1)肝阳上亢。

症状:眩晕耳鸣,头胀头痛,烦躁易怒,情绪波动症状加重,面部潮红,失眠多梦,口干口苦,舌红、苔薄黄,脉弦数或弦滑。

证候分析:平素肝火旺盛、耗伤肝阴,或者房劳过度、肝阴亏虚,水不涵木,阴不制阳导致肝阳上亢,肝阳上亢,上冒清空,可见头胀痛、头晕;肝旺则烦躁易怒;肝火扰动心神,则失眠多梦;舌红,苔薄黄,脉弦等均为肝阳上亢之征。

治法:平肝潜阳、清火熄风。

方药:天麻钩藤饮加减。

处方:天麻、钩藤、石决明、牛膝、益母草、杜仲、黄芩、栀子、桑寄生、茯神、首乌藤、槐米、夏枯草等。

加减:若阴虚较甚,舌红少苔者,加生地黄、麦冬、玄参、白芍等滋补肝肾之阴;若肝火旺盛,眩晕头痛较重,加牡丹皮、菊花等;便秘者加大黄以通腑泄热;手足麻木震颤者,加龙骨、牡蛎、羚羊角等镇肝熄风。

(2)痰浊中阻。

症状:头眩,头重如裹,心烦胸闷,时吐痰涎,食少多寐,舌胖,苔白腻或厚浊,脉弦滑或濡。

证候分析:痰浊蒙蔽清阳,则见头晕、头重如裹;痰浊中阻,浊阴不降,气机不利,故胸闷恶心,腹胀痞满;舌质淡,苔白腻,或舌质偏红,苔黄腻,脉弦滑为痰浊内蕴所致。

治法:燥湿化痰、健脾和胃。

方药:半夏白术天麻汤加减。

处方:半夏、白术、天麻、茯苓、化橘红、生姜、大枣、胆南星、葛根、川芎等。

加减:如呕吐痰涎,加代赭石、竹茹以和胃降逆止呕;脘闷纳呆者,加白蔻、砂仁以理气化湿健脾;肢体沉重者,加藿香、佩兰、石菖蒲等醒脾化湿；耳鸣重听者，加郁金、石菖蒲等通阳开窍；痰热蕴结者，黄连温胆汤加减。

（3）肾精亏虚。

症状：头晕而空，精神萎靡，少寐多梦，健忘耳鸣，腰膝酸软。偏阴虚者，颧红咽干，舌红少苔，脉细无力。偏阳虚者，四肢不温，畏寒怕冷，舌质淡，少苔，脉沉细。

证候分析：肾精不足，髓海空虚，脑失所养，故见眩晕而空，健忘；肾开窍于耳，故见耳鸣；腰为肾之府，肾精不足，故见腰膝酸软；肾阴亏虚，可见颧红咽干、舌红少苔、脉细无力等肾阴不足之象；肾阳不足，温煦失职，则见四肢不温、畏寒怕冷、舌质淡少苔、脉沉细等肾阳不足之象。

治法：补肾养精、充养脑髓。

方药：偏阴虚者、左归饮加减；偏阳虚者、右归饮加减。

处方：左归饮包括熟地黄、山药、山茱萸、茯苓、枸杞子等；右归饮包括附子、熟地黄、山药、枸杞子、山茱萸、肉桂、杜仲、甘草等。

加减：阴虚火旺、五心烦热者，可加鳖甲、知母、青蒿等滋阴清热；心肾不交、失眠多梦者，可加阿胶、酸枣仁、柏子仁等养心安神。

（4）气血亏虚。

症状：眩晕或头痛，劳累加重，面色少华，心悸，失眠，神倦懒言，饮食减少，舌质淡，苔薄白，脉细弱。

证候分析：气虚则清阳不振，血虚则脑失所养，故见头晕，遇劳加重。心主血脉，其华在面，血虚则面色无华；血不养心，则兼心悸、失眠。舌质淡，苔薄白，脉细弱均为气血亏虚之象。

治法：补益气血、健运脾胃。

方药：十全大补汤加减。

处方：人参、黄芪、当归、白术、茯苓、川芎、熟地黄、白芍、牛膝、肉桂、枸杞子等。

加减：气虚卫阳不固者，黄芪重用，加防风、浮小麦；心悸、失眠者，加柏子仁养心安神。

第五章

常见性腺疾病的中西医诊治

临床常见的性腺疾病包括多囊卵巢综合征、围绝经期综合征、卵巢功能不全、低促性腺激素性性腺功能减退症等,本章重点对这些疾病的中西医诊治进行阐述。

第一节　多囊卵巢综合征

一、西医对多囊卵巢综合征的认识

(一)概述

多囊卵巢综合征(polycystic ovary syndrome,PCOS)是遗传和环境因素共同导致的常见的生殖内分泌代谢性疾病。在育龄女性中,本病患病率为 5%～10%,严重影响了患者的生命质量、生育及远期健康,临床表现呈现高度异质性,诊断和治疗仍存在争议,治疗方法的选择也不尽相同。

(二)临床表现

1.月经异常及排卵异常

月经异常主要表现为周期不规律(即初潮 2 年后仍不能建立规律月经)、月经稀发(即 35 天≤月经周期≤6 个月),甚至闭经(停经时间>6 个月或 3 个以往月经周期),还可伴有一些不可预测的子宫出血;除了出血异常,还有排卵异常,主要表现未稀发排卵(每年≥3

个月不排卵者)或无排卵。

2.高雄激素临床表现

如多毛(参考 Ferriman-Gallwey 评分表,中国人群≥4 分)、痤疮、声音低沉、喉结突出、阴蒂肥大、乳房缩小、雄激素源性脱发等。

3.胰岛素抵抗相关的代谢异常

如肥胖、黑棘皮病、糖代谢异常(以餐后血糖升高为主)、脂代谢异常、非酒精性脂肪肝、高血压、心血管疾病风险增加等。

4.对女性生殖功能及围生期的影响

怀孕率下降、流产率升高、增加妊娠并发症及妊娠不良结局风险。

(三)诊断及鉴别诊断

1.诊断标准

(1)育龄期 PCOS 的诊断标准:根据中国 PCOS 的诊断标准,符合以下条件为疑似 PCOS,月经稀发或闭经或不规则子宫出血是诊断的必备条件,另外符合下列 2 项中的 1 项:①高雄激素表现或高雄激素血症;②超声表现为 PCOS。疑似 PCOS 还必须逐一排除其他可能引起高雄激素的疾病和引起排卵异常的疾病才能确诊,具体详见鉴别诊断。

(2)青春期 PCOS 的诊断标准:诊断必须同时符合以下 4 个标准。①初潮后月经稀发持续至少 2 年或闭经;②高雄激素血症或高雄激素的临床表现;③超声表现为 PCOS;④排除类似疾病。

2.鉴别诊断

(1)先天性肾上腺皮质增生:最常见的为 21-羟化酶缺陷导致,经典型的 21-羟化酶缺陷症因其特征性的临床表现(如出生阴蒂肥大、身高过早突增、最终身高矮、失盐、皮肤发黑等)容易与 PCOS 鉴别,而非经典型 21-羟化酶缺陷症由于临床表现不典型容易误诊为 PCOS,两者的鉴别主要依赖基础状态下 ACTH 兴奋后的 17-羟基黄体酮(17-OHP)的测定。基础 17-OHP<2 ng/mL 可排除 21-羟化酶缺陷症;若基础 17-OHP>10 ng/mL 则诊断为先天性肾上腺皮质增生;若基础 17-OHP 在 2~10 ng/mL,需要进行 ACTH 兴奋试验,若兴奋后 60 分钟17-OHP＞10 ng/mL 则可诊断为先天性肾上腺皮质增生。除此以外,11β-羟化酶缺陷症、3β-类固醇脱氢酶缺陷症也可表现为女性男性化,需与 PCOS 相鉴别。11β-羟化酶缺陷症除了女性男性化以外,还可表现为高血压、低血钾、低肾素、低醛固酮;3β-类固醇脱氢酶缺陷症可表现为女性轻度男性化、脱氢表雄酮升高、17-OHP 降低、睾酮降低、ACTH 升高、肾素升高、醛固酮降低。

(2)皮质醇增多症:皮质醇增多症由肾上腺皮质分泌过量的糖皮质激素所致。对怀疑有皮质醇增多症者,可通过测定皮质醇节律、24 小时尿游离皮质醇及 1 mg 或 2 mg 地塞米松抑制试验进行筛查。

(3)卵巢或肾上腺肿瘤:对于快速出现的男性化表现,特别是睾酮、硫酸脱氢表雄酮明显升高的患者,应注意进一步完善肾上腺、盆腔的 CT 或 MRI 检查以排除卵巢或肾上腺的肿瘤。

(4)高 PRL 血症:部分 PCOS 患者可有血 PRL 轻度升高,若血清 PRL 反复持续增高,应进行相应的病因鉴别(如催乳素瘤等)。

(5)甲状腺疾病:根据临床表现和甲状腺功能测定(FT_3、FT_4、TSH 及抗甲状腺自身抗体),并结合甲状腺超声检查可进行诊断。

(6)早发性卵巢功能不全:年龄＜40 岁,可伴有慢性不排卵、不孕、多毛、肥胖等,患者会出现类似围绝经期的症状,血 FSH 及 LH 水平升高,雌激素水平低下,则考虑此诊断。超声检查往往提示卵巢体积减小,窦卵泡数量减少,无多囊样改变。

(7)功能性下丘脑性闭经:通常血清 FSH、LH 低下或正常、FSH 水平高于 LH 水平,雌二醇相当于或低于早卵泡期水平,无高雄激素血症,在闭经前常有快速减重或精神心理障碍等诱因。

(四)西医治疗

1.生活方式干预

推荐低热量饮食、规律运动控制体重、规律生活作息。

2.调整月经周期

调整月经周期治疗方法适用于青春期、育龄期无生育要求、因排卵障碍引起月经紊乱的患者。对于月经稀发但有规律排卵的患者,如无生育或避孕要求,周期长度<2个月,可观察随诊,无需用药。

药物选择有以下几种。

(1)周期性孕激素:青春期、围绝经期 PCOS 首选,也可用于育龄期有妊娠计划的 PCOS 患者,首选地屈孕酮或天然孕激素,优点是不抑制卵巢轴的功能或抑制较轻,更适合于青春期患者,对代谢影响小。缺点是无降低雄激素、治疗多毛及避孕的作用。

(2)短效复方口服避孕药:不仅可调整月经周期、预防子宫内膜增生,还可使高雄激素症状减轻,可作为育龄期无生育要求的 PCOS 患者的首选;青春期患者酌情可用;围绝经期可用于无血栓高危因素的患者,但应慎用,不作为首选;首选炔雌醇环丙孕酮片(月经3~5天开始服用,连续服用 21 天),6 个周期后停药观察,症状复发后可再用药(如无生育要求,育龄期推荐持续使用);合并重度肥胖、糖脂代谢紊乱的,联合二甲双胍/吡格列酮,用药时需注意药物的禁忌证。

(3)雌孕激素周期序贯治疗:极少数 PCOS 患者胰岛素抵抗严重、雌激素水平较低、子宫内膜薄,以及单一孕激素治疗后子宫内膜无撤药出血反应,需要采取雌孕激素序贯治疗。此治疗方法也用于雌激素水平偏低、有生育要求或有围绝经期症状的 PCOS 患者。月经周期 1~28 天可口服戊酸雌二醇/补佳乐 1~2 mg/d,月经周期的14~28 天加用地屈孕酮/达夫通 10~20 mg/d。

3.缓解高雄激素症状

缓解高雄激素症状是青春期和育龄期 PCOS 患者出现高雄激素血症及多毛、痤疮的首选治疗方法。对于有高雄激素临床表现的初潮前女孩,建议乳房发育≥Tanner 4 级可药物治疗。

(1)达英 35:治疗痤疮一般用药 3~6 个月可见效;如为治疗性毛过多,服药至少需要 6 个月才显效,这是由于体毛的生长有固有的周期;停药后可能复发。有中、重度痤疮或性毛过多,要求治疗的患者也可到皮肤科就诊,配合相关的药物局部治疗或物理治疗。

(2)螺内酯:适用于口服避孕药治疗效果不佳、有口服避孕药禁忌或不能耐受口服避孕药的高雄激素患者。每天剂量 50～200 mg(内分泌共识:60～100 mg),推荐剂量为 100 mg/d,至少使用 6 个月才见效。但在大剂量使用时,需注意高钾血症,建议定期复查血钾。育龄期患者在服药期间建议采取避孕措施。

4.改善代谢

改善代谢适用于合并胰岛素抵抗、糖代谢异常、肥胖或脂肪肝的患者。

(1)青春期患者合并胰岛素抵抗或糖代谢异常者:如果饮食运动干预效果欠佳,建议加用二甲双胍(最大剂量 1 500 mg/d,疗程至少3 个月);合并超重或肥胖者,体重下降幅度<基础体重的 5%,建议在二甲双胍基础上联用奥利司他。

(2)育龄期非孕期患者合并糖代谢异常非孕期:不论肥胖与否,PCOS诊断成立后即可开始二甲双胍治疗(小剂量开始,逐渐加量,非肥胖患者 1 000～1 500 mg/d,肥胖患者 2 000～2 500 mg/d,疗程 3～6 个月);若胰岛素抵抗或糖代谢异常明显改善,备孕患者建议用至确诊妊娠;若治疗 3～6 个月没有效果,考虑联合应用吡格列酮/阿卡波糖,用药期间避孕。肥胖患者生活方式干预效果不理想时,推荐二甲双胍治疗(疗程 3～6 个月,体重下降幅度小于原体重的 5%),若效果不理想,联合应用奥利司他/代谢手术[身体质量指数(BMI)>35 或BMI>30 合并 1 项以上合并症];脂肪肝伴肝酶升高<3 倍正常值,建议仅用胰岛素增敏剂;>3 倍正常值建议先保护肝脏。

二、中医对 PCOS 的认识

(一)概述

根据 PCOS 发病特征,本病属中医学"不孕症""闭经""月经后期""月经过少""癥瘕"等范畴。中医学认为本病多因禀赋不足,饮食失调,情志失畅,肾、肝、脾三脏功能失调,导致气滞、痰湿、瘀血阻滞胞宫脉络,痰湿气血互结为癥积,故卵巢呈多囊样改变;胞宫阻滞或胞宫失养,不能主司月经,也不能摄精成孕;痰浊壅盛,膏脂充溢,则见形体肥胖；湿从内生，久而郁热，湿热郁滞肌肤，肌肤气血不利，可致痤疮、多毛。

(二)辨证分型及治疗

PCOS 中医证型主要集中在肾虚证、肝郁证、痰湿证、血瘀证，临床往往虚实夹杂，总结如下。

1.痰湿阻滞

症状：月经后期，质稀，色淡，量少，甚至闭经，婚后不孕，形体肥胖；带下量多，面额痤疮，四肢多毛，疲乏倦怠，胸闷，嗜睡，头晕，舌体淡胖，有齿痕，苔厚腻或白腻，脉沉滑。

证候分析：患者因素体肥胖或嗜食油腻，脾虚水液难以周流，聚而为湿、为痰、为饮，蓄于体内，其形自肥；痰浊壅盛，膏脂充溢，痰湿气血互结为癥积，故卵巢呈多囊性改变；痰湿下注，阻滞经络胞宫，胞宫失养，不能主行月经，也不能摄精成孕。

治法：健脾祛湿，化痰调经。

方药：苍附导痰汤加减。

处方：黄芪、党参、茯苓、香附、苍术、炒白术、陈皮、川芎、泽兰、枳壳、制胆南星、甘草等。

2.肾(阳)虚痰瘀

症状：月经稀少，闭经，不孕，肥胖；多毛，头昏，腰酸，白带少，便溏，乏力，多痰，怕冷，舌淡胖，脉细。

证候分析：肾阳虚气化无力，水液蒸腾不行，水湿内停，痰湿膏脂内积，发为肥胖；痰湿滞久化瘀，痰瘀壅塞胞宫，互结为癥积，故卵巢呈多囊性改变；肾气虚日久，冲任血海失濡，卵泡不生或无力推动，症见月经延期/闭经、量少色暗等症状；肾阳虚衰，胞宫寒冷，振奋不足，无以摄精，而难得子。

治法：温补肾阳，活血调经。

方药：补肾调经方加减。

处方：菟丝子、熟地黄、山茱萸、肉苁蓉、淫羊藿、紫石英、当归、白芍、香附、山药、白术、党参、丹参、仙茅、三棱、莪术、泽兰等。

3.肝郁肾(阴)虚血瘀

症状:月经渐起量少甚至闭经,不孕,多毛,痤疮;头晕,腰酸,郁郁寡欢,带下量少或无,阴道干涩疼痛,乳房胀痛,心烦,经行腹痛,舌暗红,苔白或少苔,脉弦细。

证候分析:女子以肝为用,情志不遂,肝气郁滞,疏泄失常,肝藏血,冲为血海,气血运行障碍而致冲任气血失序,血瘀胞宫则表现为月经后期、闭经、不孕;冲任闭塞,经血不通,血余则毛生,表现为多毛;肾为先天之本,肾气亏虚,元精亏耗,肾水枯竭,血脉不盈,血虚日久而瘀;瘀血阻滞冲任,胞宫失养则见月经后期、闭经、不孕;肾阴不足,真阴亏损,肝肾同源,水不涵木,肝火犯肺,郁火蒸腾于头面则表现为痤疮。

治法:疏肝补肾,活血调经。

方药:选用滋肾清肝方加减。

处方:熟地黄、山茱萸、续断、菟丝子、当归、赤芍、白芍、山药、白术、茯苓、柴胡、栀子、牡丹皮、炙甘草、陈皮等。

第二节　围绝经期综合征

一、西医对围绝经期综合征的认识

(一)定义

围绝经期综合征是指妇女在绝经前后由于卵巢功能衰竭引起的一系列以自主神经系统功能紊乱为主,伴有神经心理症状的一组症候群,又称更年期综合征,中医称为经断前后诸证。

(二)诊断及鉴别诊断

1.诊断要点

(1)病史:40~60岁的妇女,出现月经紊乱、停闭,或有手术切除双侧卵巢及其他因素损伤双侧卵巢功能病史。

(2)症状。①月经改变:月经紊乱,如月经先期、月经量多或量少、经期延长、崩漏、月经后期、闭经。②血管舒缩症状:烘热汗出、眩晕、心悸等。③精神症状:烦躁易怒,情绪抑郁,失眠多梦,健忘多疑等。④泌尿生殖系统症状:绝经后期可出现尿频、尿急或尿失禁,阴道干涩,灼热,阴痒,性交疼痛,易反复发作膀胱炎。⑤皮肤症状:皮肤干燥,瘙痒,感觉异常或有蚁行感。⑥骨、关节、肌肉症状:绝经后期可出现肌肉、关节疼痛,腰背、足跟酸痛,易骨折等。

(3)体征:绝经后期妇科检查可见外阴及阴道萎缩,阴道分泌物减少,阴道皱襞消失,宫颈、子宫可有萎缩。

(4)辅助检查。①阴道细胞学图片:阴道脱落细胞以底、中层细胞为主。②生殖内分泌激素测定:绝经过渡期血 FSH>10 U/L,提示卵巢储备功能下降;闭经,FSH>40 U/L 且雌二醇<10 pg/mL,提示卵巢功能衰竭。

2.鉴别诊断

(1)高血压:舒张压及收缩压持续升高,常合并心、脑、肾等器官病变,围绝经期综合征患者血压不稳定,呈波动状态。

(2)冠状动脉粥样硬化心脏病:心电图异常,胸前区疼痛,服用硝酸甘油症状可缓解,而围绝经期综合征患者胸闷、胸痛时服用硝酸甘油无效。

(3)甲亢:甲亢患者血 TSH 降低,FT_3、FT_4升高,而更年期患者甲状腺功能正常。

(4)更年期精神障碍:更年期精神障碍患者以精神症状为最主要临床表现,往往较围绝经期综合征者的精神症状严重。

(三)西医治疗

1.健康管理

(1)合理饮食:包括建议全谷物纤维、足量蔬菜和水果、每周2次鱼类食品、控糖(≤50 g/d)、少油(25~30 g/d)、限盐(≤6 g/d)、限酒(酒精量≤15 g/d)、戒烟、足量饮水(约 1 500 mL/d)。

(2)每周 5 次规律有氧运动,每次 30 分钟左右,另加 2~3 次抗阻运动。

（3）定期体检。

2.绝经激素治疗

（1）适应证：存在绝经相关症状、生殖泌尿道萎缩相关问题、低骨量及骨质疏松症可尽早启动绝经激素治疗。

（2）禁忌证：已知或怀疑妊娠、原因不明的阴道出血、已知或可疑乳腺癌、已知或可疑患有性激素依赖性恶性肿瘤、最近6个月患活动性静脉或动脉血栓栓塞性疾病、严重肝肾功能不全、血卟啉病、耳硬化症、现患脑膜瘤（禁用孕激素）。

（3）慎用情况：子宫肌瘤、子宫内膜异位症、子宫内膜增生症、有血栓形成倾向、胆囊疾病、系统性红斑狼疮、有乳腺良性疾病及乳腺癌家族史、癫痫、偏头痛、哮喘。

（4）绝经激素治疗常用方案。①单孕激素补充方案：适用于绝经过渡期早期，调整卵巢功能衰退过程中的月经问题。如地屈孕酮10～20 mg/d，于月经或撤退性出血的第14天起，使用10～14天；或宫腔内放置左炔诺孕酮宫内节育器，后者尤其适合有子宫内膜增生的患者。②单雌激素补充方案：适合用于子宫已经切除的妇女，通常连续应用。有口服和经皮两种给药方式，前者如戊酸雌二醇0.5～2.0 mg/d；经皮的有半水合雌二醇每7天贴0.5～1.0贴。③雌孕激素周期序贯方案：适用于有完整子宫、围绝经期或绝经后仍希望有月经样出血的妇女。如戊酸雌二醇片/雌二醇环丙黄体酮片，1片/天，共21天；也可采用连续口服或经皮雌激素21～25天，后10～14天加用孕激素，然后停药3～7天，再开始下一周期。④替勃龙：1.25～2.50 mg/d，连续应用。⑤阴道局部雌激素应用：为改善绝经生殖泌尿综合征的首选治疗方式，雌三醇软膏，1次/天，连续使用2周，症状缓解后改为2次/周，长期应用应该监测子宫内膜。

二、中医对围绝经期综合征的认识

（一）辨证要点

围绝经期综合征以肾虚为本，常影响到心、肝、脾等脏腑，辨证注意有无水湿、痰浊、瘀血之兼夹证。

(二)辨证分型及治疗

1.肝肾阴虚

症状:月经紊乱,经色鲜红;烘热汗出,眩晕耳鸣,目涩,五心烦热,口燥咽干,失眠多梦,健忘,腰膝酸痛,阴部干痒,皮肤干燥、瘙痒、感觉异常,尿黄便秘;舌红少苔,脉细数。

治法:滋养肝肾,育阴潜阳。

方药:杞菊地黄丸加减。

处方:枸杞子、菊花、熟地黄、山药、山茱萸、牡丹皮、茯苓等。

2.肾虚肝郁

症状:月经紊乱,红热汗出,精神抑郁,胸闷叹息,烦躁易怒,睡眠不安,大便时干时溏;舌质红,苔薄白或薄黄,脉沉弦或细弦。

治法:滋肾养阴,疏肝解郁。

方药:一贯煎加减。

处方:地黄、北沙参、麦冬、当归、枸杞子、川楝子等。

3.心肾不交

症状:月经紊乱,烘热汗出,心悸怔忡,心烦不宁,失眠健忘,多梦易醒,腰膝疲软,精神涣散,思维迟缓;舌红,少苔,脉细(数)。

治法:滋阴降火,补肾宁心。

方药:选用天王补心丹方去人参、朱砂,加太子参、桑椹。

处方:玄参、当归、天冬、麦冬、丹参、茯苓、五味子、远志、桔梗、酸枣仁、地黄、柏子仁、太子参、桑椹等。

4.肾阴阳两虚

症状:绝经前后,月经紊乱,经色暗或淡红,时而烘热,时而畏寒;自汗,盗汗,头晕耳鸣,失眠健忘,腰背冷痛,足跟痛,水肿便溏,小便频数;舌淡,苔白,脉沉细弱。

治法:补肾,调补冲任。

方药:二仙汤合二至丸加减。

处方:仙茅、淫羊藿、巴戟天、黄柏、知母、当归、女贞子、墨旱莲。

第三节 早发性卵巢功能不全

一、西医对早发性卵巢功能不全的认识

(一)定义

早发性卵巢功能不全(premature ovarian insufficiency,POI)是指女性在40岁以前出现卵巢功能减退,主要表现为月经异常(闭经、月经稀发或频发)、促性腺激素水平升高(FSH>25 U/L)、雌激素水平波动性下降。根据是否曾经出现自发月经,将POI分为原发性POI和继发性POI。其他相关概念如下。

1.卵巢早衰

女性40岁以前出现闭经、促性腺激素水平升高(FSH>40 U/L)和雌激素水平降低,并伴有不同程度的围绝经期症状,是POI的终末阶段。

2.卵巢储备功能减退

卵巢储备功能减退指卵巢内卵母细胞的数量减少和/或质量下降,同时伴有抗苗勒氏管激素(anti Müllerian hormone,AMH)水平降低、窦卵泡数减少、FSH水平升高。患者生育力降低,但不强调年龄、病因和月经状态。

(二)病因

POI的常见病因包括遗传因素、医源性因素、免疫因素、环境因素等。目前,半数以上的POI患者病因不明确,称为特发性POI。

1.遗传因素

遗传因素占POI病因的20%~25%,包括染色体异常和基因变异。10%~13%的POI患者存在染色体数量或结构异常,散发性POI患者的染色体异常率高于家族性患者,原发性POI患者染色体异常率显著高于继发性POI患者。

2.医源性因素

常见的医源性因素包括手术、放射治疗和化学治疗。手术引起卵巢组织缺损或局部炎症,影响卵巢血液供应而导致POI。化学治疗药物可诱导卵母细胞凋亡或破坏颗粒细胞功能,对卵巢功能的损害与药物种类、剂量及年龄有关。放射治疗对卵巢功能的损害程度取决于剂量、照射部位及患者年龄。患者年龄越大,放射治疗的耐受性越差,越易发生POI。

3.免疫及其他因素

自身免疫功能失调可能造成卵巢功能损伤,但是免疫因素究竟是原因还是结果目前尚无定论。部分POI患者伴有自身免疫性疾病,其中自身免疫性甲状腺疾病、原发性肾上腺皮质功能退减症与POI的关系最为密切。不良的环境因素、不良生活方式(包括不良嗜好)也可能影响卵巢功能。

(三)临床表现

患者可有1种或多种以下表现。

1.症状

(1)月经改变:原发性POI表现为原发性闭经。继发性POI随着卵巢功能逐渐衰退,先后会出现月经周期缩短或不规律、经量减少、月经稀发、闭经等。从卵巢储备功能下降至功能衰竭,可有数年的过渡时期,临床异质性很高。少数妇女可出现无明显诱因的月经突然终止。

(2)生育力减退或不孕:生育力显著下降;在卵巢储备功能减退的初期,由于偶发排卵,仍然有5%～10%的妊娠机会,但自然流产和胎儿染色体畸变的风险增加。

(3)雌激素水平降低的表现:原发性POI表现为女性第二性征不发育或发育差。继发性POI可有潮热出汗、生殖道干涩灼热感、性欲减退、骨质疏松症、骨痛、骨折、情绪和认知功能改变、心血管症状如心律失常等。

(4)其他伴随症状:其他伴随症状因病因而异,如心血管系统发育缺陷、智力障碍、性征发育异常、肾上腺和甲状腺功能减退、复发性流产等。

2.体征

原发性 POI 患者可存在性器官和第二性征发育不良、体态和身高发育异常。不同病因可导致不同受累器官的病变,出现相应的伴随体征。继发性 POI 患者可有乳房萎缩、阴毛腋毛脱落、外阴阴道萎缩表现。

3.辅助检查

(1)基础内分泌检测:至少 2 次血清基础 FSH>25 U/L(在月经周期的 2~4 天,或闭经时检测,2 次检测间隔 4 周);同时,血清雌二醇水平因 POI 早期卵泡的无序生长而升高[>183 pmol/L(即 50 pg/mL)],继而降低。

(2)经阴道超声检查:双侧卵巢体积较正常小;双侧卵巢直径 2~10 mm 的窦卵泡数之和<5 个。

(3)血清 AMH 检测:血清 AMH ≤ 7.85 pmol/L(即 1.1 ng/mL)。青春期前或青春期女性 AMH 水平低于同龄女性 2 倍标准差,提示 POI 的风险增加。

(4)遗传、免疫相关的检查:包括染色体核型分析、甲状腺功能、肾上腺抗体等。

(四)诊断

1.诊断标准

(1)年龄<40 岁。

(2)月经稀发或停经至少 4 个月。

(3)至少 2 次血清基础 FSH>25 U/L(间隔>4 周)。亚临床期 POI 患者的 FSH 水平在 15~25 U/L,属高危人群。

2.病因诊断

结合病史、家族史、既往史、染色体,以及其他相关检查的结果进行遗传性、免疫性、医源性、特发性等病因学诊断。

(五)鉴别诊断

需与以下情况相鉴别:妊娠、生殖道发育异常、完全性雄激素不敏感综合征、Asherman 综合征、PCOS、甲状腺疾病、空蝶鞍综合征、中枢神经系统肿瘤、功能性下丘脑性闭经、卵巢抵抗综合征等。

(六)西医治疗

POI 的发病机制尚不明确,目前尚无有效的方法恢复卵巢功能,常激素替代治疗。

1.HRT

激素补充治疗(hormone replacement therapy,HRT)不仅可以缓解低雌激素症状,而且对心血管疾病和骨质疏松症起到一级预防作用。若无禁忌证,POI 患者均应给予 HRT。由于诊断 POI 后仍有妊娠的机会,对有避孕需求者可以考虑 HRT 辅助其他避孕措施,或应用卵巢抵抗综合征;有生育要求者则应用天然雌激素和孕激素补充治疗。与卵巢抵抗综合征相比,HRT 对骨骼及代谢有利的证据更充分。

(1)原发性 POI:当 POI 发生在青春期前时,患者无内源性雌激素,从青春期至成年期必须进行持续治疗,以利于青春期发育。因大剂量雌激素可加速骨骼成熟,影响身高,建议在结合患者意愿的情况下,从 12~13 岁、小剂量开始进行雌激素补充。起始剂量可为成人剂量的 1/(8~4),模拟正常的青春期发育过程。必要时可联合使用 GH,促进身高的生长。根据骨龄和身高的变化,在 2~4 年逐渐增加雌激素剂量;有子宫并出现阴道流血者应开始加用孕激素以保护子宫内膜,无子宫者单用雌激素即可。当身高不再增长时,有子宫的 POI 患者转为标准剂量雌孕激素序贯治疗(参照后文的"继发性 POI")。治疗期间应监测骨龄和身高的变化,对于骨骺一直未闭合的患者,在达到理想身高后,应增加雌激素剂量,促进骨骺愈合而使身高增长停止。

(2)继发性 POI:治疗原则、适应证、禁忌证和慎用情况参考本章第二节围绝经期综合征。POI 患者绝经早,长期缺乏性激素的保护,需长期用药;年轻、并发症少、风险低,是与自然绝经女性的最大区别。应遵循以下原则。①时机:在无禁忌证、评估慎用情况的基础上,尽早开始 HRT。②持续性:鼓励持续治疗至平均的自然绝经年龄,之后可参考绝经后的 HRT 方案继续进行。③剂量:使用标准剂量,不强调小剂量,根据需求适当调整。国外推荐的标准雌激素剂量是口服 17β-雌二醇 2 mg/d、经皮雌二醇 75～100 μg/d 或口服炔雌醇 10 μg/d。国内常用的雌激素剂量是口服雌二醇 2 mg/d、结合雌激素 0.625 mg/d 或经皮雌二醇 50 μg/d。④方案:有子宫的 POI 患者雌激素治疗时应添加孕激素,推荐雌孕激素序贯疗法,配伍孕激素的剂量建议为每周期口服地屈孕酮 10 mg/d,服用 12～14 天;或微粒化天然黄体酮 200 mg/d(口服或阴道置药),12～14 天。通常患者对复方制剂的依从性优于单方制剂配伍,雌二醇片/雌二醇地屈孕酮(2/10)片有一定的优势。无子宫或已切除子宫者可单用雌激素。如仅为改善泌尿生殖道萎缩症状时,可经阴道局部补充雌激素。⑤药物:POI 患者需要 HRT 的时间较长,建议选用天然或接近天然的雌激素(17β-雌二醇、戊酸雌二醇、结合雌激素等)及孕激素(微粒化黄体酮胶丸或胶囊、地屈孕酮),以减少对乳腺、代谢及心血管等方面的不利影响。现有的数据显示,地屈孕酮相对于其他合成孕激素,不增加乳腺癌的发生风险。⑥随访:治疗期间需每年定期随访,以了解患者用药的依从性、满意度、不良反应,必要时调整用药方案、药物种类、剂量、剂型。

2.非激素治疗

对于存在 HRT 禁忌证、暂时不愿意或者暂时不宜接受 HRT 的 POI 患者,可选择其他非激素制剂来缓解低雌激素症状。

(1)植物类药物:包括黑升麻异丙醇萃取物、升麻乙醇萃取物,作用机制尚未完全明确。

(2)植物雌激素:指植物中存在的非甾体雌激素类物质,主要为杂环多酚类,其雌激素作用较弱,长期持续服用可能降低心血管疾病风险、改善血脂水平、改进认知能力。

(3)中医药:包括中成药、针灸、耳穴贴压、按摩、理疗等,其辅助治疗作用仍有待临床证据证实。

目前,POI 非激素治疗的临床证据非常有限,尚不能作为 HRT 的替代方案,仅作为辅助治疗或暂时性的替代治疗。

二、中医对早发性卵巢功能不全的认识

(一)病因病机

POI属于中医"闭经""血枯""月经过少""月水不通""不孕症""年未老经水断""产后虚赢"等范畴,认为POI病机为冲任气血阴精亏虚为主,虚多实少,临床分为气血亏虚、肝肾阴虚、脾肾亏虚、阴阳两虚、肾虚血瘀、肝郁痰湿等证型;治疗以补虚泻实、虚实兼顾为总则,常用健脾疏肝、养肝填精、调补冲任等治法,选药侧重疏肝健脾、益肾填精、调冲任、补气血。

(二)辨证分型及治疗

1.气血亏虚

症状:月经量少,经期短,色淡或经闭,多梦心慌,面色萎黄,容颜憔悴,头晕眠差,精神萎靡,注意力不集中,乏力,动则气喘,心悸气短,舌质淡,苔薄,脉细弱。

治法:补气养血,调补冲任。

方药:圣愈汤、人参养荣汤、八珍汤加减。

2.肝肾阴虚

症状:月经周期延后,经量少渐至月经停闭,不孕,五心烦热,头晕目眩,腰膝酸痛,乏力,面部潮红,烘热汗出,多梦易醒,忧郁寡欢,耳鸣盗汗,双目干涩,视物昏花,带下量少,心烦易怒,舌质红,少苔,脉弦细数。

治法:培补肾元,滋阴养肝。

方药:大补元煎、一贯煎、杞菊地黄丸、二至丸等加减。

3.脾肾亏虚

症状:月经渐少直至停闭,小腹冷,腰背疼痛,食欲缺乏,肢倦乏力,纳少便溏,腰膝酸软,头晕耳鸣,足跟痛,面色无华,舌质淡、边有齿痕,苔薄白,脉沉细。

治法:健脾益气,补肾填精。

方药:无比山药丸、人参鳖甲汤、大补元煎、归肾丸加减。

4.阴阳两虚

症状:月经量少、渐闭,性欲淡漠,畏寒喜暖,足跟痛,腰背部疼痛,骨痛肢冷,腰膝酸软,倦怠无力,面色少华,舌质淡,脉沉细。

治法:滋阴温阳,益髓健骨。

方药:二仙汤、龟鹿二仙胶等。

5.肾虚血瘀

症状:月经闭停,不孕,腰膝酸软,胸胁乳房胀痛,烦躁易怒,头晕神疲,多因医源性损伤或病程较久引起,舌质紫暗、有瘀点,脉沉弦涩。

治法:补肾益气,活血化瘀,养血调经。

方药:益肾调经汤、宽带汤等加减。

6.肝郁痰湿

症状:月经量少、闭经,经前烦躁易怒,善太息,经行腹胀痛,身体偏胖,呕恶痰多,喜食肥甘厚味,倦怠懒卧,郁闷寡欢,胸胁乳房胀满或有乳腺结块,带下量多质黏无臭,面部虚浮,舌质淡胖,苔白腻,脉弦滑。

治法:疏肝解郁,健脾化痰祛湿。

方药:苍附导痰丸、越鞠丸等加减。

第四节　先天性肾上腺皮质增生症

一、西医对先天性肾上腺皮质增生症的认识

(一)概述

先天性肾上腺皮质增生症(congenital adrenal hyperplasia, CAH)是一组肾上腺皮质类固醇合成通路各阶段的各类催化酶缺陷引起,以皮质类固醇合成障碍为主的常染色体隐性遗传性疾病。按已知缺陷酶的种类,将 CAH 大致分为 6 个型,其中以 21-羟化酶缺

陷症(21-hydroxylase deficiency,21-OHD)最常见,占 $90\%\sim95\%$,所以本节主要讨论 21-OHD 的中西医诊治。

(二)临床表现

21-OHD 由 *CYP21A2* 基因突变引起,它编码 21-羟化酶(P450c21)。P450c21 催化 17-OHP 为 11-脱氧皮质醇和催化黄体酮为 11-脱氧皮质酮,两者分别为皮质醇和醛固酮的前体。P450c21 活性低下致皮质醇和醛固酮合成受损。皮质醇低下,经负反馈使ACTH 分泌增加,刺激肾上腺皮质细胞增生,以期增加皮质醇合成;但酶缺陷使皮质醇依然低下。因雄激素合成通路无缺陷,在高ACTH 刺激下,堆积的 17-OHP 和黄体酮向雄激素转化增多,产生了旁路代谢亢进的特征性后果,即高雄激素血症。雄激素升高显著程度依次为雄烯二酮、睾酮和脱氢表雄酮。盐皮质激素合成通路阻滞使黄体酮不能向醛固酮转化致醛固酮低下,致水盐平衡失调,可发生致命的失盐危象。临床按酶缺乏的严重程度,21-OHD 分为两大类型。

1.典型 21-OHD

典型 21-OHD 又分为失盐型(约占 75%)和单纯男性化型(约占 25%)。

(1)失盐型:表现为低钠血症和低血压,新生儿通常在出生后2 周内出现盐耗危象和低血压,盐耗危象的临床症状和体征包括进食不良、呕吐、发育不良、嗜睡和败血症样症状,显著增加新生儿的死亡率。

(2)单纯男性化型:表现为女性胎儿男性化,如阴蒂增大、阴唇融合和泌尿生殖窦的发育,导致出生时的性别模糊,甚至不适当的性别分配。男性在出生时是表型正常的,有可能不被诊断;此类患者可能在儿童早期就出现假青春期的症状,如性早熟、阴毛发育或由于雄激素过多导致的过早生长加速。如果不治疗,这种性类固醇的产生会刺激骨骺过早闭合,影响患者成年后身高。

2.非典型 21-OHD

非典型 21-OHD 也称作迟发型,是临床上最常见的 CAH 类型,临床症状轻微、缺乏特异性、早期可无任何症状,患者出生时外生殖器正常,仅有雄激素增多表现,如女性表现为多毛、痤疮、月经异常、不孕等,男性表现为性早熟、生育能力下降等。临床容易漏诊、误诊。

(三)诊断流程

1.血清 17-OHP

17-OHP 升高是 21-OHD 的特异性诊断指标和主要监测指标,推荐早晨空腹 8 点前采血,月经规律的女性在卵泡早期检查,检查方法为液相色谱-质谱联用方法。21-OHD 诊断界限为基础17-OHP$>$10 ng/mL,排除界值为$<$2 ng/mL,若在 2～10 ng/mL 为临界值,需做 ACTH 激发试验。行 ACTH 激发试验后,21-OHD 诊断界值不变,同样是 17-OHP$>$10 ng/mL。ACTH 激发试验方法:0.25 mg ACTH 静脉用药,观察基础状态和刺激后 60 分钟的血皮质醇、17-OHP。

2.基因分型

若 ACTH 激发试验结果模棱两可、ACTH 试验无法准确进行(如糖皮质激素治疗者)或用于遗传咨询时,建议行基因分型。

3.其他检查

可伴以下检查的异常。

(1)基础血清皮质醇低下,伴 ACTH 升高。

(2)血清各雄激素指标升高。

(3)血浆肾素升高,醛固酮低下。

(4)肾上腺 B 超或 CT 等影像学检查提示肾上腺皮质增生。

(四)西医治疗

1.肾上腺皮质激素替代治疗

肾上腺皮质激素相对不足是 CAH 的共同特点,ACTH 反馈性增加刺激肾上腺皮质过度增生,外源性补充肾上腺皮质激素可满足体内皮质激素的需求,又可反馈性抑制下丘脑-垂体-肾上腺轴,改善肾上腺增生症状。

适用人群:经典 CAH 患者、有看重高雄激素血症的患者或不孕症的非经典 CAH 患者。

药物选择:不同的糖皮质激素适合的人群不同。对于婴幼儿,更适合应用氢化可的松/醋酸可的松;对于成年患者,更适合应用地塞米松;对于失盐型儿童患者,建议使用氟氢可的松;根据血 17-OHP、黄体酮、ACTH、24 小时尿游离皮质醇、睾酮、脱氢表雄酮、雄烯二酮、电解质等水平调整用药。患儿治疗期间需要监测身高、体重、血压,密切观察生长速率,对 1 岁以上的患儿进行骨龄监测。

2.外科手术治疗

外科手术治疗包括外生殖器矫正(如女性患者阴蒂肥大)。

二、中医对非经典 21-OHD 的认识

根据非经典 21-OHD 的临床表现,本病属中医学"不孕症""闭经""月经后期""月经过少"等范畴。中医学认为本病多因禀赋不足、肾、肝、脾功能失调,导致气滞、痰湿、瘀血阻滞胞宫脉络,胞宫阻滞或胞宫失养,不能主行月经,也不能摄精成孕;湿从内生,久而郁热,湿热郁滞肌肤,肌肤气血不利,可致痤疮、多毛。辨证施治基本与 POCS 类似,故不再赘述。

第五节 特发性低促性腺激素性性腺功能减退症

一、西医对特发性低促性腺激素性性腺功能减退症的认识

(一)定义

因先天性下丘脑 GnRH 神经元功能受损,GnRH 合成、分泌或作用障碍,导致垂体分泌促性腺激素减少,进而引起性腺功能不足,称为特发性低促性腺激素性性腺功能减退症(Idiopathic hypogonadotropic hypogonadism,IHH),又称先天性低促性腺激素性性腺功能减退症。临床根据患者是否合并嗅觉障碍将 IHH 细分为两大类:伴有嗅觉受损者称为卡尔曼综合征和嗅觉正常者称为嗅觉正常

的 IHH。国外数据显示,IHH 总体发病率为 1～(10/100 000),男女比为 5：1。

(二)临床表现

1.第二性征不发育和配子生成障碍

男性表现为童声、小阴茎、无阴毛生长、小睾丸或隐睾、无精子生成;女性表现为乳腺不发育、幼稚外阴和原发闭经。

2.骨骺闭合延迟

上部量/下部量<1,指间距>身高,易患骨质疏松症。

3.嗅觉障碍

因嗅球和嗅束发育异常,40%～60%IHH 患者合并嗅觉减退甚至丧失,不能识别气味。

4.其他表现

面中线发育缺陷,如唇裂、腭裂,孤立肾,短指/趾、并指/趾畸形,骨骼畸形或牙齿发育不良,超重和肥胖,镜像(连带)运动等。

(三)诊断

男性骨龄>12 岁或生物年龄≥18 岁,尚无第二性征出现和睾丸体积增大,睾酮水平≤3.47 nmol/L(100 ng/dL),促性腺激素(FSH 和 LH)水平低或正常;女性到生物年龄 14 岁尚无第二性征发育和月经来潮,雌二醇水平低,促性腺激素水平低或正常。有上述临床表现且找不到明确病因者,拟诊断本病。

因青春发育是一个连续变化的动态过程,因此 IHH 的诊断需综合考虑年龄、第二性征、性腺体积、激素水平和骨龄等诸多因素。14 岁尚无青春发育的男性,应进行青春发育相关检查。对暂时难以确诊者,应随访观察到 18 岁以后,以明确最终诊断。

1.病史

了解患者出生史,尤其是否存在臀位产、足先露或肩先露等难产史,是否有出生时窒息抢救史,有无青春期身高增长加速和 18 岁后仍有身高持续增长(提示骨骺闭合延迟),有无阴毛生长,从小能否识别气味,有无青春发育延迟、生育障碍或嗅觉障碍家族史,有无唇腭裂手术修复史。男性患者需询问阴茎勃起和遗精情况,以及有无隐睾手术史;女性患者需询问有无乳腺发育和月经来潮。

2.体检

对男性患者,应测定身高、上下部量、指间距、体重和 BMI、阴毛 Tanner 分期、非勃起状态阴茎长度和睾丸体积(一般用 Prader 睾丸计测量)。应重视睾丸体积在诊断 IHH 中的重要意义:隐睾或体积 $1\sim3$ mL,常提示 IHH 诊断;体积$\geqslant4$ mL,提示青春发育延迟或部分性 IHH。对女性患者,应测定身高、乳腺和阴毛 Tanner 分期和外阴发育成熟度。

3.辅助检查

(1)一般检查:肝肾功能、血尿常规等实验室检查,以排除慢性系统性疾病或营养不良所导致的青春发育延迟。

(2)性激素测定:FSH、LH、睾酮、雌二醇、黄体酮。重视基础状态 LH 水平:LH 在 $0\sim0.7$ IU/L,提示 IHH;LH$\geqslant0.7$ IU/L,提示青春发育延迟或部分性 IHH。

(3)其他相关激素测定:GH/胰岛素样生长因子-1(IGF-1)、PRL、ACTH/皮质醇(8:00)/24 小时尿游离皮质醇、游离 T_4(FT_4)/TSH。

(4)影像学检查:鞍区 MRI 检查,以排除各种垂体和下丘脑病变;骨密度、双肾超声检查和骨龄测定。骨龄是衡量生长发育的重要标尺,对疾病鉴别判断有重要价值。骨龄测定有多种方法,目前常用 G-P 图谱法,根据手掌和腕关节的骨骼形态来评定年龄,必要时加拍肘、踝、足跟和髂骨翼的 X 线片,用以帮助更准确地判定骨龄。正常男性骨龄达到 12 岁时,青春发育自然启动。IHH 患者或暂时性青春发育延迟者,骨龄一般落后生物学年龄 $2\sim3$ 年。暂时性青春发育延迟者,骨龄进展到 12 岁时就会自发启动青春发育;如骨龄>12 岁仍无青春发育迹象,且 LH、FSH 和睾酮水平低下,可确诊 IHH 而非暂时性青春发育延迟。

(5)戈那瑞林兴奋试验:静脉注射戈那瑞林 100 μg,0 分钟和 60 分钟时测定 LH 水平。对男性,60 分钟 LH$\geqslant12$ IU/L 提示下丘脑-垂体-性腺轴完全启动或青春发育延迟;60 分钟 LH$\leqslant4$ IU/L 提示性腺轴未启动,可诊断 IHH;60 分钟 LH 在 4～12 IU/L,提示性腺轴功能部分受损,需随访其变化。对女性,60 分钟 LH≥18 IU/L,提示性腺轴功能完全启动;60 分钟 LH≤6 IU/L 提示性腺轴未启动,可诊断 IHH;60 分钟 LH 在 6～18 IU/L,提示性腺轴功能部分受损。

(6)HCG 兴奋试验(可选):用来评价睾丸间质细胞功能,主要有 2 种方法为单次肌内注射 HCG 2 000～5 000 IU,测定 0 小时、24 小时、48 小时和 72 小时血睾酮水平;或肌内注射 HCG 2 000 IU,每周 2 次,连续 2 周,测定注射前、注射后的第 4 天、第 7 天、第 10 天、第 14 天睾酮水平。睾酮≥3.47 nmol/L(100 ng/dL)提示存在睾丸间质细胞,睾酮≥10.41 nmol/L(300 ng/dL)提示间质细胞功能良好。该试验可能存在假阴性,应慎重评估试验结果,必要时重复试验或试验性促性腺激素治疗 3 个月,观察睾酮水平变化。

(7)嗅觉测试:若不能鉴别酒精、白醋、水和香波等的气味,可拟诊卡尔曼综合征。嗅觉诱发电位和嗅球嗅束薄层 MRI 检查可客观评价嗅觉损伤程度和嗅球嗅束的发育状态。

IHH 筛查及治疗方案选择流程见图 5-1。

(四)鉴别诊断

1.多种腺垂体激素分泌障碍

除下丘脑-垂体-性腺轴功能受损外,患者可同时存在一种或多种其他腺垂体激素分泌缺陷,因此需筛查 PRL、GH-IGF-1 轴、TSH-FT_4 轴、ACTH-皮质醇轴功能。腺垂体发育不良、垂体柄中断综合征、垂体和下丘脑肿瘤,以及其他鞍区病变均可致腺垂体多种激素分泌不足。

2.体质性青春发育延迟

体质性青春发育延迟为暂时性青春发育延迟。绝大多数男孩在 14 岁之前出现青春发育表现。少数男孩青春发育时间会延迟到 14～18 岁,甚至更晚。虽然青春发育较晚,但他们成年后身高、性腺轴功能和骨密度均正常。体质性青春发育延迟可能和体形偏瘦或存在青春发育延迟家族史的遗传因素有关。如患者在骨龄达到 12 岁时,戈那瑞林兴奋试验中 60 分钟 LH≥8 IU/L,或曲普瑞林兴奋试验中 60 分钟 LH≥12 IU/L,提示体质性青春发育延迟。随访观察或小剂量睾酮补充,均为可选治疗方案。女性体质性青春发育延迟少见。

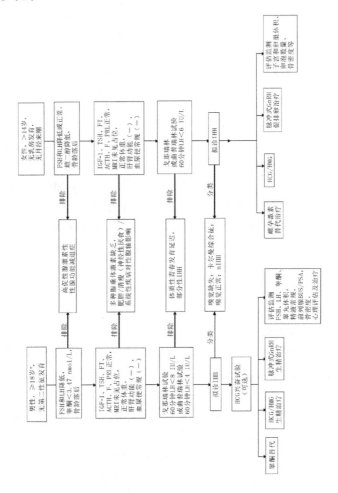

图 5-1　特发性低促性腺激素性 IHH 筛查及治疗方案选择流程

*14 岁尚无青春发育的男性,应进行青春发育相关检查。

FSH:促卵泡激素;LH:黄体生成素;IGF-1:胰岛素样生长因子-1;TSH:促甲状腺激素;FT₄:游离 T₄;ACTH:促肾上腺皮质激素;F:皮质醇;PRL:催乳素;nIHH:嗅觉正常的 IHH;HCG:绒毛膜促性腺激素;HMG:人绝经期促性腺激素;GnRH:促性腺激素释放激素;BUS:B 型超声检查;PSA:前列腺特异抗原。

3.营养状态对青春发育的影响

过度节食、长期腹泻等病因造成营养不良,会引起两性青春发育延迟或 IHH。神经性厌食是女性闭经常见原因。肥胖可致男性隐匿性阴茎和睾酮水平降低,易被误诊为 IHH。在肥胖患者,睾酮水平随着体重增加而降低,他们的促性腺激素水平和睾丸体积一般接近正常。饮食控制或胃肠道手术减轻体重后,睾酮水平可明显提高。

4.慢性系统性疾病对青春发育影响

肾病综合征、严重甲减、肝硬化、炎症性肠病等可致青春发育延迟,称为功能性青春发育延迟。处理或去除原发疾病后,青春发育可恢复正常。

5.合并有性腺轴功能减退的疾病或综合征

合并有性腺轴功能减退的各种疾病或综合征常见的有 Prader Willi 综合征,表现为极度肥胖和 IHH;DAX-1 基因突变,表现为先天性肾上腺发育不全和 IHH;Laurence Moon Biedl 综合征,表现为极度肥胖、糖尿病和 IHH。

6.部分性 IHH

下丘脑-垂体-性腺轴受损程度存在个体差异。有些患者可有自主性部分性第二性征发育,睾丸体积增大到 $4\sim10$ mL,有勃起和遗精,促性腺激素和睾酮水平低于正常值。这类患者的性腺轴功能将来可能会恢复到正常;对他们进行生精治疗,疗效优于完全性 IHH 患者。

7.儿童期 IHH

男性儿童往往在 18 岁后才能确诊 IHH。但一些儿童在幼年就呈现 IHH 特征性临床表现,如缺乏微小青春期(新生儿 $0\sim12$ 个月促性腺激素水平异常降低)、小睾丸(或隐睾)、小阴茎和嗅觉缺失。对这些儿童,可间断短期小剂量雄激素或 HCG 治疗,使阴茎发育始终接近同龄人,以减轻患儿和家长心理负担,同时应监测骨龄变化。

8.高促性腺激素性性腺功能减退症

各种原因导致的原发性性腺发育不良或功能衰竭,辅助检查提示性激素水平降低和促性腺激素水平明显升高。如女性 Turner 综合征(典型核型 45,XO),以矮小、多痣、肘外翻等多种畸形和青春不发育为特征;男性 Klinefelter 综合征(典型核型 47,XXY)以青春部分发育、男性乳腺发育和精子生成障碍为特征。

(五)西医治疗

1.男性 IHH 治疗

目前治疗方案主要有 3 种,包括睾酮替代、促性腺激素生精治疗和脉冲式 GnRH 生精治疗。3 种方案可根据患者下丘脑-垂体-性腺轴的功能状态,以及患者的年龄、生活状态和需求进行选择,并可互相切换。雄激素替代治疗可促进男性化,使患者能够完成正常性生活和射精,但不能产生精子;促性腺激素治疗可促进自身睾丸产生睾酮和精子;脉冲式 GnRH 治疗通过促进垂体分泌促性腺激素而促进睾丸发育。

(1)睾酮替代治疗:①IHH 确诊后若患者暂无生育需求,睾酮替代治疗可促进男性化表现。初始口服十一酸睾酮胶丸 40 mg,每天 1 次,或十一酸睾酮注射剂 125 mg 肌内注射,每月 1 次。6 个月后增加到成人剂量,十一酸睾酮胶丸,80 mg,每天2次,或十一酸睾酮注射剂 250 mg 肌内注射,每月 1 次。此方案逐渐增加睾酮剂量,模拟正常青春发育过程,让患者逐渐出现男性化表现,避免睾酮升高过快导致痛性勃起。②年龄<18 岁而因小阴茎就诊患者,短期小剂量睾酮治疗(十一酸睾酮胶丸,40 mg,每天 2 次,3 个月),有助于阴茎增大接近同龄人,一般不影响骨龄和成年最终身高。③口服十一酸睾酮胶丸,以乳糜微粒形式通过肠道淋巴管吸收,因此宜在餐中或餐后即刻服用。进食含有一定量脂肪的食物,有助于药物吸收。④十一酸睾酮注射制剂为油性制剂,深部肌内注射后,油滴内的十一酸睾酮被逐渐吸收入血,因此一次注射可维持较高睾酮水平达1 个月。⑤疗效,用药 6 个月后可有明显男性化表现,3 年后可接近正常成年男性水平。⑥随访,起始 2 年内,2~3 个月随访 1 次,监测第二性征、睾丸体积、促性腺激素和睾酮变化。此后可每年 1 次随诊。常规体检包括身高、体重、睾丸体积、促性腺激素、睾酮、前列腺

超声检查和前列腺特异抗原、血红蛋白和骨密度;如睾丸体积有进行性增大,应停药观察,警惕下丘脑-垂体-性腺轴功能逆转为正常的可能性。

(2)HCG/HMG 联合生精治疗。①适用人群:有生育需求的IHH 患者。②原理:HCG 和 LH 的 α 亚单位相同而 β 亚单位相似,可模拟 LH 对睾丸间质细胞产生刺激作用,促进睾酮产生。HMG含有 FSH 和 LH 成分。因此,HCG+HMG 联合肌内注射,可促进睾丸产生精子。③剂量和方案:先肌内注射 HCG 2 000~3 000 IU,每周 2 次,共 3 个月,期间调整 HCG 剂量,尽量使血睾酮维持在$10.41~17.35$ nmol/L(300~500 ng/dL);然后添加肌内注射 HMG75~150 IU,每周 2~3 次,进行生精治疗。为提高依从性,可将HCG 和 HMG 混溶于生理盐水(或注射用水)中肌内注射,每周2 次。④随访:间隔 2~3 个月随访 1 次,需监测血睾酮和 β-HCG 水平、睾丸体积和精液常规;70%~85%患者在联合用药 0.5~2.0 年产生精子。基因重组工程合成的 LH 和 FSH 纯度更高,患者可自行皮下注射,但价格昂贵,疗效和 HCG+HMG 联合治疗类似。⑤疗效预测因素:初始睾丸体积和治疗过程中睾丸体积增大的幅度是预测精子生成最重要指标。睾丸初始体积>4 mL 是生精治疗成功的有利因素,而隐睾(史)却正相反;既往雄激素治疗史,不影响生精疗效。⑥疗效不佳的处理:如治疗过程中睾酮水平均<3.47 nmol/L(100 ng/dL)或治疗 2 年睾丸期间体积无进行性增大且精液中不能检测到精子,可考虑停药或试用脉冲式 GnRH 治疗。⑦其他:有文献提示,在大量精子生成后,单用 HCG 可维持生精功能;当有大量精子生成时,如患者暂无生育需求,可行精子冻存;如长期治疗仅少量精子生成,且长时间妻子不能自然妊娠者,需借助辅助生育技术提高妊娠机会;如精液中未检测到精子,可尝试附睾或睾丸穿刺取精;成功生育后,如患者无再次生育计划,可切换到睾酮替代治疗方案。

(3)脉冲式 GnRH 生精治疗。①适用人群:有生育需求 IHH 患者,并且腺垂体存在足够数量的功能完整的促性腺激素细胞。②原理:通过微小泵脉冲式皮下注射 GnRH,模拟下丘脑生理性 GnRH 释放,促进垂体分泌促性腺激素,进而促进睾丸发育和精子生成。因此,腺垂体存在足够数量功能完好的促性腺激素细胞是治疗成功的前提。③起始剂量和随访:GnRH90 分钟 10 μg。带泵 3 天后,如血 LH≥1 IU/L,提示初步治疗有效;如 LH 无升高,提示腺垂体促性腺激素细胞缺乏或功能严重受损,治疗预后不佳。此后,每月随访 1 次,监测 FSH、LH、睾酮和精液常规,调整 GnRH 注射的剂量和频率,尽可能将睾酮维持在正常中值水平,稳定后可 3 个月随访 1 次,依据患者的具体情况调整药物剂量。④生精疗效:治疗 3 个月后就可能有精子生成。非隐睾患者 2 年精子生成率 100%。治疗过程中,睾丸体积逐渐增大提示预后良好。尽管文献报道脉冲式 GnRH 和 HCG/HMG 联合治疗生精治疗效果相似,但国内的治疗经验提示,脉冲式 GnRH 生精疗效优于 HCG/HMG 治疗,前者更接近生理状态。

2.女性 IHH 治疗

患者无生育需求时,给予周期性雌孕激素联合替代治疗,促进第二性征发育。患者有生育需求时,可行促性腺激素促排卵治疗或脉冲式 GnRH 治疗。

(1)雌孕激素替代治疗:尽量模拟正常青春发育过程补充性激素。参考方案有起始小剂量雌激素(戊酸雌二醇 0.5~1.0 mg,每天 1 次)6~12 个月;然后增加雌二醇剂量(戊酸雌二醇 2 mg,每天 1 次)6~12 个月;如乳腺发育和子宫大小(B 超检查)接近或达到成年女性水平,随后可行周期性雌孕激素联合治疗(戊酸雌二醇 2 mg,每天 1 次,治疗 11 天;戊酸雌二醇 2 mg+醋酸环丙孕酮 1 mg,治疗 11 天,停药期间可有撤退性阴道出血)。治疗的前 2 年,间隔 2~3 个月随访 1 次,观察乳腺和子宫大小变化。此后,应 6~12 个月随访 1 次。

(2)促排卵治疗:脉冲式 GnRH 治疗可诱导规律性月经和排卵,获得妊娠机会。GnRH90 分钟 10 μg;间隔 2~3 个月随访 1 次,监测促性腺激素、雌二醇、黄体酮、子宫体积、卵巢体积和卵泡数目;警惕卵巢过度刺激和卵泡破裂风险。患者也可在辅助生育专科医师指导下,行促性腺激素促排卵治疗,获卵子率近100%。

3.其他治疗相关的注意事项

(1)HCG治疗隐睾和小阴茎:2岁内儿童,HCG治疗可促进隐睾下降至阴囊,但有文献报道可造成睾丸损伤。在儿童,短期HCG治疗500～1 000 IU肌内注射每周2次,3个月,可通过促进睾丸产生雄激素而促进阴茎长大。用药期间要监测阴茎、血睾酮、身高和骨龄变化。

(2)下丘脑-垂体-性腺轴功能自主恢复正常:3%～20%的患者在长期治疗过程中,下丘脑-垂体-性腺轴功能可自主恢复到正常,称为逆转。临床表现为内源性促性腺激素水平逐渐升高,睾丸体积逐渐增大。如有生育计划,可切换到睾酮替代治疗方案,自主产生睾酮和精子。诊断时基础状态或曲普瑞林兴奋试验中较高的LH水平、基础睾丸体积相对较大是将来性腺轴功能发生逆转的重要指标。因此,在治疗过程中,必须监测睾丸体积和促性腺激素水平变化。针对内源性LH≥1 IU/L患者,应间断停药观察自主性性腺轴功能是否启动,必要时重复曲普瑞林兴奋试验评价下丘脑-垂体-性腺轴功能状态。

(3)遗传咨询:一旦患者致病基因诊断明确,可粗略推测子代患病风险。*KAL1*为X染色体连锁隐性遗传;*FGFR1*和*PROKR2*为常染色体显性遗传。大部分患者致病基因诊断并不明确,即使相同基因突变,性腺轴功能也可存在很大差异。由于基因型和临床表型之间的复杂关系,目前尚难以准确评估子代致病风险。

(4)常规补充钙和维生素D:间隔2～3年复查骨密度。长期补充睾酮,一般情况下骨密度可恢复至正常水平。

(5)心理评估及治疗:长期性腺轴功能减退和第二性征发育差可导致患者产生自卑心理,严重影响生活质量。补充雄激素或生精治疗后,随着第二性征发育及精子的生成,情绪会有所改善。因此,在诊治过程中要及时给予心理支持。

(6)睾酮对物质代谢的影响:与长期睾酮缺乏、肥胖、胰岛素抵抗及糖尿病的发生有关,睾酮替代治疗会增加胰岛素敏感性,降低C反应蛋白,从而改善血糖、血脂等代谢。因此,在诊疗过程中应常规监测血糖、血脂水平,鼓励患者保持良好的生活方式、维持理想体重。

二、中医对IHH的认识

(一)病因病机

IHH没有专门的中医病名,结合其临床表现,可归为"经枯""不月""经闭""阳痿"等,现代中医家对此病的治疗多为个案报道,缺乏大样本量的病例观察和系统论述,在治疗上多采用中西医结合方法治疗。中医认为天癸源于先天,藏之于肾,受肾气支配和制约,受后天水谷精微的滋养,作用于人体的生殖系统,促进人体的生长、发育和生殖。故结合历代中医家的经验,认为本病病位在脾肾,多因脾肾亏虚、气血不和所致。

(二)辨证分型及治疗

1.脾肾阳虚

(1)治法:温肾助阳,健脾益气。

(2)方药:右归丸加肉苁蓉、杜仲、淫羊藿、艾叶等。

2.肾精亏虚

(1)治法:补肾填精。

(2)方药:左归饮加紫河车、墨旱莲、女贞子、金樱子、地骨皮等。

3.肾阴阳两虚

(1)治法:阴阳双补,调补冲任。

(2)方药:二仙汤合二至丸加减。

(3)处方:仙茅、淫羊藿、巴戟天、黄柏、知母、当归、女贞子、墨旱莲。

第六章

常见代谢性疾病、肥胖症的中西医诊治

目前代谢性疾病的发病率日益升高,其带来的临床危害性日益严重,本章重点对糖尿病、脂代谢、嘌呤代谢、骨代谢、水电解质平衡及肥胖症等疾病的中西医诊治进行阐述。

第一节 糖 尿 病

一、西医对糖尿病的认识

(一)概述

糖尿病是由遗传因素和环境因素交互作用,致胰岛素分泌障碍和/或周围靶组织对胰岛素产生抵抗而造成持续性高血糖症,以及由于长期代谢紊乱引起全身组织器官损害的代谢性综合征。糖尿病急性代谢紊乱可致酮症酸中毒、高血糖高渗状态、乳酸酸中毒、低血糖而危及生命,而心脑血管等大血管病变,肾、眼等微血管病变,神经病变及糖尿病足等慢性并发症更是糖尿病致残或致死的主要原因,应及早进行防治。

糖尿病的分型包括 1 型糖尿病(T1DM)、T2DM、妊娠糖尿病及特殊类型糖尿病。我国糖尿病以 T2DM 为主,T1DM 和其他类型糖尿病少见,男性高于女性。

(二)病因病理

糖尿病主要发病机制是遗传因素和环境易感性,以及应激性的因素造成的各种改变,主要包括胰岛素缺乏和胰岛素抵抗。对于T2DM 的发生,早期由于肥胖、不爱运动、进食比较多,造成胰岛素抵抗加重;长期的胰岛素抵抗,可以造成胰岛细胞的破坏,造成胰岛素缺乏,进而出现血糖增高,最终确诊为 T2DM。如果血糖增高长期得不到控制,胰岛细胞进一步的坏死,造成胰岛素绝对缺乏、数量明显增多,会加重 T2DM,最终导致胰岛素大部分缺乏,只能用胰岛素替代治疗。

(三)临床表现

(1)T1DM 通常起病急,有明显的多饮、多尿、多食、消瘦及乏力(三多一少)症状。可伴有视力模糊、皮肤感觉异常和麻木。

(2)T2DM 一部分也可出现典型的三多一少症状,在体重减轻前常先有肥胖史。发病早期或糖尿病前期,可出现午餐或晚餐前低血糖症状。但不少患者可长期无明显症状,仅于体检或因其他疾病检查时发现血糖升高,或因并发症就诊才诊断为糖尿病。

(3)糖尿病如果出现急、慢性并发症,会有代谢紊乱及相应器官损伤症状出现。

(四)辅助检查

1.概述

根据临床表现或实验室检查证据可以判定糖尿病的类型(1 型、2 型、特殊类型及妊娠糖尿病)。实验室可检测抗胰岛素抗体、抗胰岛细胞抗体、抗谷氨脱羧酶抗体予以区分 T1DM 与 T2DM。

2.评估血糖控制水平及胰腺功能情况

(1)可采用随机指尖血糖检测或动态血糖持续监测,评估血糖波动规律。

(2)糖化血红蛋白(HbA1c)测定:可反应近 3 个月血糖控制平均水平。

(3)果糖胺测定:可反应近 1 周血糖控制平均水平。

(4)胰岛功能试验(包括糖耐量试验、胰岛素及 C 肽释放试验):可每年查 1 次。评估自身胰岛 β 细胞分泌胰岛素能力。

3.评估糖尿病并发症

(1)微量蛋白尿、尿蛋白肌酐比、肾功能可用于评估糖尿病肾脏损伤。

(2)眼底检查可用于评估糖尿病视网膜病变情况。

(3)神经传导速度可用于评估神经损伤情况。

(4)四肢多普勒检查可用于评估四肢血管供血情况。

(5)心电图检查、心脏超声检查、冠状动脉 CT 检查等可用于糖尿病心脏病变的评估,必要时可进一步至心内科行冠状动脉造影术。

(6)糖尿病脑血管病变的评估需在神经内科医师建议下行 CT 及 MRI 检查。

(7)糖尿病足需积极评估局部损伤情况,在血管外科医师建议下行双下肢血管造影术等。

4.基础情况评估

血压、血脂、肝功能、BMI、腹围等基础情况评估对于治疗方案制定具有重要意义。

总之,糖尿病及其并发症的辅助检查可明确糖尿病分型、胰腺功能、血糖波动规律,以及相应并发症的临床评估。

(五)诊断及分型

1.诊断

典型糖尿病症状包括烦渴多饮、多尿、多食、不明原因体重下降。随机血糖指不考虑用餐时间,一天中任意时间的血糖,不能用来诊断空腹血糖受损或糖耐量异常;空腹状态指至少 8 小时没有进食热量。

依据静脉血浆葡萄糖而不是毛细血管血糖测定结果诊断糖尿病:①典型糖尿病症状;②随机血糖≥11.1 mmol/L;③或空腹血糖≥7.0 mmol/L;④或口服糖耐量试验 2 小时血糖≥11.1 mmol/L;⑤或 HbA1c≥6.5%;⑥无糖尿病典型症状者,需改天复查确认。

2.分型

采用世界卫生组织的糖尿病病因学分型体系,根据病因学证据将糖尿病分为 4 种类型,即 T1DM、T2DM、特殊类型糖尿病和妊娠期糖尿病。

T1DM 包括免疫介导型和特发性 T1DM。

特殊类型糖尿病包括胰岛 β 细胞功能单基因缺陷,胰岛素作用单基因缺陷,胰源性糖尿病,内分泌疾病、药物或化学品所致糖尿病,感染,不常见的免疫介导性糖尿病,其他与糖尿病相关的遗传综合征。

(六)治疗

1.知识教育

患者对糖尿病有关知识的了解程度是治疗成功的关键,因此健康宣教是糖尿病治疗的核心。

2.饮食治疗

饮食治疗的原则是控制总热量和体重,减少食物中脂肪尤其是饱和脂肪酸的含量,增加食物中纤维含量,使食物中碳水化合物、脂肪和蛋白质所占比例合理。肥胖者的总热量限制更严;消瘦者可偏宽,蛋白质摄入量可适当增加。减少钠摄入,饮酒宜少量。

3.运动疗法

无严重或活动性并发症者鼓励适当增加体力活动。

4.生活习惯

改善不良生活习惯,如戒烟。

5.降糖治疗

降糖治疗的原则为一般要求空腹及餐后血糖控制达标,空腹血糖<6.1 mmol/L,餐后 2 小时血糖(PPG)<7.8 mmol/L,A1C<7%或<6.5%。妊娠糖尿病空腹血糖≤5.3 mmol/L,1 小时 PPG≤7.8 mmol/L,2 小时 PPG≤6.7 mmol/L。特殊情况如老年患者、患儿、已有较重晚期并发症或反复发作低血糖者,血糖控制标准可适当放宽(FPG<7.8 mmol/L,PPG<12 mmol/L)。

经糖尿病饮食疗法及运动疗法 1 个月血糖控制不达标者,应在继续基础治疗的基础上加用降糖药物治疗。

(1)口服降糖药:口服降糖药物根据作用效果的不同,可以分为促胰岛素分泌剂(磺脲类、格列奈类)、二肽基肽酶 4 抑制剂、双胍类、噻唑烷二酮类、α-糖苷酶抑制剂,钠-葡萄糖协同转运蛋白 2 抑制剂。

1)双胍类药物:单独使用双胍类药物不导致低血糖,但二甲双胍与胰岛素或促胰岛素分泌剂联合使用时可增加低血糖发生的危险性。二甲双胍的主要不良反应为胃肠道反应,双胍类药物罕见的严重不良反应是诱发乳酸酸中毒。肾功能不全[血肌酐水平男性 $>132.6\ \mu mol/L(1.5\ mg/dL)$,女性$>123.8\ \mu mol/L(1.4\ mg/dL)$或肾小球滤过率(glomerular filtration rate, GFR)$<60\ mL/min/1.73m^2$]、肝功能不全、严重感染、缺氧或接受大手术的患者,为禁忌证。在做造影检查使用碘化造影剂时,应暂时停用二甲双胍。

2)磺脲类药物:磺脲类药物用于有一定胰岛素分泌功能,肝、肾功能正常的 T2DM 患者。常用药物有格列本脲、格列齐特、格列吡嗪、格列喹酮、格列美脲。有肾功能轻度不全的患者,宜选择格列喹酮。患者依从性差时,建议每天服用 1 次的磺脲类药物。

3)噻唑烷二酮类药物:主要有罗格列酮和吡格列酮。该类药品与胰岛素或促胰岛素分泌剂联合使用时可增加发生低血糖的风险。使用前需评估心力衰竭风险。

4)格列奈类药物:有瑞格列奈、那格列奈。本类药物主要通过刺激胰岛素的早期分泌而降低餐后血糖,此类药物需在餐前服用。

5)α-糖苷酶抑制剂:α-糖苷酶抑制剂适用于以碳水化合物为主要食物成分和餐后血糖升高的患者。国内上市 α-糖苷酶抑制剂有阿卡波糖、伏格列波糖和米格列醇。

6)二肽基肽酶 4 抑制剂:二肽基肽酶 4 抑制剂可以抑制二肽基肽酶 4,延长内源性胰高血糖素样肽 1(GLP-1)和 GIP 持续作用时间,发挥降糖作用。目前,主要的药物包括西格列汀、沙格列汀、利格列汀、维格列汀、阿格列汀、曲格列汀。

7)钠-葡萄糖协同转运蛋白 2 抑制剂:此类药物通过减少肾脏对葡萄糖的重吸收,增加尿糖排泄达到降糖目的。主要药物包括达格列净、恩格列净、卡格列净。

上述各类药物可单用或联合应用(2 种或 3 种),并可与胰岛素合用,联合用药时各制剂均应减少剂量。每一位患者药物的选择,取决于病情(血糖高低,空腹或餐后高血糖,胰岛功能,肝、肾功能,并发症,肥胖与消瘦)、药物特点、患者对药物的反应、年龄、价格、货源等因素。

(2)胰岛素。

1)适应证:①T1DM 患者在发病时就需要胰岛素治疗,而且需终生胰岛素替代治疗。②T2DM 患者在改变生活方式和口服降糖药联合治疗后,如果血糖仍然未达到控制目标,即可开始口服药物和胰岛素的联合治疗。一般经过较大剂量多种口服药物联合治疗后 HbAlc 仍>7.0%时,就可以考虑启动胰岛素治疗。③对新发病且与 T1DM 鉴别困难的消瘦的糖尿病患者,应该把胰岛素作为一线治疗药物。④在糖尿病病程中(包括新诊断的 T2DM 患者),出现无明显诱因的体重下降时,应该尽早使用胰岛素治疗。⑤T2DM 患者遇严重应激时(如较大手术、较严重感染、心肌梗死、脑血管意外等)。⑥妊娠糖尿病或 T2DM 伴妊娠和分娩时。⑦T2DM 有严重心、眼、肾、神经等并发症,以及合并急性并发症,如酮症酸中毒、高渗综合征。

2)基础胰岛素:当仅使用基础胰岛素治疗时,不必停用胰岛素促分泌剂。继续口服降糖药物治疗,联合中效或长效胰岛素睡前注射。起始剂量为 0.2 U/kg。根据患者空腹血糖水平调整胰岛素用量,通常每 3～5 天调整 1 次,根据血糖的水平每次调整 1～4 个单位直至空腹血糖达标。如 3 个月后空腹血糖控制理想但 HbAlc 不达标,应考虑调整胰岛素治疗方案。

3)预混胰岛素:可选择每天 1 到 2 次的注射方案。当使用每天 2 次注射方案时,应停用胰岛素促泌剂。使用方法包括以下几种,①每天 1 次预混胰岛素:起始的胰岛素剂量一般为 0.2 U/(kg•d),晚餐前注射。根据患者空腹血糖水平调整胰岛素用量,通常每 3～5 天调整 1 次,根据血糖的水平每次调整 1～4 个单位直至空腹血糖达标。②每天 2 次预混胰岛素:起始的胰岛素剂量一般为 0.4～

0.6 U/(kg·d),按 1∶1 的比例分配到早餐前和晚餐前。根据空腹血糖、早餐后血糖和晚餐前后血糖分别调整早餐前和晚餐前的胰岛素用量,每 3～5 天调整 1 次。根据血糖水平每次调整的剂量为 1.4 U,直到血糖达标。

4)多次皮下注射:在上述胰岛素起始治疗的基础上,经过充分的剂量调整,如患者的血糖水平仍未达标或出现反复的低血糖,需进一步优化治疗方案。可以采用餐时＋基础胰岛素或每天 3 次预混胰岛素类似物进行胰岛素强化治疗。①餐时＋基础胰岛素:根据睡前和三餐前血糖的水平分别调整睡前和三餐前的胰岛素用量,每 3～5 天调整 1 次,根据血糖水平每次调整的剂量为 1～4 单位,直到血糖达标。②每天 3 次预混胰岛素类似物:根据睡前和三餐前血糖水平进行胰岛素剂量调整,每 3～5 天调整 1 次,直到血糖达标。

一般于餐前 30 分钟皮下注射,具体用法:①轻型患者可将每天剂量早上 1 次注射(通常长效和短效胰岛素各占 1/3 和 2/3,或用预混胰岛素);②病情较重或胰岛素用量＞30 U/d 者,应每天早晚各 1 次或每餐各 1 次;严重者每天 3～4 次或使用胰岛素泵。

胰岛素最常见和严重的不良反应为低血糖,治疗时务必进行血糖监测。需要注意的是,每类胰岛素可选择使用 1 个品规,并且同期使用的胰岛素应不多于 2 个品规。

(3)GLP-1 受体激动剂:GLP-1 能葡萄糖依赖性地促进胰岛素分泌降低血糖,单独应用不会发生低血糖。GLP-1 能够抑制胰岛 a 细胞分泌胰高血糖素,进一步降低血糖;能够减弱胃排空/增强饱腹感;能够降低食欲,减少食物摄入,达到降糖减重目的。目前,使用的周制剂包括司美格鲁肽、度拉糖肽、洛塞那肽;日制剂包括利拉鲁肽、利司那肽、艾塞那肽、贝那鲁肽。使用前需注意 GFR 情况,还需排除 MTC。

6.降压治疗

20％～60％的糖尿病患者伴高血压,对糖尿病高血压者应强化降压治疗,对保护心、脑、肾靶器官,减少心血管事件发生率及病死率至关重要。降压目标:＜17.33/10.67 kPa(130/80 mmHg)伴糖尿病肾病者,收缩压降至 16.67/10.00 kPa(125/75 mmHg)以下。首选血管紧张素转化酶抑制剂或血管紧张素Ⅱ受体阻断剂单用,或与β受体阻滞剂、利尿剂、钙通道阻滞剂合用。

7.调脂

合并单纯甘油三酯(TG)增高或高密度脂蛋白胆固醇(HDL-C)低者应用贝特类,如菲洛贝特,200 mg/d。TG 及胆固醇均增高者应用他汀类治疗,使用目标:TG<1.5 或1.7 mmol/L,总胆固醇<4.5 mmol/L,HDL-C>1.1 mmol/L,低密度脂蛋白胆固醇<3.0 mmol/L。

8.抗血小板治疗

可用肠溶阿司匹林 50～150 mg/d,以减少心脑血管事件的发生率。

二、中医对糖尿病对认识

(一)概述

中医学对本病认识很早,且论述甚多,将本病归属于中医学的"脾瘅病""消渴病""上消病""中消病""下消病"范畴。但是,中医对糖尿病的治疗仅适用于 T2DM。

(二)病因

五脏柔弱、五志过极、饮食失节、过食药石、劳逸失度等为 T2DM 发生的主要原因。相对而言,五脏柔弱为内因,饮食失节为外因,内外因相合而致本病。

1.五脏柔弱

《灵枢·五变》云:"五藏皆柔弱者,善病消瘅。"说明五脏虚弱是引起 T2DM 的基本前提。古人认为此病多为先天禀赋不足,加之后天失养所致,和目前认为 T2DM 与遗传因素相关理论,具有相通之处。

2.五志过极

《素问·举痛论》云:"百病生于气也。"T2DM 的病因也与情志密切相关。

(1)过怒伤肝。《灵枢·五变》云:"怒则气上逆,胸中畜积,血气逆留,皮充肌,血脉不行,转而为热,热则消肌肤,故为消瘅",《临证指南医案·三消》云:"心境愁郁,内火自燃,乃消证大病。"素性刚暴、忧愁多虑或长期过度的精神刺激,久郁化火,上灼肺津,中伤胃液,下耗肾阴而发为消渴病。情志郁结,肝失疏泄,不能助脾运布谷精,谷精壅滞血中,"其气上溢,转为消渴"。盖因致消者,多数显性起病,"三多一少"症状较为多见;隐匿起病者,多为体检知病,病后愁郁,由病及肝,思虑伤脾,"土壅木郁",则加速疾病进展。

(2)过思伤脾:脾在志为思,思则气结,脾气郁滞,运化失职,谷精壅滞血中,则血糖超常而为病。这类患者多数起病隐匿,无明显"三多一少"症状或偶有口甘,常在体检时被发现,临床上首次中医诊断,多数属于"脾瘅病"。

(3)过喜伤心:宋代医家还认为消渴病的发生与心脾积热相关,如《圣济总录》曰:"脾主口,心主舌,消渴口舌干燥者,邪热积于心脾,津液枯耗,不能上凑故也,其证饮食无味,善渴而口苦。"过喜则心神泛散,耗伤心之阴血,阴亏生热,热邪灼津,互为因果,终致津液亏损,津不能上承于口、脏腑失于濡养而发消渴病。

(4)悲忧伤肺:《黄帝内经》云:"肺脆则善病消瘅易伤。"清代张志聪《黄帝内经灵枢集注》云:"肝脉贯肺,故手太阴之气逆,则肝肺相搏。肺主气而肝主血。气逆于中,则血亦留聚而上溢矣。肺乃水之上源。搏则津液不生而暴瘅矣。"悲则气消,过度悲忧伤肺,不能输布津液于脏腑肌腠,以致三焦结滞,腠理郁闭,肌肉失养,水津不濡,直趋而下,出现口渴、多饮、多尿、消瘦等,从临床上看多数属中医的"上消病"。

(5)惊恐伤肾:《医门法律·消渴论》云:"肾者,胃之关也。关门不开,则水无输泄而为肿满;关门不闭,则水无底止而为消渴。"肾为诸阴诸阳之本,惊恐伤肾,恐则气下,惊则气乱,肾失固摄,水津下泻,则饮一溲一而发"下消病"。

综上所述,五脏脆弱是引起该病的主要原因之一,正如晋代皇甫谧《针灸甲乙经》所云:"心脆则善病消瘅热中……肺脆则善病消瘅易伤……肾脆则善病消瘅易伤……脾脆则善病消瘅易伤……肝脆则善病消瘅易伤。"

五脏为病均可致消,但总以脾肾为本。消渴病主要是以水津、谷精代谢失常所致,不布不化壅滞血中,或失摄失固,下泻由尿而出。肾为先天之本,对水津的运行、代谢起着主导作用;脾为气血津液生化之源,对谷精津液的生化、输布起主导作用。脾居中央,灌注四旁,为后天之本,脾肾两脏,先后两天互资互助。若脾肾失和、失充、失盛,可穷极五脏。脾虚失运,则土壅木郁,脾病及肝,致脾肝同病;脾虚土弱,生金无源,则母病及子,脾病及肺,致脾肺同病;脾病日久,子盗母气,则脾病及心,致心脾同病;肾为先天之本,为诸气、诸阴、诸阳之本,肾亏水乏,则木失涵养,肾病及肝,肾肝同病;肾阴不足,水不济火,心肾不交,则肾病及心,肾心同病;肾亏火衰,命火不足,火不生土,则肾病及脾,肾脾同病,终致五脏失调。反之,心、肝、肺三脏功能失调,也可致脾、肾两脏功能紊乱,从而引起水津、谷精代谢异常的不同表现,可发为消渴病,可发为上消病,可发为中消病,可发为下消病,也可发为脾瘅病。

3.饮食失节

(1)过食肥甘:临床实践表明,暴饮暴食、嗜酒贪杯是 T2DM 发生与发展的重要因素。孙思邈《备急千金要方》谓:"凡积久饮酒,未有不成消渴者……脯炙盐咸,此味酒客耽嗜,不离其口,三觞之后,制不由己,饮啖无度,咀嚼炸酱,不择酸咸,积年长夜,酣兴不解,遂使三焦猛热,五脏干燥。木石犹且焦枯,在人何能不渴。"指出消渴病是饮酒嗜咸、过食肥甘厚味,滞脾戕胃,脾胃失其运化之职,食积不得消化,积久化热,热伤津液而形成。脾不能为胃行其津液,津液不得上承于口,导致喉道、口舌失于濡养,咽口舌干涸而现口渴多饮,逐渐形成"上消病"或发为多饮、多食、多尿、消瘦的"消渴病"。此外,过食肥甘厚味,可致形体肥胖,酿生痰湿,积久化热,气机升降失调,"其气上溢",口干口甜,则发为"脾瘅病",精微不布或痰热耗津损阴,尽现"三多一少"则发为"消渴病"。

(2)饥饱无度:饮食不节,饥饱无度,在伤脾败胃的同时,也会加重胰脏的负担,造成"脾胰同病"。脾胰功能紊乱、机体调糖功能失调,久之则出现血糖升高或血糖波动不稳,可先发为"脾瘅病",进而发展为表现不同的"消渴病""上消病""中消病""下消病"。

(3)过食药石:当今有不少患者,特别是部分中、老年患者过度迷信保健药品,希望通过保健品来延年益寿,或过服补药、春药等,刘完素《三消论》曾谓:"亦有年少服金石丸散,积久石热结于豚中,下焦虚热血气不制石热,燥甚于胃,故渴而引饮。"

《女科百问·问妇人渴病与三消之病同异》:"服五石汤丸,猛烈燥药,积之在脏,遂至精血枯涸……渴乃生焉。妇人之渴,多因损血,血虚则热,热则能消饮,所以多渴。"由此可以看出消渴病的发生与误服、过服温补之品,猛烈燥药,复加纵淫无度,损其肾精,造成肾燥液涸有关。

4.劳逸失度

(1)劳倦过度,耗损正气:思虑过度,伤脾败胃;房劳过度则伤耗肾精,过度劳累、过度思虑、过度房劳,则伤人精、气、神,败损脾、肾两脏。脾虚不能运化,水谷精微失于正常布散,肾亏则不能气化蒸腾,谷精壅滞、精津下泻而发为不同表现的"渴病",或为"消渴病",或为"上消病"等。《扁鹊心书·消渴》指出:"消渴……此病由色欲过度重伤于肾,致津不得上荣而成消渴。"房事不节,劳欲过度,精亏气虚,肾元不固,出现饮一溲一,夜尿频数,腰酸等,则为"下消病"。

(2)安逸过度,气血壅滞:久卧伤气,久坐伤肉,过静则暗淡伤阳,久之,体内阳气则失去"精则养神,柔则养筋"的功用,进而影响全身气血、谷精、津液的输布。精气血津液不能正常输布,谷精壅滞不能为机体所用,可先致肥胖臃肿,渐致体检血糖异常,进而从无"三多一少"症状的"脾瘅病",逐渐"转"为以"三多一少"为特征的"消渴病"。

(三)病机特点

从 T2DM 不同的病理阶段、不同临床表现和临床实际,以及"消渴病"的实质内涵看,T2DM 不能与"消渴病"完全画等号。从病机特点来说,传统的认识与当今的临床实践已不能完全相对应,故传统上、中、下"三消"与"肺燥、胃热、肾虚"之"三消论"的病机特点,也应随着临床实践的深入探究与学术的发展而不断赋予新的内涵,其病机可概括为以下 9 个方面。

(1)肥臁是 T2DM 主要萌发土壤。肥臁是指肥胖与臁肿、壅滞并见的一种表现,一旦形成,无论程度轻重,就可以说一定程度上具备了 T2DM 萌发的环境和条件,这种环境与条件是 T2DM 生根、发芽、成长的土壤。肥胖和超重人群糖尿病患病率显著增加。

(2)痰湿中阻、湿热内蕴是 T2DM 始动因素。肥臁一旦形成,就具备了 T2DM 发病的土壤与温床。胖人多湿,肥臁聚痰。肥胖、脂壅"土壤"的存在,易致倦怠、乏力、少动,阻碍气机则气不行津(液)、气不化谷精,津液不能正常输布,则停滞化生痰浊,阻滞中焦或化热内蕴。痰浊、湿热一旦形成,必先困阻脾土,侵扰中焦,致脾不能正常布运谷精,胃不能正常纳化水谷,将成为 T2DM 的始动因素与萌发的主要发病机制。

(3)土壅木郁是 T2DM 重要发病环节。痰浊中阻或湿热内蕴,脾胃首当其冲,中土被困,土壅则木郁,由脾及肝,脾肝失和,肝脾同病。脾病失其升运,肝病则失其疏布,肝脾疏运功能处在被痰浊或湿热的"围困"之中。此阶段,脾不健运水谷以化升水谷之清,肝不助脾疏布谷精以助脾升清,谷精壅滞血中,成为"其气上溢"之先决条件,进而成为血糖升高与引发 T2DM 的重要环节。

(4)痰热耗损气阴是造成 T2DM"三多一少"的内在因素。痰饮、痰浊乃体内阴津停聚而成。在它们形成过程中以水津为"原料",必然耗损体内阴液;痰郁化热,"壮火食气",痰热耗损气阴,则多饮、多食、多尿、消瘦及乏力之"三多一少"诸症蜂起。津伤阴亏,饮水自救则口渴多饮;气虚则谷食难化用少,进食自补而易饥多食;气虚不固,膀胱不约则多尿;痰热耗津困脾,谷精失布,肌肉失充则消瘦。气阴两伤通常还会伴有乏力,自汗,盗汗,男子阳痿或女子月经错后、量少等症状,多见于 T2DM 中、后期重度高血糖者。

(5)气虚是 T2DM 迁延不愈的关键症结。T2DM 病程长,邪实伤正,耗伤正气,气虚阳弱,机体功能减退,不能立即调控血糖,这是其病程迁延的重要病理机制。气虚则调控血糖的功能减退,消化、吸收、利用及耐受血糖能力下降,随着病程延长,气虚渐之则病情日甚,致迁延不愈。气虚在脏,重在肺脾肾三者,肺主气,脾生气,肾纳气为诸气之本。肺气虚则失助于脾气散精之能,造成谷精津液输布代谢能力减弱,精津失于正常输布;脾气虚则不能正常运化与布散水谷之精;肾气虚,一则子盗母气造成肺肾两虚,二则土失肾阳命火之温煦,即火不生土,造成脾肾气虚。肺脾肾三脏共主水谷精微与津液的代谢输布,三脏盛则水津、谷精代谢有常,血糖正常;三脏气虚,代谢减弱,谷精津液不能正常布散,则血糖迁延居高不下,久久难以复常。

(6)气阴两虚是 T2DM 病程中的枢机阶段。T2DM 病程迁延,久病必虚,阴损及气,气损及阴,阴气互损,必致气阴两虚。此阶段,如同门枢,可关可开,可进可退。若能及时正确施治,补气养阴,滋阴益气,使气阴互生,气阴恢复,则疾病向愈。否则,气虚渐之,阴损及阳则必致阴阳两虚,病进益甚。此时若能逆转气阴两虚之病机,气阴和合,则血糖可平稳达标。否则,阴损及阳,则进一步发展为阴阳两虚之证,病情进一步加重,血糖更加难以控制。因此,必须抓住这"枢机"之"枢",积极调控,拦回截断病势,促使疾病向愈。

(7)阴阳两亏是 T2DM 发展的必然趋势。"气虚为阳虚之渐,阳虚为气虚之甚。"T2DM 阴损及阳,气虚、阴虚、气阴两虚若治疗不及时最终均会发展为阴阳两虚的"消渴病"。《素问·气厥论》指出:"心移寒于肺,为肺消,饮一溲二,死不治。"阳虚不能蒸精化液,精枯液涸,故生口渴喜热饮,出现饮一溲一之患。又有畏寒怕冷,腰膝冷痛,四末逆冷,神态疲倦,自汗,容易感冒,夜尿频频,少者 3～5 次,多者甚则夜尿为数十次,大便溏稀或颜面肢体水肿,性功能减退,男子阳痿,女子宫冷不孕,舌体胖大,脉细无力等阳虚的症状。

(8)血瘀是造成 T2DM 多种并发症的主要原因。T2DM 一旦发生,其无论是阴虚、气虚、气阴两虚、阴阳两虚,还是肝郁脾虚、痰浊中阻、湿热内蕴等,均可形成"因虚致瘀""因实致瘀"的病理机制,从而加重病情,诱发或形成各种并发症。唐容川在其《血证论》中说:"瘀血在里则渴,所以然者,血与气本不相离,内有瘀血,故气不得通,不能载水津上升,是以为渴,名曰血渴,瘀血去则不渴也。"若气虚则运血乏力,阴虚则无水行舟,血行艰涩,而成因虚致瘀、久虚入络之瘀血证候。瘀血贯穿于本病的全过程,只不过表现形式和轻重程度有所不同而已。瘀阻脑窍则发为中风偏枯,瘀阻肌肤脉络则麻木不仁发为"消渴病痹症",瘀阻胸阳则发为"消渴病胸痹"等。

(9)浊毒内生是 T2DM 病程中的变证。阴虚则内热自生,炼液成痰;气虚推动无力,久则津血运行受阻,停滞体内变生湿瘀之邪;热盛伤津,邪热亢盛致阴津亏耗而血行瘀滞,"瘀血既久也能变为痰水",形成痰瘀互结;肝郁脾虚,肝失疏泄,经气郁滞,肝气横逆犯脾,脾气虚弱,不能运化水谷,谷精壅滞血中则变生"糖浊"之邪留滞体内;脾肾气虚则先后天之本受损,运化功能失调,可致湿浊内生。综上所述,在 T2DM 发生发展过程中,无论是因虚,还是因实,最终皆可导致痰、湿、瘀、浊之邪,它们相互交融,日久化腐生变,变则化生"浊毒"。浊毒内生,化腐肌肉则发为痈疽;浊毒犯胃,胃气上逆则呕恶吐逆不得入;浊毒下扰肾元,气化不利则小便黄而短少,甚则尿闭不出,形成关格等。

(四)辨证分型及治疗

1.中医辨证

肥臃是 T2DM 萌发的基础土壤;痰浊中阻、湿热内蕴是其始动因素;湿浊、湿热困阻中焦,土壅木郁,脾失健运,肝失疏布,水谷精微壅滞血中是血糖升高与发病的重要环节;精津布运失常、痰热耗津损阴是形成"三多一少,尿有甜味"的内在原因;病程渐进,邪伤正气,肺脾肾三脏气虚是其迁延不愈的关键症结;气损及阴、阴损及气、气阴两虚是其枢机阶段;气虚渐之、阴损及阳、阴阳两虚是其发展的必然趋势;血瘀是造成多种并发症的主要原因;痰湿化浊、瘀热化毒、浊毒内生病程中的变证。T2DM 的临床分型,分别为热盛伤津证、气阴两虚证、肝胃郁热证、气虚血瘀证、痰热蕴结证、瘀血阻滞证、阴阳两虚证。

2.分证论治

(1)热盛伤津。

症状:口渴,多饮,多食易饥,形体消瘦,小便频数量多,心烦易怒,口苦,大便干结,舌质红,苔薄黄干,脉弦或数。

治法:清热生津。

方药:消渴方加减。

处方:天花粉、生地黄、黄连、知母、石斛、丹参、赤芍、葛根。

(2)气阴两虚。

症状:倦怠乏力,精神不振,口干咽干,口渴多饮,形体消瘦,腰膝酸软,自汗盗汗,舌质淡红或舌红,苔薄白干或少苔,脉沉细。

治法:益气养阴。

方药:生脉散加减。

处方:太子参、麦冬、五味子、石斛、山茱萸、生地黄、地龙、丹参。

(3)肝胃郁热。

症状:情志抑郁或因精神刺激而诱发血糖升高,烦躁易怒,脘腹胀满,大便或干或溏,女性常伴有月经不调、乳房胀痛,舌质淡红,苔薄白,脉弦。

治法:解郁泻热。

方药:大柴胡汤加减。

处方:柴胡、黄芩、清半夏、枳实、白芍、大黄、生姜。

(4)气虚血瘀。

症状:形体肥胖,身重困倦,乏力,纳呆,口干渴但饮水量不多。舌质淡,苔腻,脉弦细。

治法:益气活血。

方药:补阳还五汤加减。

处方:生黄芪、当归、川芎、赤芍、生地黄、桃仁、红花、陈皮、清半夏、苍术。

(5)痰热蕴结。

症状:口干口渴,饮水不多,口苦、口中异味,形体肥胖,身重困倦,大便黏腻不爽,舌质淡,苔黄腻,脉濡数。

治法:清热化痰。

方药:二陈汤、黄连温胆汤或小陷胸汤加减。

处方:陈皮、清半夏、茯苓、竹茹、枳实、黄连、泽泻、赤芍。

(6)瘀血阻滞。

症状:四肢麻木疼痛,口渴不欲饮,舌质暗,苔薄,脉涩,舌下静脉迂曲。

治法:活血化瘀。

方药:桃红四物汤或血府逐瘀汤加减。

处方:生地黄、川芎、白芍、当归、桃仁、红花、地龙、柴胡。

(7)阴阳两虚。

症状:口渴多饮,小便频数,夜间尤甚,夜尿常达3~5次,甚则十数次,混浊多泡沫,伴腰膝酸软,四肢欠温,畏寒肢冷,或颜面肢体水肿,阳痿或月经不调,舌质淡嫩或嫩红,苔薄少而干,脉沉细无力。

治法:阴阳双补。

方药:金匮肾气丸加减。辨阴虚,左归饮加减;辨阳虚,右归饮加减。

处方:桂枝、附子、熟地黄、山茱萸、山药、茯苓、牡丹皮、泽泻、枸杞子、甘草、杜仲、菟丝子、肉桂、当归、鹿角胶。

第二节　糖尿病急性并发症

糖尿病急性并发症一般包括酮症酸中毒、高血糖高渗状态、乳酸性酸中毒、低血糖。酮症酸中毒和高渗性昏迷与胰岛素分泌不足有关;乳酸性酸中毒在糖尿病患者中较少自然发生,其发生多由于患者肝肾功能不全而又口服大剂量双胍类降糖药,常见于老年患者、肝肾功能不全者、心肺功能不全者。低血糖在糖尿病整个病程中都可能出现,并且一次低血糖可能磨灭多年降糖获益。

一、糖尿病酮症酸中毒

(一)西医对糖尿病酮症酸中毒的认识

1.概述

糖尿病患者胰岛素严重不足,代谢紊乱加重,脂肪动员和分解加速,大量脂肪酸在肝经氧化产生大量乙酰乙酸、β-羟丁酸、丙酮,形成大量酮体。当生成的酮体超过肝外组织的氧化能力时,血酮体升高称为酮血症,尿酮体排出增多称为酮尿症,临床上统称为酮症。代谢紊乱进一步加剧,便发生代谢性酸中毒,即糖尿病酮症酸中毒。

糖尿病酮症酸中毒有轻重程度的不同。如果糖尿病只有酮体阳性,无酸中毒称为糖尿病酮症。如果酮体阳性并有酸中毒称为糖尿病酮症酸中毒。酮症酸中毒出现昏迷时,称为糖尿病酮症酸中毒昏迷。

2.病因病理

当患者胰岛素严重缺乏时,糖代谢紊乱急剧加重,机体不能利用葡萄糖,脂肪代谢严重紊乱,分解加速,酮体生成增多,超过了组织所能利用的程度,即出现酮血症。多余的酮体经尿排出时,尿酮检查阳性,称为酮尿症。糖尿病时发生的酮血症和酮尿症总称为糖尿病酮症。酮体由β-羟丁酸、乙酰乙酸和丙酮组成,均为酸性物质,酸性物质在体内堆积超过了机体的代偿能力时,血的 pH 就会下降(<7.35),这时机体会出现代谢性酸中毒,即通常所说的糖尿病酮症酸中毒。

(1)常见的诱因:①感染是糖尿病酮症酸中毒最常见的诱因。常见有急性上呼吸道感染、肺炎、化脓性皮肤感染,胃肠道感染,如急性胃肠炎、急性胰腺炎、胆囊炎胆管炎、腹膜炎等。②注射胰岛素的糖尿病患者,突然减量或中止治疗。③外伤、手术、麻醉、急性心肌梗死、心力衰竭、精神紧张或严重刺激引起应激状态等。④糖尿病未控制或病情加重等。

(2)发病机制。酮症酸中毒时,机体病理生理改变主要包括以下几个方面。①高血糖:糖尿病酮症酸中毒患者的血糖呈中等程度的升高,常>16 mmol/L。造成患者高血糖的原因包括胰岛素分泌能力下降,机体对胰岛素反应性降低,升糖激素分泌增多,以及脱水、血液浓缩等因素。②酮症:酮体包括乙酰乙酸、β-羟丁酸和丙酮 3 种组分。β-羟丁酸为乙酰乙酸还原产物也为强有机酸,在酮体中含量最大,约占酮体总量的 70%;丙酮则为乙酰乙酸脱羧产物,量最少,呈中性,无肾阈,可经呼吸道排出。正常人血酮体≤0.5 mmol/L,酮症酸中毒时可升高 50～100 倍,尿酮阳性。③酸中毒:酮症酸中毒时,酮酸、乳酸等有机酸,以及硫酸、磷酸等无机酸生产增多,肾脏排酸失碱加重,再加上脱水和休克造成机体排酸障碍,最终导致酸中毒的发生。④脱水:酮症酸中毒时,血糖明显升高,同时大量酸根产生渗透性利尿及排酸失水,加上呼吸深快失水和可能伴有的呕吐、腹泻引起的消化道失水等因素均可导致脱水的发生。⑤电解质紊乱:渗透性利尿、摄入减少及呕吐、细胞内外水分转移、血液浓缩均可以导致电解质紊乱尤其是钾的丢失。由于同时有电解质的丢失和血液浓缩等方面因素的影响,实际测定的血电解质水平可高、可低、也可在正常范围。酮症酸中毒时,由于血脂水平增高可使水溶性的电解质成分如血钠假性降低,同时由于细胞分解代谢量增加,磷的丢失也增加,临床上可出现低血磷症。

3.临床表现

(1)症状:糖尿病本身病症加重,多尿、多饮明显,乏力、肌肉酸痛、恶心、呕吐、食欲缺乏,可有上腹痛、腹肌紧张及压痛,似急腹症,甚至有淀粉酶升高,可能胰腺血管循环障碍所致。由于酸中毒,呼吸加深加快,严重者出现 Kussmaul 呼吸,这是酸中毒刺激呼吸中枢的化学感受器,反射性引起肺过度换气所致。呼气中有烂苹果味为糖尿病酮症酸中毒最特有的表现,神经系统可表现为头昏、头痛、烦躁,病情严重时可表现为反应迟钝、表情冷淡、嗜睡、昏迷。

(2)体征:皮肤弹性减退、眼眶下陷、黏膜枯燥等脱水症,严重脱水时可表现为心率加快、血压下降、心音低弱、脉搏细速、四肢发凉、体温下降、呼吸深大、腱反射减退或消失、昏迷。

4.辅助检查

(1)血糖:明显升高,多在 16.7 mmol/L(300 mg/dL)以上。

(2)血酮:0.5 mmol/L 以上。

(3)血清电解质:血钠多数降至 135 mmol/L 以下,少数可正常,偶可升高至 145 mmol/L 以上。血清钾于病程初期正常或偏低,少尿、失水、酸中毒可致血钾升高,补液、胰岛素治疗后又可降至 3 mmol/L 以下,须注意监测。

(4)血气分析及 CO_2 结合率:代偿期 pH 和 CO_2 结合率可在正常范围,碱剩余负值增大,缓冲碱明显减低,标准碳酸氢盐和实际碳酸氢盐也降低,失代偿期,pH 和 CO_2 结合率均可明显降低,HCO_3^- 降至 $15\sim10$ mEq/L 以下,阴离子隙增大。

(5)尿糖强阳性。

(6)尿酮:强阳性,当肾功能严重损害,GFR 减少,而肾糖阈及酮阈升高,可出现尿糖与酮体减少,甚至消失,因此诊断时必须注意以血酮为主。

(7)其他:血尿素氮、肌酐可因脱水而升高,经治疗后无下降提示有肾功能损害。血常规白细胞计数可增高,无感染时可(15~30)$\times10^9$/L以上,尤以中性粒细胞计数增高更为显著,血红蛋白及血细胞比容升高,血游离脂肪酸、甘油三酯可升高。如原有肢端坏疽,发生酮症酸中毒时,可开展为气性坏疽,其皮下气体迅速增多的原因未明,可能与酮症酸中毒有关。

(8)阴离子隙和渗透压隙:尿液中的氨浓度是肾脏代偿酸中毒的关键性物质,但一般实验室检查未常规测定尿氨。尿阴离子隙和渗透压间隙可用来反映高氯性酸中毒患者的肾脏氨生成能力。

5.诊断及鉴别诊断

(1)早期诊断线索:①有加重胰岛素绝对或相对缺乏的因素,如胰岛素突然减量、随意停用或胰岛素失效、感染、饮食失控、进食过多高糖或高脂肪食物、饮酒等,以及应激;②恶心、呕吐、食欲缺乏;③呼吸加深加快;④头昏、头痛、烦躁或表情冷淡;⑤脱水;⑥心率加快、血压下降;⑦血糖明显升高;⑧酸中毒。

（2）诊断依据：临床表现及体征、诱因；尿糖阳性；血糖＞13.9 mmol/L，血酮＞0.5 mmol/L，阴离子间隙增加，CO_2结合率降低，pH＜7.35，HCO_3^-降低。

（3）鉴别诊断：饥饿性酮症、非酮症高渗性昏迷、低血糖症昏迷、乳酸酸中毒昏迷、酒精性酸中毒等疾病。

由于 DM 发病率高，临床表现容易被无视，因此，急病遇昏迷、休克、酸中毒等原因不明时均应查血糖及尿糖、尿酮，以免漏诊或误诊。某些药物中毒可引起酮症酸中毒样病症（如茶碱中毒）。

6.治疗

对于糖尿病酮症酸中毒来说，应坚持防重于治的原则。首先，应加强有关酮症酸中毒的教育工作，增强糖尿病患者、家属及一般人群对酮症酸中毒的认识，以利于及早发现和治疗本病。其次，应严格控制好糖尿病，及时防治感染等诱因，以预防酮症酸中毒的发生与发展。

在治疗方面，对于轻度的酮症酸中毒患者应鼓励进食、进水、用足胰岛素，以利于血糖下降和酮体消除；中度和重度酮症酸中毒应用小剂量胰岛素疗法，必要时纠正水、电解质及酸碱紊乱。治疗过程的始终都应注意去除诱因，这不仅有利于酮症酸中毒的治疗，而且可防治酮症酸中毒的复发。

（1）小剂量胰岛素疗法：此疗法是指按每千克体重（按标准体重计算）每小时 0.1 U/kg 的剂量，经静脉、肌内或皮下给予胰岛素，成人通常用 4～6 U/h，一般≤10 U/h。治疗的主要目的是消除酮体。小剂量胰岛素疗法即可对酮体生成产生最大抑制，而又不至于引起低血糖及低血钾，低血糖不利于酮体消除。

小剂量胰岛素使用过程中应注意：①胰岛素需静脉给药，因重症者末梢循环差，皮下用药效果不佳；②血糖＜13.9 mmol/L 时，可按胰岛素：葡萄糖为 1：（3～4）给药；③静脉给药者停止输液后应及时皮下注射胰岛素，否则由于静脉胰岛素代谢清除率高、作用难以持久，如果造成酮症酸中毒的诱因未完全消除，可能导致酮症酸中毒的复发。

(2)补液:对重症酮症酸中毒患者十分重要,不但有利于失水的纠正,而且有助于血糖的下降和酮体的消除。成年酮症酸中毒患者一般失水 3～6 L,一般在最初 2 小时可补液 1 000～2 000 mL,前4～6 小时输入补液总量的 1/3,以后逐渐减慢补液量,不宜太快太多,以预防脑水肿、肺水肿发生。补液时最好用心电图监护。

(3)纠正电解质紊乱:钠和氯的补充可通过输入生理盐水而实现,因对本症患者纠正电解质紊乱主要是补钾,患者总体钾丢失往往较严重,而且胰岛素的使用和血 pH 升高可促使钾进入细胞内血容量补充能利尿排钾,都可加重钾的缺乏。值得注意的是高血钾可引起严重的后果,如心搏骤停等,必须加以预防。

补钾时应加注意:①血钾低或正常而且有尿者可立即补钾;②血钾高或无尿者第 2、3 瓶液体内应加钾;③24 小时补氯化钾 3～6 g;④可辅以口服 10％氯化钾以减少静脉补钾量,有人主张补磷。

(4)纠正酸中毒:首先值得强调的是只有重度酸中毒才需补碱。由于碱性物质难以通过血-脑屏障,补碱过于积极可因体循环 pH 下降、机体排酸机制的受抑而加重颅内酸中毒和组织缺氧。补碱过于积极还可促进钾进入细胞而加重低血钾,纠正酸中毒时不宜使用乳酸钠,以免加重可能存在的乳酸性酸中毒,常 5％ $NaCO_3$ 100～200 mL(2～4 mL/kg)。输入碱液时应注意避免与胰岛素使用同一条通路,以防胰岛素效价的下降。

(5)处理发病诱因和防治并发症。

7.预后

一般糖尿病酮症酸中毒病死率为 5％～10％,而老年糖尿病患者患酮症酸中毒的病死率 50％以上。因此,应重视预防酮症酸中毒的发生。

(二)中医对糖尿病酮症的认识

1.概述

糖尿病酮症酸中毒的主要表现为糖尿病症状如多饮、多食、多尿、体重下降及全身乏力加重,以及诱因表现。其中脾胃症状有纳呆、恶心、呕吐、腹痛等;亡阴症状如皮肤干燥、眼球下陷、尿量减少;

重者有脉细数、气急、口中有甜味、头晕、萎靡,甚至嗜睡、昏迷或出现亡阳症状。根据酮症酸中毒的临床表现,中医学认为酮症酸中毒属于"口臭""恶心""呕吐""厥证"等范畴。

2.病因病机

病因主要表现为胃热上蒸、外邪犯胃、饮食不节 3 个方面,治宜审证求因,中西医并重。

中医学认为糖尿病的病机主要是阴津亏损、燥热内盛。病理性质为正虚邪实或虚实夹杂。阴虚为病之本,燥热为病之标,阴虚生热,燥热伤津,二者往往互为因果,久之阴损及阳,可见气阴两伤或阴阳俱虚。糖尿病气虚、阴虚、阳虚等病理变化,导致了瘀血、痰湿、浊毒等病理产物的形成,而这些病理产物又是糖尿病发展的动因。若糖尿病患者饮食不节、情志失调、劳欲过度、感受时邪、创伤、分娩或治疗不当等,病情发展,可导致糖尿病酮症酸中毒的发生。此时患者阴虚燥热至极,煎熬脏腑,火因水竭而益烈,水因火烈而益干,脏腑功能严重失调,水谷精微代谢紊乱愈甚,瘀浊毒邪肆虐,故毒蕴血分是本病的主要病理环节。

酮症酸中毒的前期一般表现为阴津亏损。随着病情的加重会出现燥热内盛,此为糖尿病酮症酸中毒的早期,表现为"三多一少"症状加重。病位在中上二焦,出现酮体及渗透压升高阶段。当失治或误治出现恶心、呕吐、便秘、口有秽臭、大渴引饮时,提示上焦津枯。中焦燥火,炼液成痰,秽浊燔烁,肠燥腑实,升降失司,浊气上逆,病情由肺传胃,治宜清热养阴润燥,芳香辟秽。若高渗性脱水明显,代谢酸中毒程度加重会出现消化道症状,病情控制无效会出现烦躁不安、嗜睡,甚至昏迷。神志症状突出,口渴反不明显为秽毒化火,毒火亢盛,深入下焦出现心肾症状,治宜芳香开窍、清热凉营,多见于糖尿病酮症酸中毒病情加重阶段,此时大量失水,肾功能障碍,体内酮体进一步堆积,使中枢神经系统对氧的利用率减低,抑制中枢神经系统功能,甚至昏迷。当病情进一步恶化时,出现手足蠕动,重则惊厥抽搐等动风之症,为真阴化源耗竭之象,病邪深入足厥阴肝经,病位在肝肾,多见于糖尿病酮症酸中毒严重阶段,钾、钠、氯、钙等电解质大量丢失，出现中枢神经症状。病情发展到最后，肌肤干瘪皱褶、神志倦怠或昏迷不醒、大汗不止、四肢厥逆、脉微欲绝，出现阴脱阳亡的危候，当急于回阳救逆，益气固脱，育阴生脉，多见于糖尿病酮症酸中毒发展到循环衰竭的最后阶段。

3.辨证分型及治疗

糖尿病酮症酸中毒在临床上仅以中医辨证治疗是不够的，必须结合西医的基础治疗。在治疗过程中，中西互参，才能达到理想的治疗效果。

(1)中医辨证。

糖尿病酮症酸中毒前期病在肺脾，表现为阴津不足，当注意养护脾肺之阴。早期病变在肺胃，表现为燥热伤及肺胃，热盛明显，当清肺泻胃为主，糖尿病酮症酸中毒进一步恶化病及心肾，常表现为邪陷心包，热入血分，治当芳香开窍，清热凉营，邪毒日久，病及肝肾，为真阴耗竭，邪入肝经，阴虚动风，甚则出现亡阴亡阳之危候，此时当回阴救阳固脱。

糖尿病酮症酸中毒在审因辨证过程中要把握虚实的变化，病之始表现为气阴两虚，其标为燥热之实，继而为邪、瘀、毒、浊，日久伤及真阴真阳，故其病理过程是由虚至实，虚实夹杂，日久阴阳俱虚的过程，在治疗过程中要始终注意养护阴津。在治疗上要辨证审证求因，标本兼顾。抓住热瘀浊毒这些标实因素，"急者治其标"，兼顾阴虚，治以清热解毒，凉血活血，养阴生津，降逆化浊。

(2)分证论治。

1)燥火伤肺。

症状：烦渴引饮，渴饮无度，随饮随消，四肢倦怠，纳食泛恶，舌暗红，苔薄黄或黄腻，脉细数或滑数。

治法：清泄肺胃，生津止渴。

方药：白虎汤合玉女煎加减。

处方：生石膏、知母、生地黄、麦冬、太子参、甘草、粳米、牛膝。

方中石膏辛甘大寒，入肺胃气分，清热除烦，生津止渴；知母苦寒，清热养阴，滋阴降火；炙甘草、粳米，有健脾益胃之效，防止寒凉伤中;熟地黄滋补肾水;麦冬生津止渴,清热养阴;牛膝补益肝肾,引热下行。诸药共用可滋肾阴、清肺胃之热。

2)浊毒中阻。

症状:口燥咽干,烦渴引饮,皮肤干燥,精神萎靡,嗜睡,胸闷纳呆,恶心,呕吐,口有秽臭,时有少腹疼痛如绞,大便秘结,舌红苔黄燥,脉沉细而数。

治法:清热化痰,健脾利湿。

方药:黄连温胆汤。

处方:黄连、姜半夏、陈皮、竹茹、枳实、茯苓、玄参、天花粉、生地黄、山药、葛根、黄芪。

方中以黄连、半夏热化痰,降逆和胃;竹茹止呕除烦;枳实、陈皮理气化痰,使气顺痰消;茯苓健脾利湿,使湿去痰不生。加玄参、生地黄、天花粉、葛根以养阴生津止渴;黄芪、山药助茯苓以益气健脾化痰。

加减:若伴腹痛泻泄者加砂仁;伴头晕、心悸者加麦冬、五味子、天麻;伴发热、咳嗽、胸闷喘憋者加知母、瓜蒌、杏仁、生石膏;腹满便秘者,用增液承气汤合清胃汤加减,以清热导滞。

3)浊毒闭窍。

症状:口干微渴,心烦不寐,烦躁不安或嗜睡,甚则昏迷不醒,呼吸深快,食欲缺乏,口臭呕吐,小便短赤,舌暗红而绛,苔黄腻而燥,脉细数。

治法:芳香开窍,清营解毒。

方药:安宫牛黄丸合紫雪丹加减。

处方:牛黄、郁金、黄芩、黄连、甘草、玄参、栀子、石菖蒲、生石膏、水牛角。

方中牛黄清心解毒,豁痰开窍;水牛角清营凉血,咸寒解毒;佐以黄芩清上焦之热,黄连解中焦热毒,栀子泻三焦之火;玄参滋阴清热;郁金、石菖蒲芳香祛秽,通窍开闭;生石膏甘寒清热。全方凉血开窍,清热解毒。

4)邪毒内陷。

症状:高热,躁扰发狂,见吐血、便血、尿血或见神昏、抽搐,舌质深绛,脉虚数或细促。

治法:滋阴清热,凉血熄风。

方药:偏血热邪入营分方用犀角地黄汤;肝阴不足,肝风内动以凉肝熄风为主,方用羚羊角钩藤汤。

处方:犀角地黄汤[水牛角(代替犀角)、生地黄、牡丹皮、芍药]中水牛角清心、凉血、解毒为主,配生地黄以凉血止血、养阴清热;芍药、牡丹皮既能凉血,又能散瘀。羚羊角钩藤汤(羚羊角、桑叶、川贝、鲜地黄、钩藤、菊花、白芍、生甘草、鲜竹茹、茯神)中羚羊角、钩藤、桑叶、菊花凉肝熄风;川贝、竹茹清热化痰通络;茯神宁神定志;白芍、生地黄、甘草酸甘化阴养血。

5)阴脱阳亡。

症状:高热,汗多而黏,渴喜冷饮,口干唇焦,肌肤干瘪或面色苍白,自汗不止,四肢厥逆,呼吸低微,舌黯淡无津,脉微细欲绝。

治法:益气回阴,回阳救脱。

方药:生脉饮合参附汤。

处方:人参、制附子、五味子、麦冬。

方中以人参为君,大补元气以固脱;辅制附子壮元阳以救逆;佐麦冬甘寒濡润,养阴生津;伍以五味子滋肾敛汗。全方益气生脉,回阳固脱。

二、糖尿病高血糖高渗状态

(一)西医对糖尿病高血糖高渗状态的认识

1.概述

高血糖高渗状态是糖尿病急性代谢紊乱的另一临床类型。以严重高血糖、高血浆渗透压、脱水为特点,无明显酮症酸中毒,患者常有不同程度的意识障碍或昏迷。好发于 50～70 岁的人群,男女无明显差异。临床特点为无明显酮症酸中毒、血糖显著升高、严重脱水甚至休克、血浆渗透压升高,以及进行性意识障碍。

2.病因病理

高血糖高渗状态的病因与糖尿病酮症酸中毒相同,但约2/3发病前无糖尿病史或不知糖尿病。临床上常见诱因有下几条。①应激:如感染(尤其是呼吸系统和泌尿系统)、外伤、手术、急性脑卒中、急性心肌梗死、急性胰腺炎、胃肠道出血、中暑或低温;②摄水缺乏:可见于口渴中枢敏感下降的老年患者、不能主动进水的儿童和卧床的患者、精神失常或昏迷患者;③失水过多:如严重呕吐、腹泻,以及大面积烧伤;④药物:如应用各种糖皮质激素、利尿剂(特别是噻嗪类和呋塞米)、苯妥英钠、氯丙嗪、普萘洛尔、西咪替丁、免疫抑制剂;⑤高糖摄入:大量饮用含糖饮料、静脉注射高浓度葡萄糖、完全性静脉高营养、含糖溶液的血液透析或腹膜透析等。

高血糖高渗状态是体内胰岛素相对缺乏使血糖升高,并进一步引起脱水,最终导致严重的高渗状态。胰岛素的相对缺乏和液体摄入减少是高血糖高渗状态的病因。胰岛素的缺乏促进肝糖原输出、损伤了骨骼肌对葡萄糖的利用,高血糖的渗透性利尿作用导致血容量缺乏,如液体补充不及时,患者病情加重。另外,高血糖高渗状态的发生和开展受到一些情况影响:①在感染、外伤、脑血管意外等诱发因素的作用下,胰岛素分泌进一步减少,对抗胰岛素的激素水平明显升高;②高血糖高渗状态大多发生于老年患者,口渴中枢不敏感,加上主动饮水的欲望降低与肾功能不全,导致失水相当严重,而钠的丧失少于失水,导致血钠明显升高;③脱水和低血钾可以导致皮质醇、儿茶酚胺和胰高血糖素分泌增加,进一步抑制胰岛素分泌,继而造成高血糖的继续加重,形成恶性循环,最终发生高血糖高渗状态。

高血糖高渗状态与糖尿病酮症酸中毒都是胰岛素缺乏引起的糖尿病急性并发症,糖尿病酮症酸中毒主要表现为高血糖、酮症和酸中毒,而高血糖高渗状态是以高血糖和高渗透压为特征。引起这2种差异的原因:①高血糖高渗状态时,胰岛素相对缺乏,分泌的胰岛素足以抑制脂肪分解和酮症生成,但不能抑制糖原异生,因此主要是血糖升高;但在糖尿病酮症酸中毒时,胰岛素绝对缺乏,已经不能抑制脂肪分解和酮体生成。②胰高血糖素等升糖激素升高较轻，促进脂肪分解和升酮作用较弱；③高血糖高渗状态时失水严重，不利于酮体产生；④局部高血糖高渗状态患者血浆非酯化脂肪酸水平高而无酮症，提示肝生酮功能障碍；⑤严重高血糖和酮体生成之间可能存在拮抗作用。由此可见高血糖高渗状态和糖尿病酮症酸中毒是不同胰岛素缺乏导致的 2 种状态，两者可以同时存在，实际上 1/3 的高血糖患者同时有高血糖高渗状态和糖尿病酮症酸中毒的特征。

3.临床表现

（1）前驱期特点：在起病前 1～2 周，表现为口渴、多尿、倦怠、乏力等病症加重，反应迟钝，表情冷淡，引起这些症状的原因是渗透性利尿脱水。

（2）典型期表现：主要表现为脱水和神经系统两组病症和体征。脱水表现为皮肤枯燥和弹性下降、眼球凹陷、唇舌干裂、脉搏快而弱，卧位时颈静脉充盈良好，立位时血压下降。严重时出现休克，但脱水严重，体检时可以无冷汗。有些患者严重脱水，但血浆渗透压促使细胞内液外出，并补充血容量，可以掩盖失水的严重程度，而使血压仍然保持正常。神经系统方面出现不同程度的意识障碍，从意识模糊、嗜睡直到昏迷。高血糖高渗状态意识障碍与否主要取决于血浆渗透压升高的程度和速度，与血糖上下也有一定关系，而与酸中毒的关系不大。通常患者的血浆渗透压＞320 mmol/L 时，即可以出现精神病症，如冷淡、嗜睡等；当血浆渗透压＞350 mmol/L 时，可以出现定向力障碍、幻觉、上肢拍击样粗震颤、癫痫样发作、偏瘫、偏盲、失语、视觉障碍、昏迷和阳性病理征。这些均提示患者可能有因脱水、血压浓缩和血管栓塞而引起的皮质下损伤。出现神经系统病症是促使患者就诊的主要原因之一，因此常常被误诊为脑卒中等颅内疾病。和糖尿病酮症酸中毒不一样，高血糖高渗状态没有典型酸中毒大呼吸，如患者出现中枢性过度换气现象，应考虑合并脓毒血症或脑卒中的可能性。

4.实验室检查

（1）血常规：由于血液浓缩，血红蛋白增高，白细胞计数 $>10\times10^9$/L。

（2）尿常规：尿糖呈强阳性，患者可因脱水及肾功能损伤而导致尿糖不太高，但尿糖呈阴性者少见。尿酮体多阴性或弱阳性。

（3）血糖：常 33.3～66.6 mmol/L，有高达 138.8 mmol/L 或更高。血酮体多正常。另外，因血糖每升高 5.6 mmol/L，血钠下降 1.6 mmol/L左右，所以高血糖高渗状态时存在严重高血糖，可因此造成血钠假性降低。

（4）血尿素氮(BUN)和肌酐(Cr)：常显著升高，反映严重脱水和肾功能不全。BUN 可达 21～36 mmol/L(60～100 mg/dL)，Cr 可达 124～663 μmol/L(1.4～7.5 mg/dL)，BUN/Cr 比值可达 30∶1［正常人(10～20)∶1］，有效治疗后下降。BUN 与 Cr 升高的患者预后不良。

（5）血浆渗透压：多显著升高，多 >350 mmol/L，有效渗透压 >320 mmol/L。血浆渗透压可以直接测定，也可以根据血糖及电解质水平计算，公式为血浆渗透压(mmol/L)＝2(Na^+＋K^+)＋血糖(mmol/L)＋BUN(mmol/L)，参考值为 280～300 mmol/L；假设 BUN 不计算在内，那么为有效渗透压，因为 BUN 可以自由进入细胞膜。

（6）电解质：血钠升高>145 mmol/L，也可以正常或降低。血钾正常或降低，有时也会升高。氯多与钠浓度一致。钾、钠、氯取决于丧失量、在细胞内外的分布情况及患者的血液浓缩程度。不管血浆水平如何，总体上来说钾、钠、氯都是丧失的，有估计分别丧失为5～10 mmol/kg、5～10 mmol/kg 和 5～7 mmol/kg。此外还有钙、镁和磷的丧失。

（7）酸碱平衡：约有半数患者有轻、中度代谢性酸中毒，pH 多 <7.3，HCO_3^- 常 >15 mmol/L。

5.诊断与鉴别诊断

（1）诊断：中老年患者，无论有无糖尿病病史，如发生原因不明的进行性意识障碍与明显脱水表现,而不能用其他疾病解释的,均应考虑本病的可能,应及时检查血糖、尿糖和酮体及血电解质。已诊断糖尿病的患者,特别是中老年 T2DM 患者,如未经饮食控制和正规治疗,具有上述诱因于近期内发生多饮、多尿症状突然加重,精神萎靡、嗜睡者,除考虑酮症酸中毒外,也应警惕本病的发生。

高血糖高渗状态的实验室诊断参考标准:①血糖≥33 mmol/L;②有效血浆渗透压≥320 mmol/L;③血清 HCO_3^-≥15 mmol/L,或动脉血 pH≥7.3;④尿糖呈强阳性,而尿酮阴性或为弱阳性。

临床有意识障碍与显著脱水表现,尿糖强阳性(肾阈值有改变者可以与血糖不相吻合),血浆有效渗透压>330 mmol/L,若检查尿酮体为阴性或弱阳性者诊断成立。

(2)鉴别诊断。①糖尿病酮症酸中毒:血、尿酮升高明显,可有酸中毒表现,血钠、血浆渗透压一般不高。②糖尿病患者的低血糖昏迷:有服磺脲类药或注射胰岛素史,起病急,变化快,测定血糖易于鉴别。③急性脑血管病昏迷:可有头颅 CT 或其他影像学检查阳性所见,血糖、血钠及血渗透压改变不明显。④开颅术后意识障碍加重:常认为是术后颅内高压所致,以致作出加强脱水的错误决定,导致病情更加恶化而死亡,尤须注意。⑤需要与败血症、消化道感染及中枢神经系统感染等鉴别。

6.治疗

(1)补液:迅速补液,扩充血容量,纠正血浆高渗状态,是治疗本症的关键。使用 0.9%NS,以便较快扩张微循环而补充血容量,使血压及微循环迅速纠正。补液量须视失水程度,按其体重的 10%～15%来计算,一般在最初 2 小时可补液 1 000～2 000 mL,前 4～6 小时输入补液总量的 1/3,以后逐渐减慢补液量,不宜太快太多,以免脑水肿、肺水肿的发生。补液时最好用心电图监护。

(2)小剂量应用胰岛素:本症患者多为非胰岛素依赖型糖尿病者,对胰岛素的敏感性较强,故在治疗过程中所需胰岛素总量也较小,多主张用小剂量胰岛素疗法。这种方法疗效肯定,血糖下降速度稳定,不良反应也比较小,使用原则以 5～6 U/h 胰岛素静脉滴注,与补液同时进行。当血糖降至 13.9 mmol/L(250 mg/dL)时应改用 5％葡萄糖液或葡萄糖盐水,按每 3～4 g 葡萄糖给 1 U 胰岛素的比例,在输液瓶内加入胰岛素输注,病情稳定后改为胰岛素皮下注射。

(3)补钾:本患者体内钾总量减少,且用胰岛素治疗后血钾即迅速下降,故应及时补钾。如患者无肾衰竭、尿少及高血钾(>5.5 mmol/L),治疗开始即应补钾。用量根据尿量、血钾值、心电图等灵活掌握,每天 3～8 g。患者清醒后,钾盐可部分或全部以口服补充。不主张常规补磷,人体对磷酸盐的需要量很小,1 L 生理盐水加入 1～2 mL 磷酸钾,6 小时内输完为合适剂量。过量补磷可引起血钙降低和手足搐搦。

(4)纠正酸中毒:部分患者同时存在酸中毒,一般不需特殊处理。合并有严重酸中毒者,每次给予 5％NaCO₃≤150 mL,用注射用水稀释成等渗液 1.4％静脉滴注,疗程 1～3 天,控制在 600 mL 以内。

(5)治疗诱因及并发症。

(二)中医对糖尿病高血糖高渗状态的认识

1.概述

糖尿病高血糖高渗状态属于中医"消渴""神昏""厥脱"等范畴,病变部位在心肝肾脑等,主要因为阴津亏损,导致气阴两虚、阴阳两虚,最终导致阴阳离决等。

2.病因病机

中医认为阴津亏损或者感受外邪所致。

(1)阴津亏损:素有痼疾而不知,或有劳倦内伤,导致阴液亏虚、阴津亏损,神明失养,发为本病。

(2)感受外邪:素体正气亏虚,感受外邪,化热伤津,热闭清窍,发为本病。

3.辨证分型及治疗

(1)中医辨证:临床从阴津亏损、热闭清窍、阴竭阳脱等方面进行辨证。

（2）分证论治。

1）阴津亏损。

症状：口渴多尿，倦怠乏力，大便干燥，表情淡漠，反应迟钝，唇舌红，皮肤干燥，缺乏弹性，脉象虚散。

治法：滋阴增液。

方药：增液汤加味。

处方：细生地黄、麦冬、玄参、沙参、天花粉、葛根、太子参等。

2）热闭清窍。

症状：高烧神昏，易怒或昏睡，面红，嘴唇干裂，皮肤干燥，舌质深，苔黄，脉细滑。

治法：清热凉血，醒神开窍。

方药：清营汤加减。

处方：犀角粉（冲）、生地黄、玄参、麦冬、莲子心、黄连、丹参、金银花、连翘、酒大黄、赤芍。注意犀角粉用水牛角粉替代。

3）阴竭阳脱。

症状：脸色苍白，神倦不语，眼眶下沉，舌苔干裂，四肢寒冷，血压下降，尿少或尿闭，脉微欲绝。

治法：回阳救逆。

方药：四逆加人参汤加味。

处方：红参、山茱萸、麦冬、五味子、附子、干姜、炙甘草等。

三、糖尿病乳酸性酸中毒

（一）西医对糖尿病乳酸性酸中毒的认识

1.概述

乳酸性酸中毒是糖尿病患者一种较少见而严重的并发症，一旦发生，病死率高，常 50％以上。糖尿病患者的葡萄糖氧化过程受阻滞，增强了葡萄糖酵解，产生了大量乳酸，如乳酸脱氢酶不足，乳酸不能继续氧化成丙酮酸，使乳酸的合成多于降解和排泄，体内乳酸聚集而引起了糖尿病急性代谢性并发症。多见于老年糖尿病患者，多在服用双胍类降血糖药物后，表现为食欲缺乏、恶心、呕吐、呼吸渐快、烦躁、谵妄、昏迷。

2.病因病理

乳酸是葡萄糖代谢中间产物。葡萄糖的分解分为有氧氧化和无氧酵解。有氧氧化是体内糖分解产生能量的主要途径。葡萄糖在无氧条件下分解成为乳酸,这虽然不是产生能量的主要途径,但是具有重要的病理和生理意义。在正常情况下,糖酵解所产生的丙酮酸,在脂肪、肌肉、脑等组织内大部分通过三羧酸循环氧化,而少部分在丙酮酸羧化酶的催化下经草酰乙酸而进入糖原导生,在肝及肾再生成糖。丙酮酸进入三羧酸循环需丙酮酸脱氢酶(PDH)及辅酶(NAD)催化,当糖尿病和饥饿时 PDH 受抑制,NAD 也不足,则丙酮酸还原为乳酸增多加之三磷酸腺苷(ATP)不足,丙酮酸羧化酶催化受限,故糖原异生也减少,则丙酮酸转化为乳酸,以致血乳酸浓度急剧上升。

常见诱因如下。

(1)糖尿病控制不佳。

(2)糖尿病其他急性并发症,如感染、酮症酸中毒、糖尿病非酮症高渗综合征,可成为糖尿病乳酸性酸中毒的诱因。

(3)其他重要脏器的疾病,如脑血管意外、心肌梗死等,可加重组织器官血液灌注不良,导致低氧血症和乳酸性酸中毒。

(4)大量服用苯乙双胍,双胍类药物尤其是苯乙双胍,能增强无氧酵解,抑制肝脏及肌肉对乳酸的摄取,抑制糖异生作用,故有致乳酸性酸中毒的作用。糖尿病患者如合并有心、肝、肾疾病,还服用大量苯乙双胍时,有诱发乳酸性酸中毒的可能。

(5)其他:如酗酒、一氧化碳中毒、水杨酸、乳糖过量时,偶可诱发乳酸性酸中毒。

3.临床表现

本病临床表现常被各种原发疾病所掩盖,尤其当患者常已合并存或在多种严重疾病时,如肝肾功能不全、休克等;而另一部分症状除原发病外,以代谢性酸中毒为主。起病较急,有不明原因的深大呼吸、低血压、神志模糊、嗜睡、木僵及昏迷等症状,有时伴恶心、呕吐、腹痛,偶有腹泻,体温可下降。

临床上有上述表现,怀疑乳酸性酸中毒时,应测定血乳酸水平,如血乳酸浓度>2 mmol/L、血 pH≤7.35、HCO_3^-≤10 mmol/L,而无其他酸中毒原因时,可诊断为乳酸性酸中毒。但有学者认为动脉血乳酸浓度≥5 mmol/L, pH≤7.35 为乳酸性酸中毒;血乳酸>2.5 mmol/L, pH≤7.35 为高乳酸血症。

4.辅助检查

(1)实验室检查。①血丙酮酸相应增高,为 0.2～1.5 mmol/L,乳酸/丙酮酸≥30 mmol/L。②血浆渗透压:正常范围。③血 pH 明显降低;CO_2结合力下降,可低至 10 mmol/L 以下;阴离子间隙扩大,可达 20～40 mmol/L。④血乳酸水平显著增高,是诊断本症的关键所在,血乳酸水平多>5 mmol/L。其结果高低与预后有关。⑤血酮体不增高或轻度增高。

(2)其他检查:约 80%的患者白细胞计数>$10×10^9$/L,可能与应激和循环血容量不足有关。

5.诊断与鉴别诊断

(1)建立诊断的关键,在于对本症有高度警惕性和足够的认知能力。值得注意的是,乳酸性酸中毒有时可伴随酮症酸中毒和高渗性非酮症高血糖昏迷存在,因而增加了诊断的复杂性。此外,还需排除尿毒症和水杨酸中毒等其他原因造成的酸中毒。休克状态下伴酸中毒者,可不经血乳酸测定,即可诊断为乳酸性酸中毒。但无组织灌注不良的酸中毒者,则必须检测血乳酸水平,才能确定诊断。

(2)诊断要点。①患有糖尿病,但多数患者血糖不甚高,没有显著的酮症酸中毒。②血乳酸水平显著升高,多在 5 mmol/L 以上,是诊断乳酸性酸中毒的主要根据。血乳酸浓度超过正常水平(>1.8 mmol/L),在 2～5 mmol/L 时,多呈代偿性酸中毒,这种只有乳酸过高而无酸中毒者,可诊断为高乳酸血症。③酸中毒的证据:pH<7.35,血 HCO_3^-<20 mmol/L,阴离子间隙>18 mmol/L 等。如能排除酮症酸中毒、肾衰竭等疾病,结合血乳酸水平显著升高,即可确诊为糖尿病乳酸性酸中毒。

（3）鉴别诊断：①临床上，对昏迷、脱水兼酸中毒、休克的患者，特别对原因不明、呼吸有酮味、血压低而尿量仍较多的患者，均应警惕本病存在的可能性。有的患者昏迷是因为糖尿病合并糖尿病酮症酸中毒，有的昏迷患者为糖尿病合并如尿毒症、脑血管意外等其他疾病所致，有的患者是其他疾病导致昏迷后又诱发了酮症酸中毒等，均应小心予以鉴别。一般通过询问病史，体格检查，化验尿糖、尿酮、血糖、血酮及二氧化碳结合力、血气分析等，大多可明确诊断。②与糖尿病急性代谢紊乱所致糖尿病酮症酸中毒、高渗，以及低血糖昏迷相鉴别。

6.治疗

乳酸性酸中毒现尚缺乏有效的治疗方法，一旦发生病死率极高。患者应积极预防诱发因素，合理使用双胍类药物。早期发现，应积极进行治疗。

（1）胰岛素治疗：本病是胰岛素绝对或相对不足引起的，需要用胰岛素治疗。即使是非糖尿病患者，也有人主张胰岛素与葡萄糖合用，以减少糖类的无氧酵解，有利于血乳酸清除，糖与胰岛素比例根据血糖水平而定。

（2）迅速纠正酸中毒：当 $pH < 7.2$、$HCO_3^- < 10.05$ mmol/L 时，患者肺脏能维持有效的通气量，从而排出二氧化碳，肾脏有能力避免水钠潴留，此时应及时补充 5％$NaCO_3$ 100～200 mL（5～10 g），用生理盐水稀释为 1.25％ 的浓度。严重者血 $pH < 7.0$，$HCO_3^- < 5$ mmol/L，可重复使用，直到血 $pH > 7.2$，再停止补碱。24 小时内可用 $NaCO_3$ 4～170 g。但补碱也不宜过多、过快，否则可加重缺氧及颅内酸中毒。

（3）迅速纠正脱水：治疗休克补液扩容可改善组织灌注，纠正休克、利尿排酸、补充生理盐水可维持足够的心排血量与组织灌注。补液量要根据患者的脱水、心肺功能等情况来定。

（4）血液透析：用不含乳酸根的透析液进行血液或腹膜透析，可有效地促进乳酸的排出，并可清除引起乳酸性酸中毒的药物，常用于对水钠潴留不能耐受的患者，尤其是苯乙双胍引起的乳酸性酸中毒患者。

(5)给氧：吸氧可提高组织供氧量,促进乳酸氧化。糖尿病患者动脉血氧分压多偏低,吸氧有利于纠正乳酸酸中毒。

(6)补钾：根据酸中毒情况,以及血糖、血钾高低,酌情补钾。

(7)监测血乳酸：当血乳酸＞13.35 mmol/L 时,病死率几乎 100％。

(8)如果患者对水钠潴留不能耐受,尤其是因苯乙双胍引起的乳酸酸中毒,可用不含乳酸根的透析液进行血液或腹膜透析。

(9)对症治疗,去除诱因：如控制感染,停止使用引起乳酸酸中毒的药物等。

(二)中医对糖尿病乳酸性酸中毒的认识

1.概述

糖尿病乳酸性酸中毒属于中医"秽浊""神昏""脱症"等范畴,临床表现以发病急、变化快、易昏迷、易休克为特点。有学者认为病因病机与脾失健运、心火肝郁、误治失治有关,并从痰浊中阻型,痰浊蒙蔽型和阴脱阳亡型灵活论治。

2.病因病机

(1)脾失健运、湿浊中阻：糖尿病日久,脾肾气虚,若饮食不节则脾胃愈伤,肾精愈亏。临床上更有长期服用双胍类降糖药或嗜酒者,导致体内药物或酒精过量,使乳酸在体内堆积,留而不去,损伤脾胃,脾失健运,气机不畅致湿浊中阻、胃失和降而发为本病,甚至秽浊上蒙清窍而嗜睡神昏。

(2)心火肝郁、痰浊蕴结：情志不节、大喜大怒、长期双胍类药物过量服用,体内乳酸堆积过多,上蒙清窍,内扰脾胃,均可致湿浊痰瘀,中阻不化,内蕴生热,邪火内陷致清窍受扰,心营不宁而发为本病。

(3)误治失治、阴脱阳亡：糖尿病长期误治、失治,由气阴两虚逐渐加重,导致阴阳两虚。阴阳俱虚,脏腑功能低下,气血津液运行失调,痰浊、瘀血等内邪自生。痰浊蒙蔽,化热伤阴,则阴精耗竭,阳失所附；阴精耗竭,阴阳离决则气虚气脱,神失所主而发生本病,表现为一系列危候。

3.辨证分型及治疗

该病发生之前多有上焦肺燥津枯、大渴引饮之症,其后转归于下焦肝肾阴竭,最后出现阴脱阳亡、阴阳离决的危候。乳酸性酸中毒起病急,昏迷前多数无明显不适,开始即见痰浊蒙蔽清窍,出现神志昏迷,此时为病情转机的关键。若治疗失当,即可内闭外脱、阴阳离决。临床宜急用芳香化浊、清心开窍之法,继而回阳回脱、益气生脉。具体可分3型辨证论治。

(1)痰浊中阻。

症状:倦怠、乏力,腹胀、纳呆,神昏,嗜睡,舌苔白腻,脉濡滑。

治法:芳香化浊,和胃降逆。

方药:藿香正气散合温胆汤加减。

处方:藿香、川厚朴、姜半夏、茯苓、枳壳、竹茹、陈皮、菖蒲等。

加减:恶心,呕吐不止者可加砂仁、旋覆花、代赭石;便溏、腹胀者加炒白术、大腹皮。

(2)痰浊蒙蔽。

症状:神志昏蒙,时清时昧,肢体困乏,继则神志不清,舌苔厚腻,脉濡滑。

治法:豁痰开窍,化浊醒脾。

方药:菖蒲郁金汤加减。

处方:鲜菖蒲、川郁金、炒栀子、竹叶、牡丹皮、金银花、连翘、玉枢丹2片(化服)。

加减:痰热重者加胆南星、川贝母;热闭心窍者加至宝丹以清心开窍;秽浊闭窍者加苏合香丸,加强芳香开窍之力。

(3)阴脱阳亡。

症状:面色苍白、大汗淋漓,目合口开,撒手遗尿,神识昏蒙,气短息微,四肢厥逆,舌淡苔腻,脉微欲绝。

治法:益气养阴,回阳固脱。

方药:参附汤合生脉散加味。

处方:人参、炮附子、干姜、麦冬、五味子、炙甘草。

加减：若大汗不止者加生黄芪、龙骨、牡蛎等。

四、低血糖

(一)西医对低血糖的认识

1.概述

低血糖是指成年人空腹血糖浓度＜2.8 mmol/L。糖尿病患者血糖值≤3.9 mmol/L 即可诊断低血糖。低血糖症是一组多种病因引起的以静脉血浆葡萄糖(简称血糖)浓度过低，临床上以交感神经兴奋和脑细胞缺氧为主要特点的综合征。低血糖的症状通常表现为出汗、饥饿、心慌、颤抖、面色苍白等，严重者还可出现精神不集中、躁动、易怒，甚至昏迷等。临床上反复发生空腹低血糖症提示有器质性疾病；餐后引起的反应性低血糖症，多见于功能性疾病。

2.病因病理

(1)空腹低血糖症。①内源性胰岛素分泌过多：常见的有胰岛素瘤、自身免疫性低血糖等。②药物性：如注射胰岛素、磺脲类降糖药物、水杨酸等。③重症疾病：如肝衰竭、心力衰竭、肾衰竭等。④胰岛素拮抗激素缺乏：如胰高血糖素、GH、皮质醇等缺乏。⑤胰外肿瘤。

(2)餐后(反应性)低血糖症。①糖类代谢酶的先天性缺乏：如遗传性果糖不耐受症等。②特发性反应性低血糖症。③滋养性低血糖症(包括倾倒综合征)。④功能性低血糖症。⑤T2DM 早期出现的进餐后期低血糖症。

3.临床表现

低血糖呈发作性，时间和频率随病因不同而异，症状千变万化。临床表现可归纳为以下 2 个方面。

(1)自主(交感)神经过度兴奋的表现：低血糖发作时由于交感神经和肾上腺髓质释放肾上腺素、去甲肾上腺素等，临床表现为出汗、饥饿、心慌、颤抖、面色苍白等。

(2)脑功能障碍的表现：是大脑缺乏足量葡萄糖供应时功能失调的一系列表现。初期表现为精神不集中、思维和语言迟钝、头晕、嗜睡、躁动、易怒、行为怪异等精神症状，严重者出现惊厥、昏迷，甚至死亡。

4.辅助检查

(1)血糖:成年人空腹血糖浓度<2.8 mmol/L,糖尿病患者血糖值<3.9 mmol/L。

(2)血浆胰岛素测定:低血糖发作时,如血浆胰岛素和C肽水平升高,则提示低血糖为胰岛素分泌过多所致。

(3)48~72小时饥饿试验:少数未察觉的低血糖或处于非发作期低血糖,以及高度怀疑胰岛素瘤的患者应在严密观察下进行。开始前取血标本测血糖、胰岛素、C肽,之后每6小时测一次。

5.诊断与鉴别诊断

(1)诊断。根据低血糖典型表现(Whipple三联征)可确定:①低血糖症状;②发作时血糖<2.8 mmol/L;③供糖后低血糖症状迅速缓解。少数空腹血糖降低不明显或处于非发作期的患者,应多次检测有无空腹或吸收后低血糖,必要时采用48~72小时饥饿试验。

(2)鉴别诊断。低血糖有时可误诊为精神障碍疾病、神经疾病(癫痫、短暂脑缺血发作)或脑血管意外等。①低血糖病因的鉴别:磺脲类药物及胰岛素用量过多、胰岛素瘤等。②交感神经兴奋表现的鉴别:甲亢、嗜铬细胞瘤、自主神经功能紊乱、糖尿病自主神经病变、围绝经期综合征等。③精神-神经-行为异常的鉴别:精神病、脑血管意外、糖尿病酮症酸中毒昏迷、高血糖高渗状态等。

6.治疗

治疗包括两方面:一是解除低血糖症状,二是纠正导致低血糖症的各种潜在原因。对于轻、中度低血糖,口服糖水、含糖饮料或进食糖果、饼干、面包、馒头等即可缓解。对于药物性低血糖,应及时停用相关药物。重者和疑似低血糖昏迷的患者,应及时测毛细血管血糖,甚至无需血糖结果,及时给予50%葡萄糖40~60 mL静脉注射,继以5%~10%葡萄糖液静脉滴注。神志不清者,切忌喂食,以免呼吸道窒息。

7.预防

糖尿病患者尤其合并心脑血管疾病的老年患者,应注意预防低血糖的发生。

(1)制定适宜的个体化血糖控制目标。

(2)糖尿病教育:包括对患者家属的教育、识别低血糖、了解患者所用药物的药代动力学、自救方法等。

(3)避免引起低血糖的危险因素:①定时定量进餐,如果进餐量减少应相应减少药物剂量;②运动前应增加额外的碳水化合物摄入;③酒精能直接导致低血糖,避免酗酒和空腹饮酒。

(4)调整降糖方案:合理使用胰岛素或胰岛素促分泌剂。

(5)定期监测血糖:尤其在血糖波动大,环境、运动等因素改变时要密切监测血糖。

(二)中医对低血糖的认识

1.概述

低血糖症属中医的"晕厥""虚风"等范畴。

2.病因病机

低血糖症的病因多为禀赋素弱或病后体虚,脾胃不健,气血乏源,致心肝失养,元神失主,故而发病。

病理变化为脾胃两虚,胃主受纳,脾主运化。胃虚谷气不充,则饥饿时作;脾虚无以化生气血,升运精微则五脏失充。心主血脉,其华在面,主神志。心血不足,则面色苍白,心悸脉速,甚则无神失主而精神错乱。肝血不足,虚风内动则四肢麻木或震颤,甚则抽搐。气血大亏,形神失养则全身瘫软,精神恍惚。阳气暴脱,汗失固摄,清宫失充,则冷汗频出,神昏晕厥。此外,酒癖暴饮后,伤及脾胃,清气不升,痰热浊气不降,上蒙清窍,也致血糖骤降,嗜睡神昏。

3.辨证分型及治疗

(1)心脾两虚。

症状:起病多缓,头晕,汗出,面色苍白,心慌心悸,恐惧健忘,甚则精神异常。舌淡苔薄,脉细。

证候分析:心脾两虚、气血两亏,无以上荣,则头晕、面色苍白;气虚失摄则汗出,心血不足,血不藏神,则心悸心慌,恐惧健忘,甚至精神失常;舌淡苔薄,脉细,均为心脾两虚之症。

治法:补益心脾。

方药:归脾汤合天王补心丹加减。

处方:黄芪 15 g、党参 12 g、当归 9 g、酸枣仁 12 g、远志 3 g、麦冬 9 g、五味子 6 g、柏子仁 9 g、龙眼肉 15 g、炙甘草 3 g。

加减:兼阴虚烦热者,加生地黄 12 g、玄参 12 g、知母 9 g、天冬 9 g,以滋阴清热;精神亢奋者,加磁石 30 g(先煎)、生龙齿 30 g(先煎),以镇静安神。

(2)肝虚风动。

症状:头晕、视物不清,肢体麻木或震颤,甚则晕厥,或抽搐、两目上翻、口吐白沫。舌淡红,苔薄,脉细弦。

证候分析:肝血不足,不荣上窍,则头晕、视物不清;虚风内动,则肢体麻木或震颤,甚至晕厥,或抽搐、两目上翻及口吐白沫等;舌淡红,苔薄,脉细弦,均为肝血不足,虚风内动之症。

治法:养肝熄风。

方药:补肝散加减。

处方:当归 9 g、山茱萸 2 g、五味子 6 g、白芍 15 g、黄芪 20 g、川芎 6 g、木瓜 6 g、熟地黄 12 g、山药 15 g、枸杞子 12 g、甘草 6 g、大枣 6 枚。

加减:癫痫样发作者,加制南星 12 g、白附子 9 g,以化痰祛风;胸闷、太息、精神抑郁者,加柴胡 9 g、郁金 9 g,以疏肝理气。

(3)痰热蒙窍。

症状:酒癖暴饮后,多汗,嗜睡,神昏谵语。舌红,苔黄腻,脉滑数。

证候分析:酒酿痰热,暴饮之后,痰热内盛,伤及脾胃;脾气不健,清阳不升,胃气不降,痰热浊邪上蒙清窍,故嗜睡、神昏谵语;湿热内迫,则多汗;舌红,苔黄腻,脉滑数,均为痰热内盛之象。

治法:菖蒲郁金汤合玉枢丹加减。

处方:石菖蒲 9 g、郁金 12 g、鲜竹沥 20 g、栀子 9 g、连翘 12 g、竹叶 9 g、木通 6 g、牡丹皮 9 g、玉枢丹 3 g。

加减:烦躁口渴头痛者,加生地黄 15 g、知母 12 g、葛花 9 g,以养阴清热,除烦醒脑;呕吐不止者,加黄连 3 g、姜半夏 9 g、姜竹茹 9 g,以清胃降逆。

(4)气虚阳脱。

症状：心慌饥饿感、精神恍惚、面色苍白，冷汗频出、甚则神昏晕厥。舌质淡红，苔薄，脉细数或微弱。

证候分析：气血大亏，形神不养，则心慌饥饿感、精神恍惚、面色苍白；阳气暴脱，汗失固摄，清宫失充则冷汗频出、神昏晕厥；舌淡红，苔薄，脉细数或微弱，均为气虚阳脱之症。

治法：益气回阳固脱。

方药：参附汤合生脉散。

处方：人参 12 g(另煎)、附片 12 g、太子参 30 g、麦冬 12 g、五味子 6 g、山茱萸 12 g、龙骨 30 g(先煎)、牡蛎 30 克(先煎)。

加减：肢冷明显者，加干姜 5 g、肉桂粉 2 g(兑服)；烦躁而肢冷不显者，去附片，加淮小麦 30 g、炙甘草 5 g、大枣 5 枚，以养心安神。

第三节　糖尿病慢性并发症

一、糖尿病合并心血管疾病

(一)西医对糖尿病合并心血管疾病的认识

1.概述

糖尿病合并心血管疾病属于糖尿病慢性大血管病变，是指糖尿病所引起的心脏大血管病变、微血管病变及自主神经病变，包括非特异性冠状动脉粥样硬化性心脏病、微血管病变性心肌病和心脏自主神经功能失调所致的心律失常和心功能不全。糖尿病是心血管疾病的独立危险因素，因此糖尿病患者常常合并高血压、血脂紊乱等心血管疾病的重要危险因素，糖尿病患者发生心血管疾病的风险比普通人增加了 2～4 倍。心血管疾病是糖尿病患者的主要死亡原因。

2.病因病理

糖尿病患者发生动脉粥样硬化的机制不仅包括传统的危险因

素如高龄、遗传、高血糖、血脂紊乱、高血压、吸烟和肥胖等,还包括胰岛素抵抗、内皮细胞功能受损、纤溶系统异常、氧化应激反应增强、慢性炎症反应、细胞因子增高和清蛋白尿等非传统危险因素。

(1)遗传因素:T2DM、高血压、高脂血症、冠状动脉粥样硬化心脏病和肥胖症均被发现有家族聚集现象,尤其与红细胞膜钠-锂逆转换、血管紧张素转换酶基因、瘦素基因和载脂蛋白 E 基因的多态性等有关。

(2)高血糖:高血糖时,血红蛋白与葡萄糖结合成 HbA1C,其输氧功能下降,氧分离困难,组织缺氧;高血糖还通过醛糖还原酶生成更多的山梨醇,刺激动脉平滑肌细胞及成纤维细胞增生。

(3)肥胖:中心性肥胖和高胰岛素血症、胰岛素抵抗、脂代谢紊乱、前炎症/前血栓状态关联,脂肪组织合成和分泌许多生物活性物质,如脂联素、抵抗素、瘦素、纤溶酶原激活物抑制物、肿瘤坏死因子-α、IL-6 等,促进心血管损伤。

(4)脂代谢紊乱:血脂谱异常是冠状动脉粥样硬化心脏病的独立危险因素,糖尿病合并血脂谱异常显著增加心血管事件的发生率,低密度脂蛋白(low density lipoprotein,LDL)容易被氧化修饰,被巨噬细胞氧化和促进细胞因子的级联反应,引起血管内皮和平滑肌的损伤。

(5)高胰岛素血症与胰岛素抵抗:高胰岛素血症促进动脉壁脂质合成与摄取,组织胆固醇清除,促进动脉壁平滑肌细胞增殖,形成高脂血症和高脂蛋白血症,诱发与加剧动脉粥样硬化。

(6)纤溶凝血机制异常:当存在高胰岛素血症、高血糖、胰岛素抵抗与游离脂肪酸升高时,肝脏合成纤溶酶原激活物抑制物-1 增加,导致纤溶抑制,加速糖尿病患者高凝、低纤溶活性和高血黏度的发生和发展,增加心血管事件的危险性。

3.临床表现

(1)症状:心悸、胸闷、胸痛、气短、乏力。心绞痛,胸部有绞痛、紧缩、压迫或沉重感,由胸骨后放射到颈、上腹或左肩,持续时间 3～5 分钟,休息或含服硝酸甘油 2～3 分钟缓解,但糖尿病患者心绞痛常不典型。

无痛性心肌梗死:心肌梗死面积大,透壁心梗多。因心脏自主神经病变,痛觉传入神经功能减弱,24%～42%胸痛不明显,表现为无痛性心肌梗死,或仅有恶心、呕吐、疲乏、呼吸困难、不能平卧等不同程度的左心功能不全。有的起病突然,迅速发展至严重的心律失常或心源性休克或昏迷状态而发生猝死。

糖尿病心肌病:早期无明显症状,劳累后可有胸闷、憋气、乏力、气短。中期疲劳乏力、胸闷、气短、心悸等症状较明显,75%的患者有不同程度的左心功能不全。后期患者症状加剧,左心力衰竭进一步加剧,表现呼吸困难,或有端坐呼吸;有30%的患者伴有心力衰竭,常因充血性心力衰竭、心源性休克、严重心律失常等而致死,约有1/3患者死于心力衰竭。

(2)体征:心电图特异性改变,早期心尖区可闻及第四心音,第一心音低钝,P₂亢进,二尖瓣关闭不全,闻及收缩期杂音,双肺底湿性啰音,心脏扩大,左心室收缩、舒张功能障碍。中期75%的患者有不同程度的左心室功能不全。后期30%的患者伴有右心力衰竭和体循环淤血征。

4.辅助检查

(1)常规实验室检查:空腹和餐后2小时血糖、血脂。

(2)心肌标志物检测:心肌梗死可检测到心肌标志物(肌钙蛋白T或I,血清酶改变)见表6-1。

表 6-1　心肌标志物测定时间表

项目	肌红蛋白	cTnI	cTnT	CK	CK-MB	AST[a]
出现时间(小时)	1～2	2～4	2～4	6	3～4	6～12
100%敏感时间(小时)	4～8	8～12	8～12	—	8～12	—
峰值时间(小时)	4～8	10～24	10～24	24	10～24	24～48
持续时间(小时)	0.5～1	5～10	5～14	3～4	2～4	3～5

注:[a]应同时测定 ALT 只有 AST>ALT 方有意义。

(3)心电图检查:左心室各导联的波形呈 ST 段压低,T 波低平或倒置或双相。急性心肌梗死 ST 段抬高,病理性 Q 波或无 Q 波。此外,还会有心动过速、心房颤动、多源性室性期前收缩、房室传导阻滞等心律失常改变。

(4)冠状动脉造影术:多支冠状动脉狭窄病变是糖尿病合并冠状动脉粥样硬化心脏病的特点,管腔狭窄,直径缩小 75％以上会严重影响供血,直径缩小 50％～70％也有一定的临床意义。

(5)超声心动图检查:可评价左心室舒张功能。糖尿病患者心脏普遍扩大,以左心室为主,并有舒张末期和收缩末期内径增大,室壁运动呈阶段性减弱、消失或僵硬,对心肌病变具有诊断价值。

(6)心肌活检:必要时,可行心内膜心肌活检,一旦发现微血管病变及糖原染色阳性可确诊心肌病变。

(7)心功能检查:收缩前期(PEP)延长,左心室射血时间(LVET)及 PEP/LVET 比值增加。

5.诊断标准

在排除了其他器质性心脏病的前提下,糖尿病患者一旦伴发心悸、胸闷、胸痛、气短、乏力等症状即可诊断,如有以下证据可进一步明确诊断。

(1)曾出现心绞痛、心肌梗死或心力衰竭,心电图有缺血表现,有严重的心律失常。

(2)X 线检查、心电图、超声心动图和心向量提示心脏扩大。CT 检查心脏形态、心功能,以及心肌组织检查和心肌灌注的定量分析确定有冠状动脉粥样硬化心脏病。MRI 检查提示大血管病变和清楚的心肌梗死部位。放射性核素可明确心肌梗死部位并早期诊断冠状动脉粥样硬化心脏病。

6.鉴别诊断

(1)急性心肌梗死:疼痛部位与心绞痛相仿,但性质更剧烈,持续时间多超过 30 分钟,常伴有心律失常、心力衰竭或休克,含服硝酸甘油多不能缓解。心电图有 ST 段抬高、异常 Q 波,心肌坏死标志物升高。

(2)其他疾病引起的心绞痛:包括严重的主动脉瓣狭窄或关闭

不全、风湿性冠状动脉炎、梅毒性主动脉炎引起冠状动脉口狭窄或闭塞、肥厚型心肌病、X综合征等，可根据其他临床症状、查体和超声心动图及实验室检查来鉴别。X综合征多见于女性，心电图负荷试验常阳性，但冠状动脉造影术则阴性且无冠状动脉痉挛。必要时行相关检查以明确。

（3）肋间神经痛及肋软骨炎：本病常累及 1～2 个肋间，但并不一定局限在胸前，为刺痛或灼痛，多为持续性而非发作性，咳嗽、用力呼吸和身体转动可使疼痛加剧，肋软骨处或沿神经走行处有压痛，手臂上举活动时局部有牵拉疼痛，与心绞痛不同。

（4）消化系统疾病：如反流性食管疾病、膈疝、消化性溃疡、肠道疾病。多伴有反酸、嗳气等症状，与饮食相关，症状持续时间较长。必要时行胃镜检查等以明确诊断。

7.治疗

（1）控制危险因素：包括糖代谢紊乱、高血压、高血脂和吸烟等。

（2）糖尿病冠状动脉粥样硬化心脏病的治疗：抗血小板和抗凝药物、β受体阻滞剂、硝酸酯类药物、冠状动脉重建术等。

（3）糖尿病急性心肌梗死的处理：急性心肌梗死患者均应进入重症监护室病房，吸氧、心电图和血压监测，检查心肌酶谱，进行评价，解除焦虑、疼痛。心肌再灌注治疗，包括静脉溶栓和急行经皮冠状动脉介入。并发症如严重心律失常、心力衰竭或心源性休克时应及时处理。

（4）糖尿病心肌病的治疗。①非药物治疗：心力衰竭患者限制体力活动，低盐饮食。②给予钙通道阻滞剂进行治疗。③心力衰竭的治疗：患者出现心力衰竭症状选用利尿剂和/或硝酸甘油，窦性心动过速加用地尔硫䓬，快速心房颤动可使用洋地黄，避免用血管扩张剂。晚期左心力衰竭可以选用 ACE 抑制剂，利尿剂改善充血症状和消除水肿。此外，还可应用洋地黄、其他正性肌力药物、扩张血管药物，以及其他药物如辅酶 Q_{10}、多种维生素等进行治疗。

(二)中医对糖尿病合并心血管疾病的认识

1.概述

糖尿病合并心血管疾病属于中医"胸痹心痛""真心痛""心悸"等范畴。胸阳不振,阴寒、痰浊留踞胸廓,或心气不足、鼓动乏力,使气血痹阻,心失血养所致本病。以胸闷及发作性心胸疼痛为主要表现的内脏痹病类疾病,此为胸痹心痛。真心痛乃胸痹的进一步发展,症见胸痛剧烈,甚则疼痛持续不解,休息或服用药物后不能缓解,常伴有汗出肢冷、面白唇紫、手足青至节、脉微欲绝或结代等危急证候。

2.病因病机

(1)发病原因:该病的发生与禀赋薄弱、饮食不节、七情郁结、劳欲过度、寒邪侵袭等因素有关。以本虚标实为主,本虚为气阴两虚,标实主要为痰浊及瘀血等病理产物瘀阻心脉。

(2)病机及演变过程:糖尿病合并心血管疾病的基本病机是气阴两虚,痰瘀互结,心脉痹阻。气阴两虚为本,血瘀为标,常兼有气滞、痰浊、寒凝。消渴病日久则阴伤及气,气阴皆虚。一方面气虚则气化不利,输布失常,水湿停聚而成痰湿,痰湿阻滞脉络;另一方面阴虚火旺,清气化浊,炼津液为痰,久而化瘀,瘀阻脉络,且气阴两虚,气不行血,血行瘀滞,则致心络痹阻,发为本病。

3.辨证分型及治疗

(1)基础干预。①控制饮食:宜清淡低盐,勿食过饱,保持大便通畅,饮食宜以适量米、麦、杂粮,配以蔬菜、豆类、瘦肉、鸡蛋等,定时定量进餐。避免吸烟、饮酒、饮浓茶及食用刺激性食品。可配合中药药膳进行饮食治疗。②合理运动:发作期患者应立即卧床休息;缓解期患者要注意适当休息,保证充足睡眠,坚持力所能及的活动,做到动中有静。③心理调摄:重视精神调摄,避免过于激动,不宜大怒、大喜、大悲,保持心情平静愉快。

(2)中医辨证:首先要辨别虚实,分清标本。本病以气血阴阳两虚为本,气滞、痰浊、血瘀、寒凝为标。本病的病机表现为本虚标实、虚实夹杂,发作期以标实为主,缓解期以本虚为主,其治则应补其不足,泻其有余。虚证当以益气养阴为主,根据兼瘀、痰、寒、水的不同,分别采用活血通络、健脾祛痰、宣痹通阳、祛寒通络、温阳利水等标本同治的原则。病到后期,虚中有实,病情复杂,则宜标本兼顾、攻补兼施;一旦发生脱证之先兆,如疼痛剧烈、四肢厥冷或脉微欲绝等,必须尽早投用益气固脱之品,并予积极抢救。

（3）分证论治。

1）气阴两虚。

症状:胸闷隐痛,时作时止,心悸气短,神疲乏力,自汗,盗汗,口干欲饮,舌偏红或舌淡暗,少苔,脉细数或细弱无力或结代。

治法:益气养阴、活血通络。

方药:生脉散加减。

处方:太子参、麦冬、五味子、三七、丹参。

加减:口干甚,虚烦不得眠加天冬、酸枣仁;气短加黄芪、炙甘草。

2）痰浊阻滞。

症状:胸闷痛如窒,痛引肩背,心下痞满,倦怠乏力,肢体重着,形体肥胖,痰多,舌体胖大或边有齿痕,舌质淡或暗淡,苔厚腻或黄腻,脉滑。

治法:化痰宽胸、宣痹止痛。

方药:瓜蒌薤白半夏汤加减。

处方:瓜蒌、薤白、半夏、白酒、干姜。

加减:痰热口苦加黄连。

3）心脉瘀阻。

症状:心痛如刺,痛引肩背、内臂,胸闷心悸,舌质紫暗,脉细涩或结代。

治法:活血化瘀、通络止痛。

方药:血府逐瘀汤加减。

处方:桃仁、当归、红花、赤芍、牛膝、川芎、柴胡、桔梗、枳壳、生地黄、甘草。

加减:心痛甚加三七、延胡索、丹参;脉结代可加炙甘草、人参、桂枝。

4)阴阳两虚。

症状:头晕目眩,心悸气短,大汗出,畏寒肢冷,甚则晕厥,舌淡,苔薄白或如常,脉弱或结代。

治法:滋阴补阳。

方药:炙甘草汤加减。

处方:炙甘草、生地黄、人参、桂枝、生姜、阿胶、麦冬、火麻仁、当归。

加减:五心烦热加女贞子、墨旱莲;畏寒肢冷甚加仙茅、淫羊藿。

5)心肾阳虚。

症状:猝然心痛,宛若刀绞,胸痛彻背,胸闷气短,畏寒肢冷,心悸怔忡,自汗出,四肢厥逆,面色㿠白,舌质淡或紫暗,苔白,脉沉细或沉迟。

治法:益气温阳、通络止痛。

方药:参附汤合真武汤加减。

处方:人参、制附子、白术、茯苓、白芍。

加减:面色苍白、四肢厥逆重用人参、制附子;大汗淋漓加黄芪、煅龙骨、煅牡蛎。

6)水气凌心。

症状:气喘,咳嗽吐稀白痰,夜睡憋醒,或夜睡不能平卧,心悸,动辄加剧,畏寒,肢冷,腰酸,尿少,面色苍白或见青紫,全身水肿,舌淡胖,苔白滑,脉沉细或结代。

治法:温阳利水。

方药:葶苈大枣泻肺汤合真武汤加减。

处方:葶苈子、制附子、茯苓、白术、人参、白芍、桂枝、五加皮。

加减:有胸腔积液、腹水者,加桑白皮、大腹皮。

(4)其他疗法。

1)中成药:①复方丹参滴丸,用于胸痹气滞血瘀证,冠状动脉粥样硬化心脏病、心绞痛见上述证候者。通心络胶囊,用于冠状动脉粥样硬化心脏病心绞痛证属心气虚乏、血瘀络阻证者。地奥心血康胶囊,用于预防和治疗冠状动脉粥样硬化心脏病、心绞痛属于瘀血内阻证者。②速效救心丸,用于气滞血瘀型冠状动脉粥样硬化心脏病、心绞痛。参松养心胶囊用于治疗气阴两虚、心络瘀阻引起的冠状动脉粥样硬化心脏病室性期前收缩。芪苈强心胶囊,用于冠状动脉粥样硬化心脏病、高血压所致轻、中度充血性心力衰竭证属阳气虚乏、络瘀水停者。③参麦注射液,用于治疗气阴两虚型之休克、冠状动脉粥样硬化心脏病、病毒性心肌炎、慢性肺源性心脏病、粒细胞计数减少症。参附注射液,用于阳气暴脱的厥脱症(感染性、失血性、失液性休克等),也可用于阳虚/气虚所致的惊悸、怔忡、喘咳、胃疼、泄泻、痹症等。

2)针灸:针刺疗法依"盛则泻之,虚则补之,热则疾之,寒则留之,陷下则灸之"的基本理论为原则,采取体针分型施治。①心律失常。主穴:心俞、巨阙、内关、神门。功用:宁心安神,定悸。手法:平补平泻法,阳虚和血瘀者用温法。②冠状动脉粥样硬化心脏病心绞痛。主穴:巨阙、膻中、心俞、厥阴俞、膈俞、内关。功用:益气活血,通阳化浊。手法:捻转手法,久留。③慢性心力衰竭。主穴:心俞、厥阴俞、膏肓俞、膻中、大椎、内关。功用:补心气,温心阳。手法:先泻后补或配灸法。

二、糖尿病肾病

(一)西医对糖尿病肾病的认识

1.概述

糖尿病肾病是糖尿病微血管并发症之一,是糖尿病所致的慢性肾脏疾病,为糖尿病特有的肾脏并发症。临床特征为持续性清蛋白尿排泄增加和/或 GFR 进行性下降,最终发展为终末期肾脏疾病。与糖尿病相关的肾脏病变包括糖尿病性肾小球硬化、肾小管上皮细胞变性、动脉-微小动脉粥样硬化症、肾盂、肾炎及肾乳头坏死等,狭义的糖尿病肾病指糖尿病性肾小球硬化症。我国 20%～40%的糖尿病患者合并糖尿病肾病,目前已成为导致终末期肾衰竭患者需要透析治疗的重要原因,是糖尿病致死、致残的主要原因之一。糖尿病肾病诊断主要依赖于尿清蛋白和估算的 GFR 测定,以降糖和降压为基础的综合治疗、规律随访和适时转诊可改善糖尿病肾病患者的预后。

2.病因病理

糖尿病肾病的危险因素包括不良生活习惯、年龄、性别、病程、血糖、血压、心血管疾病、基础肾病、胰岛素抵抗等。本病的发生与慢性高血糖所致的糖代谢异常、肾脏血流动力学改变、脂代谢紊乱、血管活性因子、生长因子和细胞因子、氧化应激、遗传等因素有关

本病基本病理改变为肾小球系膜基质增生、肾小球毛细血管基底膜(GBM)增厚与肾小球硬化。糖尿病患者血胰高血糖素增加,且高血糖本身增加肾血流量,入球和出球小动脉扩张使肾脏呈慢性高灌注状态,肾血流量增加和肾高灌注状态可使肾系膜细胞增生;另外,高血糖可引起肾脏肥大和基底膜增厚,增加内皮细胞对清蛋白的渗透性及系膜蛋白质的合成。此外,高血糖可引起肾小球内皮细胞、上皮细胞、系膜细胞和肾小管细胞释放转化生长因子,使细胞增生肥大。

3.临床表现

(1)症状:本病早期除糖尿病症状外,一般缺乏肾脏损害的典型症状,临床期肾病患者可出现水肿、腰酸腿软、倦怠乏力、头晕耳鸣等症状;肾病综合征的患者可伴有高度水肿;肾功能不全氮质血症的患者,可见纳差,甚则恶心、呕吐、手足搐搦;合并心力衰竭可出现胸闷、憋气,甚则喘憋不能平卧。

(2)体征:早期无明显体征,之后可逐渐出现血压升高,或面色㿠白、爪甲色淡、四肢水肿、胸腔积液、腹水等。

4.辅助检查

(1)尿微量清蛋白:早期肾病患者表现为尿清蛋白排泄率(UAER)增加,20～200 $\mu g/min$。

(2)24 小时尿蛋白定量:早期糖尿病肾病尿蛋白定量每天<0.59;临床糖尿病肾病,尿蛋白定量每天>0.59。

(3)尿常规检查:糖尿病肾病早期无明显尿蛋白异常,其后可有

间歇性蛋白尿发生,临床期可有明显持续性蛋白尿。

(4)血生化检查:临床糖尿病肾病或糖尿病肾病晚期可见肾功能不全,出现血肌酐、尿素氮升高。

5.诊断

(1)诊断标准:糖尿病肾病的确诊应根据糖尿病病史、临床表现、理化及病理检查,以及肾功能等综合作出判断。糖尿病病史(常在10年以上),出现持续性微量清蛋白尿 UAER(在 20~200 μg/min 或 30~300 mg/d),即应拟诊早期糖尿病肾病。糖尿病病史更长,尿蛋白阳性,甚至出现大量蛋白尿及肾病综合征,即应考虑临床糖尿病肾病。需排除其他肾脏疾病,必要时做肾脏病理穿刺。组织病理检查如肾小球无明显细胞增生,仅系膜基质弥漫性增宽及 GBM 广泛增厚(早期需电镜病理证实),尤其出现 Kimmelstiel-Wilson 结节时,即可确诊。

(2)分期标准:见表 6-2。

表 6-2 糖尿病肾脏疾病分期

分期	临床表现
Ⅰ期	肾小球高滤过期。此期主要表现为 GFR 增高。如果及时纠正高血糖,GER 变化仍可逆转。此期病理检查除可见肾小球肥大外,无其他器质性病变
Ⅱ期	无临床表现的肾损害期。此期可出现间断微量清蛋白尿,患者休息时 UAER 正常(<20 μg/min 或<30 mg/d)。应激时(如运动)增多。超过正常值。此期内 GFR 仍可较高或降至正常,血压多正常。此期病理检查可发现(常需电镜检查确定)肾小球早期病变,即系膜基质轻度增宽及 GBM 轻度增厚
Ⅲ期	早期糖尿病肾病期。以出现持续性微量清蛋白尿 UAER(持续在 20~200 μg/min或 30~300 mg/d)为此期标志。血压常开始升高。病理检查可见肾小球系膜基质增宽及 GBM 增厚均明显,小动脉出现玻璃样变。一般认为由此期起肾脏病变已不可逆

分期	临床表现
IV期	临床糖尿病肾病期。尿常规检查见蛋白尿阳性,即标志进入该期。此期病情进展迅速,3~4年出现大量蛋白尿($>$3.5 g/d)及肾病综合征。严重肾病综合征者常呈现大量腹水和胸腔积液,利尿治疗效果差。此期 GFR 已减低,血压明显升高。病理检查可见肾小球病变更重,部分肾小球已硬化,且伴随出现灶性肾小管萎缩及肾间质纤维化
V期	肾衰竭期。从出现大量蛋白尿开始,患者肾功能加速恶化直至发生肾衰竭。病理检查可见晚期肾脏病变,即多数肾小球硬化、多灶性肾小管萎缩及管间质广泛纤维化

注:此分期为 Mogensen 分期,将 T1DM 肾脏疾病分为 5 期。T2DM 肾脏疾病尚缺少统一意见,现临床多参照此分期。

6.鉴别诊断

(1)系膜增生性肾炎和膜性肾病:与糖尿病并存者约占 20%。当出现以下情况时,应进一步做肾脏组织活检加以鉴别:非糖尿病患者在早期(6 年以内)出现蛋白尿;持续蛋白尿但无视网膜病变;肾功能急剧恶化;镜下血尿伴红细胞管型。

(2)功能性蛋白尿:剧烈运动、发热、原发性高血压、心功能不全等均可引起尿蛋白增加。可通过详细询问病史、临床表现,以及实验室检查等协助诊断。

7.治疗

(1)控制血糖:必须严格控制患者血糖水平(HbA1C$<$7.0%),以有效防治糖尿病肾病的发生和进展。

(2)控制血压:血压应控制在 17.33/10.67 kPa(130/80 mmHg)以下,尿蛋白$>$1.0 g/d 的患者,血压应控制达 16.67/10.00 kPa(125/75 mmHg)。降压药物首选血管紧张素转换酶抑制剂或 ARB 类药物。

(3)调整血脂。血脂控制达标:总胆固醇$<$4.5 mmol/L,低密度脂蛋白胆固醇$<$1.8 mmol/L(无心血管疾病合并症或并发症)或 2.6 mmol/L(有心血管疾病合并症或并发症),HDL-C$>$1.0 mmol/L

（男）或 1.3 mmol/L（女），甘油三酯＜1.7 mmol/L。

（4）限制蛋白摄入：宜给予优质低蛋白饮食。适当限制蛋白摄入 0.89 g/（kg·d），可使早期增高的 GFR 下降。临床期糖尿病肾病患者，GFR 开始下降，需要更严格控制 0.68 g/（kg·d），以延缓和控制疾病的进展。

（5）终末期肾衰竭时的肾脏替代治疗：血液透析、腹膜透析、肾或胰肾联合移植。

（二）中医对糖尿病肾病的认识

1.概述

本病属中医"尿浊""水肿""虚劳""关格"等范畴。

本病可表现为小便浑浊、白如泔浆的症状，多是湿热下注、脾肾亏虚等所致。糖尿病患者出现上述症状可以归入尿浊范畴。

本病主要是眼睑、头面、四肢、腹背或全身水肿的症状。一般因病之新久缓急和邪正虚实而有阳水、阴水之分。外邪侵袭，或劳倦内伤，或饮食失调，使气化不利而水液潴留，泛溢肌肤则发为水肿。其常见疾病有风水、皮水、石水、正水、肾水、溢饮、脾水、心力衰竭、经行水肿、子肿等。凡以水肿为主要表现的疾病，可以归纳为水肿病类。

关格是肾气衰惫，致使气化失常，关门不利，浊毒内蕴，损脾伤胃，升降失司，胃气上逆，临床出现小便不通与呕吐并见的病证。糖尿病患者肾功能减退，出现上述症状时可归入关格范畴。

2.病因病机

（1）病因：糖尿病肾病为素体肾虚，糖尿病迁延日久，耗气伤阴，五脏受损，兼夹痰、热、郁、瘀等致病。发病之初，气阴两虚，渐至肝肾阴虚；病情迁延，阴损及阳，伤及脾肾；病变晚期，肾阳衰败，浊毒内停；或见气血亏损，五脏俱虚。

（2）病机及演变规律：糖尿病肾病初期临床症状多不明显，可见倦怠乏力、腰膝酸软，随着病情进展，可见尿浊、夜尿频多，进而下肢、颜面甚至全身水肿，最终少尿或无尿、恶心、呕吐、心悸气短、胸闷喘憋不能平卧。其病机演变和症状特征分为以下 3 个阶段。

发病初期:气阴两虚,渐至肝肾阴虚,肾络瘀阻,精微渗漏。肾主水,司开阖,糖尿病日久,肾阴亏损,阴损耗气,而致肾气虚损,固摄无权,开阖失司,开多阖少则尿频尿多,开少合多则少尿水肿;或肝肾阴虚,精血不能上承于目而致两目干涩、视物模糊。

病变进展期:脾肾阳虚,水湿潴留,泛溢肌肤,则面足水肿,甚则胸腔积液、腹水;阳虚不能温煦四末,则畏寒肢冷。

病变晚期:肾体劳衰,肾用失司,浊毒内停,五脏受损,气血阴阳衰败。肾阳衰败,水湿泛滥,浊毒内停,重则上下格拒,变证蜂起。浊毒上泛,胃失和降,则恶心、呕吐、食欲缺乏;水饮凌心射肺,则心悸气短、胸闷喘憋不能平卧;溺毒入脑,则神志恍惚、意识不清,甚则昏迷不醒;肾元衰竭,浊邪壅塞三焦,肾关不开,则少尿或无尿,并见呕恶,以致关格。

3.基础治疗

(1)控制饮食:糖尿病肾病患者应予优质低蛋白、富含维生素饮食,植物蛋白如豆类食品应限制摄入。水肿和高血压患者应限制钠盐的摄入。针对患者病情给予中医药膳,以平衡阴阳,调理脏腑,扶正祛邪。如肾阳虚者宜常食韭菜、狗肉、羊骨、虾、肉桂等食物;肾阴虚者宜食枸杞子、桑椹、龟肉、木耳、银耳等食物;脾虚者宜食白扁豆、薏苡仁、山药、莲子等食物;膀胱湿热者宜食马齿苋、鱼腥草、绿豆、赤小豆等食物。此外,针对患者病情选用食疗方剂,如脾肾两虚可选用黄芪山药粥(黄芪、山药);水肿可选用薏苡仁粥(薏苡仁、粳米)或黄芪冬瓜汤(黄芪、冬瓜)。

(2)合理运动:病变早期可采用太极拳、五禽戏、八段锦、鹤翔桩、强壮功等传统锻炼功法,适量活动,不宜剧烈运动;糖尿病肾病肾衰竭者应以卧床休息为主,活动量不宜过大,不可过劳。可选用中医养生静功法,以平衡人体阴阳、调和气血、通畅经络为目的,对病体康复有一定辅助作用。

4.辨证分型及治疗

本病基本特点为本虚标实,本虚为气(脾气虚、肾气虚)阴(肝肾阴虚)两虚,标实为痰热郁瘀,所及脏腑以肾、肝、脾为主,病程较长,兼证、变证蜂起。

(1)主证。

1)气阴两虚。

症状:尿浊,神疲乏力,气短懒言,咽干口燥,头晕多梦,或尿频尿多,手足心热,心悸不宁,舌体瘦薄,质红或淡红,苔少而干,脉沉细无力。

治法:益气养阴。

方药:参芪地黄汤加减。

处方:党参、黄芪、茯苓、地黄、山药、山茱萸、牡丹皮。

2)肝肾阴虚。

症状:尿浊,眩晕耳鸣,五心烦热,腰膝酸痛,两目干涩,小便短小,舌红少苔,脉细数。

治法:滋补肝肾。

方药:杞菊地黄丸加减。

处方:枸杞子、菊花、熟地黄、山茱萸、山药、茯苓、泽泻、牡丹皮。

3)气血两虚。

症状:尿浊,神疲乏力,气短懒言,面色淡白或萎黄,头晕目眩,唇甲色淡,心悸失眠,腰膝酸痛,舌淡脉弱。

治法:补气养血。

方药:当归补血汤合济生肾气丸加减。

处方:黄芪、当归、炮附片、肉桂、熟地黄、山药、山茱萸、茯苓、牡丹皮、泽泻。

4)脾肾阳虚。

症状:尿浊,神疲畏寒,腰膝酸冷,肢体水肿,下肢尤甚,面色㿠白,小便清长或短少,夜尿增多,或五更泄泻,舌淡体胖有齿痕,脉沉迟无力。

治法:温肾健脾。

方药:附子理中丸合真武汤加减。

处方:附子、干姜、党参、白术、茯苓、白芍、甘草。

加减:阳事不举者,加巴戟天、淫羊藿;大便干结者,加火麻仁、肉苁蓉;五更泄泻者,加肉豆蔻、补骨脂。

(2)兼证。

1)水不涵木,肝阳上亢。

症状:兼见头晕头痛,口苦目眩,脉弦有力。

治法:镇肝熄风。

方药:镇肝熄风汤。

2)血瘀。

症状:舌色暗,舌下静脉迂曲,瘀点瘀斑,脉沉弦涩。

治法:活血化瘀。

方药:除主方外,宜加桃仁、红花、当归、川芎、丹参等。

3)膀胱湿热。

症状:兼见尿频、急迫、灼热、涩痛,舌苔黄腻,脉滑数。

治法:清热利湿。

方药:八正散加减;反复发作,迁延难愈,无比山药丸加减;血尿合用小蓟饮子。

(3)变证。

1)浊毒犯胃。

症状:恶心,呕吐频发,头晕目眩,周身水肿;或小便不行,舌质淡暗,苔白腻,脉沉弦或沉滑。

治法:降逆化浊。

方药:旋覆代赭汤加减。

处方:旋覆花、代赭石、甘草、党参、半夏、生姜、大枣。

加减:呕恶甚者,加吴茱萸、黄连。

2)溺毒入脑。

症状:神志恍惚,目光呆滞,甚则昏迷,或突发抽搐,鼻衄齿衄,舌质淡紫有齿痕,苔白厚腻腐,脉沉弦滑数。

治法:开窍醒神,镇惊熄风。

方药:菖蒲郁金汤送服安宫牛黄丸加减。

处方:石菖蒲、郁金、炒栀子、连翘、鲜竹叶、竹沥、灯心草、菊花、牡丹皮。

加减：四肢抽搐者，加全蝎、蜈蚣；浊毒伤血，致鼻衄、齿衄、肌衄等者，加生地黄、犀角粉（水牛角粉代）。

3）水气凌心。

症状：气喘不能平卧，畏寒肢凉，大汗淋漓，心悸怔忡，肢体水肿，下肢尤甚，咳吐稀自痰，舌淡胖，苔白滑，脉疾数无力或细小短促无根或结代。

治法：温阳利水，泻肺平喘。

方药：葶苈大枣泻肺汤合苓桂术甘汤加减。

处方：葶苈子、大枣、茯苓、桂枝、白术、甘草、附子、干姜。

加减：水肿甚者，可加用五皮饮；四肢厥冷、大汗淋漓者，重用淡附片，加人参。

5.其他疗法

（1）中成药：生脉饮，用于气阴两亏，心悸气短，脉微自汗等。附子理中丸，用于脾胃虚寒，脘腹冷痛，呕吐泄泻。济生肾气丸，用于肾阳不足，水湿内停所致的肾虚水肿、腰膝酸软等。

（2）中药保留灌肠：糖尿病肾病后期脾肾衰败，浊毒潴留，上犯脾胃，出现严重胃肠道症状，可用中药灌肠治疗。例如以生大黄、淡附片、丹参、蒲公英、煅牡蛎等，水煎浓缩至 $100\sim200$ mL，高位保留灌肠，每天 $1\sim2$ 次，适用于关格实证。

（3）针灸：糖尿病肾病患者行针刺治疗应严格消毒，宜慎针禁灸。

气阴两虚证：肾俞、脾俞、足三里、三阴交、志室、太溪、复溜、曲骨，针刺用补法，行间用泻法。

肝肾阴虚证：肝俞、肾俞、期门、委中，针刺用补法。

阴阳两虚证：脾俞、肾俞、命门、三阴交、气海、关元，针刺用补法。

脾肾阳虚证：脾俞、肾俞、命门、三阴交、足三里、太溪、中极、关元，针刺用补法。

三、糖尿病视网膜病变

(一)西医对糖尿病视网膜病变的认识

1.概述

糖尿病视网膜病变(diabetic retinopathy,DR)是糖尿病主要微血管并发症之一,其发病率随年龄增长和糖尿病病程延长而增加。DR 的发生发展与糖尿病的类型、病程、发病年龄及血糖控制情况等密切相关,高血压、高血脂、肾病、肥胖、吸烟也是 DR 的高危因素,其他相关危险因素还包括糖尿病合并妊娠(不包括妊娠期糖尿病和妊娠期显性糖尿病)、未及时进行眼科检查、青春期和亚临床甲减等。其眼底表现包括微动脉瘤、出血、硬性渗出、棉絮斑、静脉串珠状、视网膜内微血管异常(IRMA)、黄斑水肿、新生血管、视网膜前出血及玻璃体积血等。

我国糖尿病发病率近年来逐渐增高,DR 致盲者也呈上升趋势,成为成人后天性致盲的主要原因,DR 致盲的直接原因是视网膜前和玻璃体积血,以及出血机化后纤维组织牵拉引起的视网膜剥离。另外黄斑水肿、新生血管形成、毛细血管闭塞也是造成患者视力轻中度损伤的主要原因。T2DM 患者也是其他眼部疾病早发的高危人群,包括屈光改变、白内障、青光眼、视网膜血管阻塞及缺血性视神经病变等,导致患者生存质量与健康水平严重下降。

2.病因病理

全身危险因素包括病程、高血糖、高血压、血脂异常、剧烈运动等。糖尿病病程是视网膜病变最重要的发生因素。血糖、血压、血脂是视网膜病变发生的 3 个重要危险因素。DR 的发病机制尚不明确,一般认为是视网膜微血管系统受损所致,是多种因素相互作用和相互影响的结果。缺血、缺氧是 DR 的重要发病机制。高血糖、蛋白质非酶糖基化、氧自由基形成、多元醇-肌醇代谢异常、血流动力学障碍、凝血机制异常和各种增生性细胞因子的产生等,都与 DR 的发生、发展相关。

3.临床表现

(1)症状。早期眼部多无自觉症状,病久可有不同程度视力减退,眼前黑影飞舞,或视物变形,晚期可致失明。①早期:视力稍减退或正常,目睛干涩,或眼前少许黑花飘舞,可伴神疲乏力,气短懒言,口干咽燥,自汗,便干或稀溏,舌胖嫩、紫暗或有瘀斑,脉沉细无力。②中期:视物模糊或变形,目睛干涩,可伴头晕耳鸣,腰膝酸软,肢体麻木,大便干结,舌暗红少苔,脉细涩。③晚期:视物模糊或不见、暴盲,可伴神疲乏力、五心烦热、失眠健忘、腰酸肢冷、手足凉麻、阳痿早泄、下肢水肿、大便溏结交替、舌淡胖少津或有瘀点、唇舌紫暗、脉沉细无力。

(2)体征:眼底表现包括微动脉瘤、出血、硬性渗出、棉絮斑、静脉串珠状、IRMA、黄斑水肿、新生血管、视网膜前出血及玻璃体积血等。

4.辅助检查

(1)眼科检查。①视力:裸眼视力(远近视力)和矫正视力,指导治疗方案的选择、预后评估及密切随访。②眼压:DR 是慢性青光眼的高危因素,定期检查眼压十分重要,如果有眼压升高或可疑新生血管的指征,还需进行前房角镜检查。③裂隙灯显微镜检查:对虹膜新生血管、晶体混浊及前部玻璃体进行评估,如果需要评估后极部裂孔和中周部视网膜,还需进行裂隙灯显微镜联合前置镜的检查。④眼底检查:散瞳后进行眼底检查,观察有无黄斑水肿、新生血管、广泛出血、IRMA、静脉串珠及玻璃体或网膜前出血。⑤其他相关辅助检查。

(2)彩色眼底照相:可发现 DR 的重复性比临床检查要好,对于记录 DR 的明显进展和疗效评估方面具有优势。

(3)眼底荧光血管造影检查:眼镜下未见 DR 眼底表现的患者,检查可出现异常荧光,如微血管瘤样强荧光、毛细血管扩张或渗漏、视网膜无血管灌注区、新生血管及黄斑囊样水肿等。因此,此检查可提高 DR 的诊断率,有助于评估疾病的严重程度,并指导治疗,评价临床疗效。

（4）光学相干断层扫描：获得玻璃体视网膜交界面、视网膜和视网膜间隙的高分辨图像。客观测量视网膜增厚，监测黄斑水肿。

（5）超声检查：对于屈光间质浑浊，如 DR 引起的白内障、玻璃体积血，可导致间接进行眼镜检查无法排除视网膜脱离，应当进行超声检查。

5.诊断

（1）诊断要点。①糖尿病病史：包括糖尿病病程、既往血糖控制水平、用药史等。②眼科检查：可见微动脉瘤、出血、硬性渗出、棉絮斑、静脉串珠状、黄斑水肿、新生血管、视网膜前出血及玻璃体积血等。③眼底荧光血管造影：可帮助确诊。

（2）西医分期标准：根据国际糖尿病性视网膜病变临床分期标准分为 5 期。见表 6-3、表 6-4。

表 6-3　糖尿病性视网膜病变国际临床分级标准

分级	病变严重程度	散瞳眼底检查
1	无明显视网膜病变	无异常
2	轻度非增生性糖尿病性视网膜病变	仅有微动脉瘤
3	中度非增生性糖尿病性视网膜病变	除微动脉瘤外，还存在轻、中度非增生性糖尿病性视网膜病变
4	重度非增生性糖尿病性视网膜病变	出现以下任一改变，但无增生性视网膜病变的体征：①在 4 个象限中每一象限中出现多于 20 处视网膜内出血；②在 2 个或以上象限出现静脉串珠样改变；③至少有 1 个象限出现明显的视网膜内微血管异常
5	增生性糖尿病性视网膜病变	出现下列一种或一种以上改变：①新生血管；②玻璃体出血或视网膜出血

表 6-4 糖尿病性黄斑水肿国际临床分级标准

程度	散瞳眼底检查		
无明显黄斑水肿	后极部无明显视网膜增厚或硬性渗出		
	后极部存在部分明显视网膜增厚或硬性渗出		
	轻度	中度	重度
存在明显黄斑水肿	后极部存在部分视网膜增厚或硬性渗出,但远离黄斑中心凹	视网膜增厚或硬性渗出接近但未累及性黄斑中心凹	视网膜增厚或硬性渗出累及黄斑中心凹

6.鉴别诊断

本病应与高血压性视网膜病变、视网膜静脉阻塞相鉴别。

(1)急进性高血压性视网膜病变:有高血压病史,当血压急剧升高,眼底可见视网膜动脉明显变细、视网膜水肿、出血、棉絮斑,以及黄白色硬性渗出,在黄斑区呈环形排列。此外,动、静脉交叉压迫现象明显,还可见视盘水肿。

(2)视网膜静脉阻塞:有或无高血压病史,多为单眼发病。眼底出血为浅层、火焰状,沿视网膜静脉分布,后极部多,周边逐渐减少。静脉高度扩张迂曲,呈腊肠状。

7.治疗

(1)基础治疗:有效控制血糖,同时控制血压、血脂,血糖、血压和血脂的良好控制可预防或延缓 DR 的进展。非诺贝特可减缓 DR 进展,减少激光治疗需求。

(2)光凝治疗:主要适用于国际分级标准第 4 级,过早激光治疗弊大于利。黄斑水肿可采用氪激光或氩激光作局部格栅样光凝。增殖前期,出现视网膜出血和棉絮状斑增多、广泛微血管异常、毛细血管无灌注区增加,提示有产生新生血管进入增殖期的危险,应做全视网膜光凝,防止发生新生血管。如果视网膜和/或视盘已有新生血管则应立即做全视网膜光凝,以防止新生血管出血和视力进一步下降。

(3)玻璃体切割术:用于大量玻璃体积血久不吸收和/或有机化条带牵拉致视网膜脱离者。手术的目的是清除浑浊的玻璃体,缓解玻璃体对视网膜牵拉,封闭裂孔,使脱离视网膜复位。

(二)中医对糖尿病视网膜病变的认识

1.概述

DR 分属于"视瞻昏渺""云雾移睛""暴盲"及"血灌瞳神"等内障眼病范畴。

(1)糖尿病患者如果以眼外观端好,自觉眼前似有蚊蝇云雾样黑影飞舞飘移,甚至视物昏蒙为主要表现,可归属于云雾移睛范畴。

(2)糖尿病患者如果以自觉视力下降,视物昏蒙不清而外眼无异常为主要表现,归属于视瞻昏渺范畴。

(3)糖尿病患者如果以外眼端好,视力急骤下降而失明为主要表现,可归属于暴盲范畴。

2.病因病机

(1)病因:素体禀赋不足,阴虚体质;或饮食不节,脾胃受损;或劳伤过度,耗伤肝脾肾,阴虚燥热,日久则气阴两虚或阴阳两虚,夹瘀而致病。

(2)病机及演变规律:消渴病主要病机为阴津亏损、燥热偏盛,阴虚致虚火上扰,灼伤目络,且阴虚燥热,炼液为痰,以及血脉瘀滞,痰瘀阻络,伤及于目;日久耗气伤阴,气阴两虚,气为血之帅,气虚血停,瘀血内生,瘀阻于目;阴伤日久,肾阴亏损,肝失濡养,肝肾亏虚,肝肾精血不能上承于目,目失濡养;阴损及阳,致阴阳两虚,寒凝血瘀,目络阻滞,痰瘀互结,最终均伤及于目。根据 DR 基本病机演变为气阴两虚—肝肾亏虚—阴阳两虚的转化特点,及瘀、郁、痰 3 个重要致病因素。其主要病机为气血阴阳失调,以气阴两虚、肝肾不足、阴阳两虚为本,脉络瘀阻、痰浊凝滞为标。

3.辨证分型及治疗

(1)基础治疗。①控制饮食:糖尿病性视网膜病变多以阴虚为本,故饮食的选择宜选用寒凉滋润之品。忌食辛辣、燥热之品,如蒜苗、辣椒、姜、胡椒、油炸食品,以防燥热助火伤津。可多食山药、茯苓及扁豆等,健脾除湿,尤其适用于本病出现视网膜水肿患者。丝瓜、冬瓜、芹菜及海带等,清凉泻火滋阴,宜于本病烦热兼视网膜水肿、玻璃体混浊者。②合理运动:视网膜有新生血管者、出血较多者,以及有活动性玻璃体积血者,应避免重体力劳动及较剧烈的体育运动,不可过用目力,应减少眼球转动。③心理调摄:使患者心情开阔,七情和畅,避免因病生郁。④控制原发病:在内科指导下进行药物治疗和饮食控制,以控制血糖,延缓单纯性 DR 向增殖型转化。

(2)中医辨证:临证要全身辨证与眼局部辨证相结合。首当辨全身虚实、寒热,根据眼底出血时间,酌加化瘀通络之品。早期出血以凉血化瘀为主,出血停止两周后以活血化瘀为主,后期加用化痰软坚散结之剂。

(3)分证论治。

1)气阴两虚,络脉瘀阻。

症状:视物模糊,目睛干涩,或视物变形,或眼前黑花飘舞,视网膜病变多为 1～4 级,神疲乏力,气短懒言,口干咽燥,自汗,便干或稀溏,舌胖嫩、紫暗或有瘀斑,脉沉细无力。

治法:益气养阴,活血通络。

方药:生脉散合杞菊地黄丸加减。

处方:党参、麦冬、五味子、枸杞子、菊花、熟地黄、山茱萸、山药、茯苓、泽泻、牡丹皮。

加减:眼底以微血管瘤为主者,加丹参、郁金、牡丹皮;出血明显者,加生蒲黄、墨旱莲、三七;伴有黄斑水肿者,酌加薏苡仁、车前子。

2)肝肾亏虚,目络失养。

症状:视物模糊,目睛干涩,视网膜病变多为 1～3 级;头晕耳鸣,腰膝酸软,肢体麻木,大便干结,舌暗红少苔,脉细涩。

治法:滋补肝肾,润燥通络。

方药:六味地黄丸加减。

处方:熟地黄、山茱萸、山药、泽泻、牡丹皮、茯苓。

加减:出血久不吸收者,加浙贝母、海藻、昆布。

3)阴阳两虚,血瘀痰凝。

症状:视力模糊,目睛干涩或严重障碍,视网膜病变多为 4~5 级;神疲乏力,五心烦热,失眠健忘,腰酸肢冷,手足凉麻,阳痿早泄,下肢水肿,大便溏结交替;舌淡胖少津或有瘀点,或唇舌紫暗,脉沉细无力。

治法:滋阴补阳,化痰祛瘀。

方药:偏阴虚者选左归丸,偏阳虚者选右归丸加减。

处方:左归丸包括熟地黄、鹿角胶、龟甲胶、山药、枸杞子、山茱萸、川牛膝、菟丝子。右归丸包括附子、肉桂、鹿角胶、熟地黄、山茱萸、枸杞子、山药、菟丝子、杜仲、当归、淫羊藿。

加减:出血久不吸收加三七、生蒲黄、花蕊石。

(4)其他疗法。

1)中成药。①明目地黄丸:用于肝肾阴虚,目涩畏光,视物模糊等。②石斛夜光丸:用于肝肾两亏,阴虚火旺,内障目暗,视物昏花等。③复方丹参滴丸:用于 DR 血瘀证。④芪明颗粒:用于 DR 非增殖期,中医辨证属气阴亏虚、肝肾不足、目络瘀滞证。⑤银杏叶片:用于局部瘀血阻络引起的视网膜病变。

2)针灸:对于 DR 1~3 级,出血较少者,可慎用针刺疗法,取太阳、阳白、攒竹、足三里、三阴交、光明、肝俞、肾俞等穴,可分两组轮流取用,每次取眼区穴 1~2 个,四肢及背部 3~5 个,平补平泻。

3)电离子导入:采用电离子导入的方式,使中药制剂直接到达眼部的病灶组织,从而促进视网膜出血、渗出和水肿的吸收。对于 DR 引起的玻璃体视网膜出血可选用三七、丹参、普罗碘铵等做电离子透入,每天 1 次,10 次为 1 个疗程,但对新近出血者应避免使用。对于 DR 引起的眼底渗出、机化及增殖可选用昆布、丹参、三七注射液作电离子导入,每天 1 次,每次 15 分钟,10 次为 1 个疗程,间隔 2~5 天再做第 2 个疗程。

(5)随访:糖尿病患者定期进行眼科检查是目前最重要的预防措施。对于 T1DM 患者,发病 5 年内应进行首次眼科检查,以后每年检查 1 次。对于 T2DM 患者,一旦确诊就应进行首次眼科检查,无 DR 且血糖控制良好的患者,至少每 1～2 年筛查 1 次;轻度非增殖型糖尿病性视网膜病患者每年 1 次;中度非增殖型糖尿病性视网膜病患者,每 3～6 个月 1 次;重度非增殖型糖尿病性视网膜病患者每 3 个月 1 次;对于有临床意义的黄斑水肿患者,应每 3 个月进行复查。妊娠糖尿病患者,应在孕前或首次受孕早期进行眼科检查,此后如属无或轻中度视网膜病变者每 3～12 个月检查 1 次眼底,如属重度视网膜病变者每 1～3 个月检查 1 次。

四、糖尿病合并脑血管病

(一)西医对糖尿病合并脑血管病的认识

1.概述

糖尿病合并脑血管病为糖尿病并发的一系列脑血管疾病,其中以脑动脉粥样硬化所致缺血性脑血管疾病最为常见,如短暂性脑缺血(TIA)发作、腔隙性脑梗死、多发性脑梗死、血栓形成性脑梗死等。脑血栓形成多发生于大脑中动脉,腔隙性脑梗死多发生于脑内深穿支的供血区,如壳核、内囊、丘脑、脑桥基地等。糖尿病是脑血管病的独立危险因素,糖尿病合并脑血管病的患病率为 16.4%～18.6%,高于非糖尿病患者,女性尤甚;脑梗死的患病率大约为非糖尿病患者群的 4 倍;由于糖尿病高血压发生率较高,故出血性脑病也很常见,如脑出血、蛛网膜下腔出血等。糖尿病患者脑血管疾病的死亡率、病残率、复发率较高,病情恢复慢。

2.病因病理

糖尿病脑血管病变的发病机制较为复杂,且尚未完全阐明,主要与糖尿病代谢紊乱、内分泌失调、血液高凝状态、微血管病变,以及吸烟、肥胖等因素有关。糖尿病患者动脉粥样硬化的发病机制还与胰岛素抵抗、内皮细胞功能受损、纤溶系统异常、氧化应激反应增强、慢性炎症反应、细胞因子增高和清蛋白尿等危险因素相关。

3.临床表现

(1)症状。①主症:偏瘫、神识昏蒙、言语謇涩或不语、偏身感觉异常、口舌㖞斜。②次症:头痛、眩晕、瞳神变化、饮水即呛、目偏不瞤,共济失调。③急性起病,发病前多有诱因,常有先兆症状。④发病年龄多在 40 岁以上。

(2)体征:根据脑梗死或出血部位、面积的不同可有不同的体征。

4.辅助检查

(1)影像学检查:脑的影像学检查可以直观地显示脑梗死的范围、部位、血管分布、有无出血、有无陈旧和新鲜梗死灶等,帮助临床判断组织缺血后是否可逆、血管状况,以及血流动力学改变,也可以帮助选择溶栓患者评估继发出血的危险程度。①头颅 CT 平扫检查:是最常用的检查,是诊断脑出血安全有效的方法,可准确、清楚地显示脑出血的部位、出血量、占位效应、是否破入脑室或蛛网膜下腔及周围脑组织受损的情况,但是对超早期缺血性病变和皮质或皮质下小的梗死灶不敏感,特别是后颅窝的脑干和小脑梗死更难检出。②标准的 MRI 序列(T_1、T_2和质子相)检查:对发病几个小时内的脑梗死不敏感。弥散加权成像可以早期显示缺血组织的大小、部位,甚至可显示皮质下、脑干和小脑的小梗死灶。早期脑梗死的诊断敏感性达到 88%～100%,特异性达到 95%～100%。灌注加权成像是静脉注射顺磁性造影剂后显示脑组织相对血流动力学改变的成像。灌注加权改变的区域较弥散加权改变范围大,目前认为弥散-灌注不匹配区域为半暗带。

(2)脑血管造影术。①选择性动脉导管脑血管造影(DSA)术:是评估颅内外动脉血管病变最准确的诊断手段(金标准)。但脑血管造影术价格较昂贵,且有一定的风险,其严重并发症的发生率为0.5%～1.0%。②血管造影 CT 和磁共振显像血管造影(MRA)术:是无创性血管成像新技术,但是不如 DSA 提供的血管情况详尽,且可导致对动脉狭窄程度的过度判断。

(3)超声检查。①颈动脉超声检查:作为 TIA 患者的一个基本检查手段,常可显示动脉硬化斑块。但此技术对轻中度动脉狭窄的临床价值较低,也无法辨别严重的狭窄和完全颈动脉阻塞。②经颅彩色多普勒超声检查:是发现颅内大血管狭窄的有力手段,能发现严重的颅内血管狭窄,判断侧支循环情况,进行栓子监测,在血管造影前评估脑血液循环的状况。③经食道超声心动图检查:与传统的经胸骨心脏超声检查相比,提高了心房、心房壁、房间隔和升主动脉的可视性,可发现房间隔的异常(房间隔的动脉瘤、未闭的卵圆孔、房间隔缺损)、心房附壁血栓、二尖瓣赘生物,以及主动脉、弓动脉粥样硬化等多种心源性栓子来源。

(4)血液检查:血小板、凝血功能、血糖等。

(5)腰穿检查:脑出血破入脑室或蛛网膜下腔时,腰穿可见血性脑脊液。在没有条件或不能进行 CT 扫描者,可进行腰穿检查协助诊断脑出血,但阳性率为 60% 左右。对大量的脑出血或脑疝早期,腰穿检查应慎重,以免诱发脑疝。

5.诊断要点

(1)既往有糖尿病史,或在发病过程中确诊为糖尿病。

(2)缺血性脑血管疾病:①可有前驱的短暂脑缺血发作史。②多数在静态下急性起病,动态起病者以心源性脑梗死多见,部分病例在发病前可有 TIA 发作。③病情多在几小时或几天达到高峰,部分患者症状可以进行性加重或波动。④临床表现取决于脑梗死灶的面积和部位,主要为局灶性神经功能缺损的症状和体征,如偏瘫、偏身感觉障碍、失语、共济失调等,部分可有头痛、呕吐、昏迷等全脑症状。⑤血液检查:如血小板、凝血功能、血糖等。⑥脑影像学检查:可以直观地显示脑梗死的范围、部位、血管分布、有无出血、陈旧和新鲜梗死灶等,帮助临床判断组织缺血后是否可逆、血管状况,以及血流动力学改变,帮助选择溶栓患者评估继发出血的危险程度。

(3)出血性脑血管疾病:①多在动态下急性起病。②突发局灶性神经功能缺损症状,可伴有血压增高、意识障碍和脑膜刺激征。③血液检查:可有血糖升高等表现。④影像学检查:如头颅 CT 扫描、头颅 MRI 检查。⑤腰穿检查:脑出血破入脑室或蛛网膜下腔时,腰穿可见血性脑脊液。

6.鉴别诊断

(1)脑卒中伴应激性高血糖:除有确切的糖尿病病史外,部分患者无相关病史。急性起病应激情况下血糖升高,应进一步检查血糖、口服糖耐量试验、HbA1c 或果糖胺以确诊有无糖尿病。

(2)颅内占位性病变:结合影像学检查一般可以鉴别。

(3)颅脑外伤:一般有明确的外伤史。

7.治疗

(1)治疗原则:糖尿病合并脑血管病与一般的脑血管病治疗原则是相同的,但是糖尿病合并脑血管病具有一定的特殊性,特别是在脑卒中急性期的处理过程中,存在诸多引起血糖升高的因素,应注意降糖药物的选择、感染及各种并发症的预防。

(2)急性期。①积极控制血糖:适宜的血糖控制是脑卒中的治疗基础,严密的血糖监测是预防糖尿病并发急性代谢紊乱的前提。糖尿病合并急性脑卒中时,原则上应选用胰岛素治疗。②增进血供、氧供及其利用:减少脑梗死区或半暗淡区,治疗方法包括降低颅内压、改善血循环、促进脑细胞代谢、增加组织细胞供氧等。脑出血量较大或压迫重要部位时应考虑及时手术治疗。③降低脑代谢:尤其是发热、高血糖等增高代谢的临床表现。④防止并发症:如高渗性昏迷、肺部感染、消化道出血、中枢性高热、癫痫、脑心综合征、尿失禁等。⑤预防复发:及早开展康复治疗。发病时间>3 个月的陈旧性脑卒中,任何治疗均难收显效。

(3)恢复期:利用体疗、针灸治疗、理疗等促进功能恢复,同时使用防止复发药物,积极控制血糖。①糖尿病急性代谢紊乱及感染的预防:糖尿病并发脑卒中急性期,血糖明显升高,注意预防糖尿病高渗性非酮症昏迷及糖尿病酮症酸中毒。由于糖尿病患者多免疫力低下,加之脑卒中时常合并意识障碍、腔道导管的使用,易并发肺部、泌尿道等部位的感染。同时,感染也是诱发以上 2 种糖尿病急性代谢紊乱并发症的常见原因,所以加强对感染的预防和控制也是十分重要的。②糖尿病合并缺血性脑血管病的治疗:TIA 发作、脑血栓形成、腔隙性脑梗死均属于缺血性脑卒中,治疗原则同普通脑梗死,目标是改善局部血液供应,加强侧支循环,防止并发症。③糖尿病合并出血性脑血管病的治疗:一般治疗包括保持呼吸道通畅、吸氧、镇静、预防感染、调控血压、降低颅内压;止血药物一般不用,凝血障碍者可应用但不超过1周,早期使用亚低温治疗。

(二)中医对糖尿病合并脑血管病的认识

1.概述

本病属中医"中风""偏枯""头痛"等范畴。

(1)因气血逆乱、脑脉痹阻或血溢于脑所致,以昏扑、半身不遂、肢体麻木、舌謇不语等为主要表现的脑神疾病,属中风范畴。

(2)一侧肢体偏瘫或不能随意运动,久病则患肢比健侧枯瘦,麻木不仁,故称为"偏枯"或"偏废不仁",多属中风后遗症等疾病。

(3)消渴发展至严重阶段,脏器衰败,阴津亏竭,痰湿浊毒内蕴,虚火上扰,清窍被蒙,神明失主,在消渴症状基础上,出现以神识昏蒙为主要表现的脾病及脑的厥病类疾病,属消渴厥。

2.病因病机

(1)发病因素:糖尿病日久,气阴两虚,心、肝、肾三脏阴阳失调,加之劳倦内伤,忧思恼怒,肥甘厚味,变生痰瘀,痰热内蕴;或外邪侵袭等诱因,以致气血运行受阻,肌肤筋脉失于濡养;风痰瘀血,上犯清空,神气闭阻。

(2)病机及演变规律:糖尿病合并脑血管病的发生,主要在于糖尿病日久,气阴两虚,气虚运化无力,变生痰瘀,阻于脑脉,窍络阻塞,气血不相接续,神机失用;或阴亏于下,肝阳暴涨,阳亢风动,血随气逆,夹痰夹火,横窜经隧,夹风动肝,风痰瘀血,上犯清空,蒙蔽清窍,而形成上实下虚,阴阳互不维系,闭脑卒中,神机失用。

3.基础干预

(1)控制饮食:除糖尿病饮食外,一般宜清淡为宜,切忌肥甘厚腻之品,鼓励药膳调理。糖尿病合并脑血管病患者饮食需遵循糖尿病的饮食治疗原则,根据患者标准体重及劳动强度计算每天所需的总热量,按比例3餐或4餐分配定制食谱。但是,由于患者并发脑血管病可影响咀嚼吞咽功能,为了保证患者每天所需的热量,可行鼻饲。昏迷患者经胃管注入流质饮食,流质饮食中应加菜泥或菜汁。对神志清楚、有咀嚼功能的患者应给予高纤维饮食,防止便秘。对肥胖和高血压患者摄入食盐应控制在 3 g/d。

(2)合理运动:①中风急性期应保持绝对安静,减少搬运,保持肢体功能位,并为患者做被动运动,以保持关节的活动范围和组织的伸张度。待病情平稳后可有目的地进行被动和主动运动,幅度从小到大,先大关节后小关节,循序渐进。②恢复期保持起居适宜,顺应四时,保精养生,可以进行适当的体育锻炼,如五禽戏、气功、太极拳等,有助于身体恢复和预防复发。早期进行功能锻炼,既有利于偏瘫恢复,又能预防肢体挛缩及姿态异常,对稳定血糖也有益处。

(3)心理调摄:保持心态平衡,节制情欲,修身养性,保持身心健康。

4.辨证分型及治疗

首辨,病位深浅,邪中经络者浅,中脏腑者深。二辨,病程的急性、恢复期、后遗症期等不同阶段。三辨,标本主次,虚、火、风、痰、气、血六端的盛衰变化。四辨,病势的顺逆,根据不同的表现分别予以治标、治本或标本同治。

消渴并发中风是在消渴阴津不足、肝肾阴虚、阴阳失调的基础上,复因气、火、痰、瘀等原因,致肝阳暴涨,气血上逆,挟痰挟火,横窜经络,蒙蔽清窍所致。中风以猝然昏仆、不省人事或发生口眼㖞斜、言语不利、半身不遂为主要症状。临床上分中经络和中脏腑两大类,中经络一般无神志变化,病症轻;中脏腑常有神志不清,病情重。因此,临床治疗的关键在恢复脑髓功能,治疗的重点应是扶助正气和祛除痰、瘀、风、毒等病理因素。国内有学家提出从虚论治、从痰论治、从瘀论治、从风论治和从毒论治。

(1)中经络。

1)肝阳上亢。

症状:半身不遂,舌强言謇,口舌㖞斜,眩晕头痛,面红目赤,心烦易怒,口苦咽干,便秘尿黄,舌红或绛,苔黄或燥,脉弦有力。

治法:平肝潜阳。

方药:天麻钩藤饮加减。

处方:天麻、钩藤、石决明、栀子、黄芩、川牛膝、杜仲、桑寄生、益母草、夜交藤、茯神。

加减:面红烦热者,加栀子、牡丹皮;失眠者,加龙齿、生牡蛎。

2)风痰阻络。

症状:半身不遂,口舌㖞斜,舌强言謇,肢体麻木或手足拘急,头晕目眩,舌苔白腻或黄腻。

治法:化痰熄风。

方药:导痰汤合牵正散加减。

处方:半夏、陈皮、枳实、茯苓、制南星、白附子、僵蚕。

加减:痰涎壅盛、苔黄腻、脉滑数者,加天竺黄、竹沥;头晕目眩者加天麻、钩藤。

3)痰热腑实。

症状:半身不遂,舌强不语,口舌㖞斜,口黏痰多,腹胀便秘,午后面红烦热,舌红,苔黄腻或灰黑,脉弦滑大。

治法:清热攻下,化痰通络。

方药:星蒌承气汤加减。

处方:生大黄、芒硝、胆南星、全瓜蒌。

加减:腹胀、便秘者,加枳实、厚朴;偏瘫、失语者,加白附子、地龙、全蝎。

4)气虚血瘀。

症状:半身不遂,肢体软弱,偏身麻木,舌㖞语謇,手足肿胀,面色㿠白,气短乏力,心悸自汗,舌质暗淡,苔薄白或白腻,脉细缓或细涩。

治法:补气化瘀。

方药:补阳还五汤加减。

处方:生黄芪、当归尾、川芎、赤芍、桃仁、红花、地龙。

加减:语言謇涩者,可选加石菖蒲、白附子、僵蚕等;吐痰流涎者,加半夏、石菖蒲、制南星、远志。

5)阴虚动风。

症状:半身不遂,肢体软弱,偏身麻木,舌歪语謇,心烦失眠,眩晕耳鸣,手足拘挛或蠕动,舌红或暗淡,苔少或光剥,脉细弦或数。

治法:滋阴熄风。

方药:大定风珠加减。

处方:白芍、阿胶、生龟板、生鳖甲、生牡蛎、五味子、干地黄、鸡子黄、火麻仁、麦冬、甘草。

加减:头痛、面赤者,加川牛膝、代赭石。

(2)中脏腑。

1)痰热内闭。

症状:突然昏倒,昏聩不语,躁扰不宁,肢体强直,项强,痰多息促,两目直视,鼻鼾,身热,大便秘结,甚至抽搐,拘急,角弓反张,舌红,苔黄厚腻,脉滑数有力。

治法:清热涤痰开窍。

方药:导痰汤加减送服至宝丹或安宫牛黄丸。

处方:半夏、制南星、陈皮、枳实、茯苓、甘草。

加减:抽搐强直者,合镇肝熄风汤加减,或加羚羊角、珍珠母;大便干结者,加大黄、芒硝、瓜蒌仁。

2)痰湿蒙窍。

症状:神昏嗜睡,半身不遂,肢体瘫痪不收,面色晦垢,痰涎壅盛,四肢逆冷,舌质暗淡,苔白腻,脉沉滑或缓。

治法:燥湿化痰,开窍通闭。

方药:涤痰汤加减送服苏合香丸。

处方:制南星、半夏、枳实、陈皮、竹茹、石菖蒲、党参、甘草。

加减:痰涎壅盛、苔黄腻、脉滑数者,加天竺黄、竹沥。

3)元气衰败。

症状:神昏,面色苍白,瞳神散大,手撒肢厥,二便失禁,气息短促,多汗肤凉,舌淡紫或萎缩,苔白腻,脉微。

治法:温阳固脱。

方药:参附汤加减。

处方:人参、附子、生姜、大枣。

加减:汗出不止者,加山茱萸、黄芪、煅龙骨、煅牡蛎。

(3)后遗症期。

1)半身不遂。

肝阳上亢,脉络瘀阻。

症状:眩晕目眩,面赤耳鸣,肢体偏废,强硬拘急,舌红,苔薄黄,脉弦有力。

治法:平肝熄风,活血舒筋。

方药:天麻钩藤饮加减。

处方:天麻、钩藤、石决明、栀子、黄芩、川牛膝、杜仲、桑寄生、益母草、夜交藤、茯神。

加减:肢体僵硬者,加鸡血藤、伸筋草。

气血两虚,瘀血阻络。

症状:面色萎黄,体倦神疲,患侧肢体缓纵不收,软弱无力,舌体胖,质紫暗,苔薄,脉细涩。

治法:补气养血,活血通络。

方药:补阳还五汤加减。

处方:生黄芪、川芎、赤芍、桃仁、红花、地龙。

加减:气虚甚者,加党参、茯苓、白术;血虚甚者,加白芍、何首乌;血瘀重者,加三棱、莪术。

2)音喑。

肾虚音喑。

症状:音喑,腰膝酸软,下肢软弱,阳痿遗精早泄,耳鸣,夜尿频多,舌质淡体胖,苔薄白,脉沉细。

治法:滋阴补肾,开音利窍。

方药:地黄饮子加减。

处方:熟地黄、巴戟天、山茱萸、五味子、肉苁蓉、远志、附子、肉桂、茯苓、麦冬、石菖蒲。

加减:兼有痰热者,去附子、肉桂,加天竺黄、胆南星、川贝母;兼有气虚者,加党参、黄芪。

痰阻音喑。

症状:舌强语謇,肢体麻木,或见半身不遂,口角流涎,舌红,苔黄,脉弦滑。

治法:祛风化痰,宣窍通络。

方药:解语丹加减。

处方:胆南星、远志、石菖蒲、白附子、全蝎、天麻、天竺黄、郁金。

3)口眼㖞斜。

症状:口眼㖞斜,语言謇涩不利,舌红苔薄,脉弦细。

治法:化痰通络。

方药:牵正散加减。

处方:白附子、僵蚕、全蝎。

加减:在临证时,多合温胆汤、导痰汤、涤痰汤加减运用。病久气血亏虚者,加黄芪、当归。

4)痴呆。

髓亏。

症状:头晕耳鸣,腰脊酸软,记忆模糊,神情呆滞,动作迟钝,肢体痿软,舌淡苔白,脉弱。

治法:补精益髓。

方药:补天大造丸加减。

处方:紫河车、熟地黄、枸杞子、杜仲、白术、生地黄、怀牛膝、五味子、黄柏、茴香、当归、党参、远志。

肝肾亏损。

症状:头晕眼花,耳鸣,腰膝酸软,颧红盗汗,舌红少苔,脉弦细数。

治法:滋补肝肾,安神定志。

方药:左归丸或合二至丸加减。

处方:熟地黄、鹿角胶、龟板胶、山药、枸杞子、山茱萸、怀牛膝、菟丝子、女贞子、墨旱莲。

5)眩晕。

症状:头目眩晕,耳鸣耳聋,或兼有肢体麻木偏枯,舌红苔黄,脉弦。

治法:平肝熄风,活血通络。

方药:天麻钩藤饮加减。

处方:天麻、钩藤、石决明、栀子、黄芩、川牛膝、杜仲、桑寄生、益母草、夜交藤、茯神。

5.其他疗法

(1)中成药。①口服药物。安宫牛黄丸:用于热病、邪入心包、高热惊厥、神昏谵语,包括中风昏迷及脑炎、脑膜炎、中毒性脑病、脑出血等疾病。华佗再造丸:用于瘀血或痰湿闭阻经络之中风瘫痪、拘挛麻木、口眼㖞斜、言语不清。消栓再造丸:用于气虚血滞、风痰阻络引起的中风后遗症,包括肢体偏瘫、半身不遂、口眼㖞斜、言语障碍、胸中郁闷等症。②中药注射液:可选用清开灵注射液、醒脑静注射液、川芎嗪注射液、血塞通注射液、脉络宁注射液、灯盏花注射液等静脉注射液。

(2)针灸:对于中风,急性期发作治疗宜早不宜迟,选穴宜少不宜多,多以放血配以毫针治疗;恢复期多以毫针治疗;后遗症期多以毫针配以火针灸法治疗。①体针:取内关、神门、三阴交、天柱、尺泽、委中等穴。语謇加金津、玉液放血;口歪流涎,配颊车透地仓、下关透迎香;上肢取肩髃、曲池、外关、合谷;下肢加环跳、阳陵泉、足三里、昆仑;血压高加内庭、太冲。②耳针:取皮质下、脑点、心、肝、肾、神门及瘫痪等相应部位,每次 3～5 穴,中等刺激,每次 15～20 分钟。③头针:取对侧运动区为主。④穴位注射:取穴肩髃、曲池、合谷、手三里、环跳、阳陵泉、髀关、解溪等,轮流选用,每穴注射当归注射液、丹参注射液等 1～2 mL。

(3)推拿:上肢取大椎、肩露、臂臑、曲池、手三里、大陵、合谷;下肢取命门、阳关、居髎、环跳、阴市、阳陵泉、足三里、委中、承山、昆仑。用推、拿、按、搓、摇等手法。

(4)康复锻炼:糖尿病合并脑血管病患者应及早进行康复治疗,配合中医针灸、推拿、按摩及导引,与早期的救治同步开始,可以提高疗效,减轻致残程度,提高生存质量。

五、糖尿病周围神经病变

(一)西医对糖尿病周围神经病变的认识

1.概述

糖尿病周围神经病变(DPN)是糖尿病所致神经病变中最常见的一种,发病率为 30%～90%,是指在排除其他原因的情况下,糖尿病患者出现周围神经功能障碍相关的症状和/或体征。其主要临床特征为四肢远端感觉、运动障碍,表现为肢体麻木、挛急疼痛、肌肉无力和萎缩、腱反射减弱或消失等。无症状的糖尿病神经病变,依靠体征筛查,如肌肉无力和萎缩,肢体局部浅感觉减退,腱反射减弱或消失等,或神经电生理检查方可诊断。本病患者性别差异不明显,男女几乎相当,患病年龄 7～80 岁,随年龄的增长患病率上升,高峰见于 50～60 岁。患病率与病程关系不明显,T2DM 患者中约有 20% 的神经病变先于糖尿病症状的出现,患病率与糖尿病病情严重程度无明显关系,但糖尿病高血糖状态控制不良者患病率明显增高。

2.病因病理

发病机制目前尚未完全清楚,普遍认为其发生与血管病变、代谢紊乱、神经生长因子减少、遗传因素、自身免疫功能及血液流变学改变等多种因素相互作用有关。慢性高血糖是糖尿病神经病变发生的主要病因。在高血糖状态下,醛糖还原酶活性增强,山梨醇旁路活跃,山梨醇生成增多,使得 Na^+/K^+-ATP 酶活性下降,神经传导速到减慢,有髓神经郎飞结肿胀,进一步发展为不可逆的轴突神经胶质病变及结旁脱髓鞘。

3.临床表现

(1)症状:肢体常见对称性疼痛和/或感觉异常。呈刺痛、灼痛、钻凿痛,位于深处,似在骨髓深部,或剧痛如截肢,或痛觉过敏,不得覆被,每于夜间就寝后数小时疼痛加重,白天或行走后减轻;感觉异常,有麻木、蚁走、虫爬、发热、触电样感觉等,往往从远端脚趾上行可达膝以上,分布如袜套或手套样,感觉常减退。当运动神经累及时,肌力常有不同程度的减退,晚期有营养不良性肌萎缩,也可伴发神经关节病或夏科关节病及腱反射障碍。临床主要表现为麻木、疼痛、感觉异常等症状。有感觉神经和运动神经障碍的临床表现,通常为对称性,下肢较上肢严重。早期先出现感觉神经障碍的临床表现,首先出现肢端感觉异常,分布如袜套或手套状,伴麻木、针刺、灼热、蚁走感、发凉或如踏棉垫感,有时伴有痛觉过敏。随后有肢痛,呈隐痛、刺痛或烧灼样痛,夜间及寒冷季节加重。晚期则出现运动神经障碍的临床表现:肌张力减弱,肌力减弱以至肌萎缩、瘫痪。肌萎缩多见于手、足小肌肉和大腿肌。无临床症状者,结合体征、理化检查进行评价。

(2)体征:四肢远端手套或袜套样痛觉、温度觉减退,跟腱反射、膝反射常减弱或消失;上肢肌腱反射消失多见;震动觉、位置觉消失或减低,尤以深感觉减退较明显。另有皮肤菲薄、干燥、脱屑,指趾甲增厚失去光泽等。腱反射减弱或消失,尤以跟腱反射为著。震动感减弱或消失,触觉、温度觉、针刺痛觉、压力觉有不同程度减退。患者可有足部或手部小肌肉的无力和萎缩,但通常出现较晚。

4.辅助检查

常用辅助检查包括物理学检查、感觉定量试验(QST)和神经传导速度(NCS)。

(1)腱反射及震动觉的检查:DPN 的患者早期出现腱反射,尤其是下肢远端反射(踝反射)的消失。国外提倡将这两项检查作为检测指标,但正常老年人也可以出现对称性下肢远端震动觉的消失,缺乏特异性。

(2)S-M 单丝触觉试验:用 S-M 单丝轻触其皮肤并使其弯曲,则皮肤表面所承受的压力为 10 g。检查时在患者双足背皮肤无甲处各触碰 4 次,记录未能感知的次数,≥5 次者很可能患有 DPN。

(3)神经传导速度:感觉神经传导速度减慢最为敏感,下肢重于上肢,远端重于近端。运动神经传导速度减慢出现较晚,诊断意义较大。

(4)其他:体感诱发电位的改变可以反映轴突、Schwann 细胞受损情况,以及中枢传导径路上的损害,是检测周围神经病变的一项敏感指标。

5.诊断标准

DPN 的确诊需结合病史、体检和电生理学检查资料。除病史和临床表现外,物理学检查、QST 和 NCS 中至少 2 项异常,才能确诊。

主要诊断依据:①有糖尿病病史或诊断糖尿病的证据。②出现感觉、运动神经病变的临床表现。③神经电生理检查的异常改变。④筛查量表:采用密歇根糖尿病神经病变计分法、多伦多临床评分系统进行计分,得分有一定的升高。

6.鉴别诊断

应与其他原因引起的多发性神经炎相鉴别。

(1)中毒性末梢神经炎:常有药物中毒或农药接触史,疼痛症状较突出。

(2)感染性多发性神经根神经炎:常呈急性或亚急性起病,病前多有呼吸道或肠道感染史,表现为四肢对称性弛缓性瘫痪、运动障碍重、感觉障碍轻、2 周后有明显的肌萎缩。脑脊液蛋白定量增高,细胞数正常或增高。

(3)结节性多动脉炎:病变累及四肢者,肢端疼痛,可伴其他器官损害症状,常见为发热、皮疹、肌肉和关节疼痛、肾小球肾炎等,皮肤和肌肉活检可明确诊断。

(4)脊髓空洞症:发病缓慢,有分离性感觉障碍、手部萎缩麻痹与营养障碍,以及下肢的锥体束征。

7.治疗

(1)一般治疗:严格控制血糖并保持血糖稳定是预防和治疗DPN 的基石。糖尿病神经病变的治疗首先是积极控制血糖,酌情合理选用口服降糖药及胰岛素,使血糖控制在正常或接近正常。同时,配合降压、调脂药物。

(2)常规治疗。①神经修复:常用药物有甲钴胺、神经生长因子等。②改善微循环:周围神经血流减少是导致糖尿病神经病变发生的一个重要因素。通过扩张血管、改善血液高凝状态和微循环,提高神经细胞的血氧供应,可有效改善糖尿病神经病变的临床症状。常用药物为前列腺素 E_1、贝前列素钠、西洛他唑、己酮可可碱、胰激肽原酶、钙通道阻滞剂和活血化瘀类中药等。③抗氧化应激:通过抑制脂质过氧化,增加神经营养血管的血流量,增加神经 Na^+-K^+-ATP酶活性,保护血管内皮功能。常用药物为 α-硫辛酸。④醛糖还原酶抑制剂:糖尿病可引起多元醇通路过度激活,醛糖还原酶抑制剂通过作用于醛糖还原酶而抑制多元醇通路。常用药物为依帕司他。⑤其他:神经营养因子、肌醇、神经节苷脂和亚麻酸等。

(3)对症治疗。主要是疼痛管理,治疗糖尿病痛性神经病变的药物有以下几类药物。①抗惊厥药:包括普瑞巴林、加巴喷丁、丙戊酸钠和卡马西平等。普瑞巴林(或加巴喷丁)可以作为初始治疗药物,改善症状。②抗抑郁药物:包括度洛西汀、文拉法辛、阿米替林、丙米嗪和西肽普兰等。度洛西汀可以作为疼痛的初始治疗药物。③其他:阿片类药物(曲马朵和羟考酮)和辣椒素等。由于具有成瘾性和发生其他并发症的风险较高,阿片类药物不推荐作为治疗痛性神经病变的一、二线药物。

(二)中医对糖尿病周围神经病变的认识

1.概述

本病属中医"麻木""血痹""痛证""痿证"等范畴。DPN 的病机有虚有实。虚有本与变之不同,虚之本在于阴津不足,虚之变在于气虚、阳损。虚之本与变,既可单独起作用,也可相互转化,互为因果;既可先本后变,也可同时存在。实为痰与瘀,既可单独致病,也可互结并见。临床上,患者既可纯虚为病,所谓"气不至则麻""血不荣则木""气血失充则痿";又可虚实夹杂,但一般不存在纯实无虚之证。虚实夹杂者,在虚实之间,又多存在因果标本关系。常以虚为本,而阴虚为本中之本,气虚、阳损为本中之变,以实为标,痰浊瘀血阻滞经络。

2.病因病机

(1)病因:本病是因糖尿病日久,耗伤气阴,阴阳气血亏虚,血行瘀滞,脉络痹阻所致,属本虚标实证。病位在脉络,内及肝、肾、脾等脏腑,以气血亏虚为本,瘀血阻络为标。

(2)病机及演变规律:DPN 病机是动态演变的过程,随着糖尿病的发展按照气虚夹瘀或阴虚夹瘀、气阴两虚夹瘀、阴阳两虚夹瘀的规律而演变。阴亏是发生 DPN 的关键;气虚是迁延不愈的症结;阳虚是发展的必然趋势;血瘀是造成本病的主要原因。本病大致可以分为 4 个阶段。

麻木为主期:多由于肺燥津伤或胃热伤阴耗气,气阴两虚,血行瘀滞;气虚血瘀、阴虚血瘀或气阴两虚致瘀,脉络瘀滞,肢体失荣。临床可见手足麻木时作或如蚁行、步如踩棉、感觉减退等。

疼痛为主期:气虚血瘀、阴虚血瘀,迁延不愈;由气损阳,或阴损及阳,阳虚失煦,阴寒凝滞,血瘀为甚;或复因气不布津,阳不化气,痰浊内生,痰瘀互结,痹阻脉络,不通则痛。临床上常呈刺痛、钻凿痛或痛剧如截肢,夜间加重,甚则彻夜不眠等。

肌肉萎缩为主期:多由于上述两期迁延所致。由于久病气血亏虚,阴阳俱损;或因麻木而肢体活动长期受限,血行缓慢,脉络瘀滞,肢体、肌肉、筋脉失于充养,则肌肉日渐萎缩、肢体软弱无力。常伴有不同程度的麻木、疼痛等表现。

与糖尿病足并存期:由于 DPN 常与糖尿病微血管病变、大血管病变互为因果,因此 DPN 后期往往与糖尿病足同时存在。一旦病至此期,则病情更为复杂,治疗当与糖尿病足的治疗互参互用,择优而治。

3.辨证分型及治疗

(1)基础治疗:气虚血瘀者宜常食黄豆、扁豆、鸡肉、泥鳅、香菇、绞股蓝;气虚血瘀夹湿者宜食薏苡仁;肝肾亏虚者宜常食瘦猪肉、鸭肉、龟肉、荸荠;阳虚血瘀者宜常食牛肉、鳝鱼、韭菜、芫荽、蜂胶;痰瘀互结者宜常食银耳、木耳、洋葱、花椰菜、海藻、海带、紫菜、萝卜、金橘。针对患者病情选用食疗方剂,如气虚血瘀者可选用参苓山药二米粥(党参、茯苓、山药、粟米、大米);阴虚血瘀者可选用黄杞炖鳖汤(黄芪、枸杞子、鳖肉);阳虚血瘀者可选用姜附炖狗肉汤(熟附片、生姜、狗肉);肝肾亏虚,肌肉萎缩者可选牛髓二山排骨汤(牛骨髓、山茱萸、山药、猪排骨)或当归生姜羊肉汤(当归、生姜、羊肉)。

DPN患者的活动内容很多,需要注意的是活动要在饭后进行,运动量适度、因人而异、循序渐进、持之以恒,注意选择舒适透气的鞋子,选择平坦的路面。

(2)中医辨证:DPN以凉、麻、痛、痿四大主证为临床特点。其主要病机是以气虚、阴虚、阳虚失充为本,以瘀血、痰浊阻络为标,血瘀贯穿于DPN的始终。临证当首辨其虚实,虚当辨气虚、阴虚、阳虚之所在;实当辨瘀与痰之所别,但总以虚中夹实最为多见。治疗当在辨证施治、遣方择药前提下,酌情选加化瘀通络之品,取其"以通为补""以通为助"之义。本病除口服、注射等常规的方法外,当灵活选用熏、洗、灸、针刺、推拿等外治法,内外同治,以提高疗效,缩短疗程。

(3)分证论治。

1)气虚血瘀。

症状:手足麻木,如有蚁行,肢末时痛,多呈刺痛,下肢为主,入夜痛甚,少气懒言,神疲倦怠,腰腿酸软,或面色苍白,自汗畏风,易于感冒,舌质淡紫或有紫斑,苔薄白,脉沉涩。

治法:补气活血,化瘀通痹。

方药:补阳还五汤加减。

处方:生黄芪、当归尾、川芎、赤芍、桃仁、红花、地龙。

加减:病变以上肢者为主者,加桑枝、桂枝尖;以下肢为主者,加川牛膝、木瓜。若四末冷痛、得温痛减、遇寒痛增、下肢为著、入夜更甚者,可选用当归四逆汤合黄芪桂枝五物汤化裁。

2)阴虚血瘀。

症状:腿足挛急,酸胀疼痛,肢体麻木,或小腿抽搐,夜间为甚,五心烦热,失眠多梦,腰膝酸软,头晕耳鸣,口干少饮,多有便秘,舌质嫩红或暗红,苔花剥少津,脉细数或细涩。

治法:滋阴活血,柔肝(筋)缓急。

方药:芍药甘草汤合四物汤加减。

处方:白芍、甘草、地黄、当归、川芎、木瓜、牛膝、炒枳壳。

加减:腿足挛急、时发抽搐者,加全蝎、蜈蚣;五心烦热者,加地骨皮、胡黄连。

3)痰瘀阻络。

症状:麻木不止,常有定处,足如踩棉,肢体困倦,头重如裹,昏蒙不清,体多肥胖,口黏乏味,胸闷纳呆,腹胀不适,大便黏滞,舌质紫暗,舌体胖大有齿痕,苔白厚腻,脉沉滑或沉涩。

治法:祛痰化瘀,宣痹通络。

方药:指迷茯苓丸合黄芪桂枝五物汤加减。

处方:茯苓、姜半夏、枳壳、黄芪、桂枝、白芍、苍术、川芎、生甘草、薏苡仁。

加减:胸闷呕恶、口黏者,加藿香、佩兰,枳壳易枳实;肢体麻木如蚁行较重者,加独活、防风、僵蚕;疼痛部位固定不移者,加白附子、白芥子。

4)肝肾亏虚。

症状:肢体痿软无力,肌肉萎缩,甚者萎废不用,腰膝酸软,骨松齿摇,头晕耳鸣,舌质淡,少苔或无苔,脉沉细无力。

治法:滋补肝肾,填髓充肉。

方药:壮骨丸加减。

处方:龟板、黄柏、知母、熟地黄、白芍、锁阳、虎骨(用狗骨或牛骨代替)、牛膝、当归。

加减:肾精不足明显者加牛骨髓、菟丝子;阴虚明显者加枸杞子、女贞子。

5)阳虚寒凝。

症状:肢体麻木不仁,肢末冷痛,得温痛减,遇寒痛增,下肢为著,入夜更甚,神疲懒言,腰膝乏力,畏寒怕冷,舌质暗淡或有瘀点,苔白滑,脉沉紧。

治法:温经散寒,通络止痛。

方药:当归四逆汤加减或阳和汤加减。

加减:以下肢,尤以足疼痛为甚者,可酌加制川乌(1.5～3.0 g)、续断、牛膝、狗脊、木瓜;内有久寒,见水饮呕逆者,加吴茱萸、生姜、半夏等。

6)湿热阻络。

症状:肢体灼热疼痛,或重着乏力,麻木不仁,脘腹痞满,口腻不渴,心烦口苦,面色晦垢,大便黏滞,小便黄赤,舌红苔黄腻,脉滑数。

治法:清热利湿,活血通络。

方药:四妙散加减或当归拈痛汤加减。

加减:以肢体灼热为甚者,可酌加黄连、黄芩、苦参、桃仁;肢体重着者,加薏苡仁、萆薢、泽泻等。

(4)其他疗法。

1)中成药:①血府逐瘀胶囊,用于瘀血内阻,头痛或胸痛等。②筋骨痛消丸,用于血瘀寒凝型膝关节骨质增生引起的膝关节疼痛、肿胀、活动受限等。

2)针灸。①体针。气虚血瘀证:取穴以气海、血海、足三里为主穴,可配合三阴交、曲池、内关;施捻转平补平泻法。阴虚血瘀证:取穴以肝俞、肾俞、足三里为主穴,可配合三阴交、太溪、曲池、合谷;施捻转平补平泻法。阳虚血瘀证:取穴以肾俞、命门、腰阳关、关元为主穴,可配合环跳、阳陵泉、绝骨、照海、足临泣;施捻转平补平泻,出针后加灸。痰瘀阻络证:取穴以胃俞、曲池、脾俞、足三里为主穴,可配合三焦俞、三阴交、丰隆、解溪、太冲;施捻转平补平泻,出针后加灸。②梅花针:取穴以脊柱两侧为主,病变在上肢加刺臂内、外侧,手掌、手背及指端点刺放血。病变在下肢加刺小腿内外侧、足背,以及足趾端点刺放血。中度或重度刺激。③粗针:取穴为神道透至阳、命门透阳关、中府、足三里、手三里、合谷、环跳、绝骨。神道透至阳,命门透阳关用直径0.8 mm粗针,留针2小时,余穴强刺激不留针。④耳针:取穴为肝、脾、肾、臀、坐骨神经、膝、神门、交感。每次选2~3穴。中强刺激,留针15~30分钟。⑤电针:取穴为髀关透伏兔、风市透中渎、风市透伏兔、阳陵泉。用26号长针从髀关斜向伏兔穴,进针3~4寸;从风市斜向中渎穴,进针3~4寸;从风市斜向伏兔穴进针3~4寸,阳陵泉直刺;并接上脉冲电流,选用疏密波,电流温度以患者能忍受为止,通电 15~20 分钟。

3)按摩。①上肢麻痛:拿肩井肌、揉捏臂臑、手三里、合谷部肌筋,点肩髃、曲池等穴,搓揉肩肌来回数遍。②下肢麻痛:拿阴廉、承山、昆仑肌筋,揉捏伏兔、承扶、殷门部肌筋,点腰阳关、环跳、足三里、委中、承山、解溪、三阴交、涌泉等穴,搓揉腓肠肌数十遍,手劲刚柔相济,以深透为度。

4)药物外治。糖痛外洗方:透骨草、桂枝、川椒、艾叶、木瓜、苏木、红花、赤芍、白芷、川芎、川乌、草乌、生麻黄。用于阳虚寒凝证、痰瘀阻络证。搪瓷盆中,加水 5 000 mL 浸泡 100~200 分钟,文火煮沸后,再煮 30 分钟,离火后先熏手足,待药液温度降至 38~42 ℃时,再将手足入药液中浸泡 30 分钟。此外,四藤一仙汤外洗方加减可用于气虚血瘀证、阴虚血瘀证、肝肾亏虚证、痰瘀阻络证。

5)艾灸:取穴太溪、三阴交、足三里、合谷、曲池、涌泉、承山、委中、太冲、行间等。用于气虚血瘀证、痰瘀阻络证。

6)穴位注射:①黄芪注射液,用于气虚血瘀证、痰瘀阻络证、阳虚寒凝证。②丹红注射液,用于气虚血瘀证、痰瘀阻络证。

7)物理疗法:①特定电磁波谱治疗仪,各证型均可选用。②安诺治疗仪,各证型均可选用。

六、糖尿病足

(一)西医对糖尿病足的认识

1.概述

糖尿病足是指糖尿病患者由于合并神经病变及各种不同程度末梢血管病变而导致下肢感染、溃疡形成和/或深部组织的破坏。其临床特点为早期肢端麻木、疼痛、发凉和/或有间歇性跛行、静息痛,继续发展则出现下肢远端皮肤变黑、组织溃烂、感染、坏疽。由于此病变多发于四肢末端,因此又称为"肢端坏疽"。糖尿病足使患者生活质量严重下降,且治疗相当困难,治疗周期长,医疗费用高。我国回顾性调查显示糖尿病足患者占住院糖尿病患者的 12.4%,截肢率为 7.3%,近年来有增加趋势。

2.病因病理

糖尿病足的发病与糖尿病并发血管病变、神经病变、肌腱病变、感染及多种诱因有关。其病理基础是动脉粥样硬化、毛细血管基膜增厚、内皮细胞增生、红细胞变形能力下降、血小板聚积黏附力增强、血液黏稠度增加、中小动脉管腔狭窄或阻塞、微循环发生障碍,致使组织器官缺血、缺氧及并发神经病变等造成坏疽。

3.临床表现

(1)症状。

1)缺血:早期皮肤瘙痒、干燥、蜡样改变、弹性差、汗毛脱落、温度降低,皮色苍白或紫红或色素沉着,趾甲因营养障碍而生长缓慢、变形、肥厚、脆裂、失去光泽,小腿和足部肌肉萎缩,肌张力差等。患足发凉、怕冷、麻木、疼痛,在寒冷季节或夜间加重,跗阳脉可触及或明显减弱或不可触及,肢体抬高试验为阳性。还可出现间歇性跛行,缺血加重出现静息痛;严重者出现干性坏疽,归属于脱疽的范畴。

2)感染:足部或肢体远端局部软组织皮肤糜烂,初为水疱或浅溃疡,继之溃烂深入肌腱和肌层,破坏骨质,组织坏死腐烂,形成脓腔和窦道,排出秽臭分泌物,周围呈增生性实性肿胀,以湿性坏疽为主,归属于筋疽的范畴。

3)周围神经病变:主要包括运动障碍足、无痛足和灼热足综合征。①运动障碍足:主要由于营养某一神经根或神经干的血管病变,而使该神经支配区域感觉障碍和运动减弱或消失,以致肌肉萎缩、膝腱反射减弱或消失。②无痛足:是指袜套型感觉迟钝和麻木,震颤感觉和精密触觉减弱,容易被轻度的外伤或自伤而致组织破损感染。③灼热足综合征:典型症状是痛觉敏感,患处针刺样、刀割样、烧灼样疼痛,夜间或遇热时加重。

4)骨损:主要为夏科关节和骨质疏松症。夏科关节病是一种由于周围神经病变、痛觉消失、负重受压导致关节韧带损伤、骨与关节囊破坏而形成的关节畸形综合征。好发部位为足和踝关节,表现为软组织肿胀、轻微疼痛、跖骨头下陷、跖趾关节弯曲、关节半脱位畸形,形成弓形足、捶状趾、鸡爪趾、夏科管杂音,深浅反射迟钝或消失。

5)坏疽的局部表现及分型:按照临床表现可分为湿性坏疽、干性坏疽和混合坏疽。①干性坏疽:足部皮肤苍白、发凉,足趾部位有大小与形状不等的黑色区足趾疼痛,常发生于足及趾的背侧,有时整个足趾或足变黑、变干。此型占糖尿病足 $5.9\% \sim 7.5\%$。②湿性坏疽:多由皮肤外伤、烫伤、穿不合适鞋袜、感染等为诱因,早期病位多在足底胼胝区、跖骨头、足跟、足背等足部压力支撑点和易摩擦处。病变程度不一,由浅表溃疡至严重坏疽。局部皮肤充血、肿胀,严重时伴有全身症状,体温升高、食欲缺乏、恶心、腹胀、心悸、尿少等菌血症或毒血症表现。这是糖尿病足的主要类型,占 $72.5\% \sim 76.6\%$。③混合性坏疽:同一肢端的不同部位同时呈现干性坏疽和湿性坏疽。此型病情较重,占 $18\% \sim 20\%$。

(2)体征:皮肤无汗、粗糙、脱屑、干裂、毳毛少,颜色变黑伴有色素沉着。肢端发凉、苍白或潮红、水肿或形成水泡,足部红肿、糜烂、溃疡,形成坏疽或坏死。肢端肌肉萎缩,肌张力差,易出现韧带损伤,骨质破坏,甚至病理性骨折。可出现跖骨头下陷,跖趾关节弯曲等足部畸形。形成弓形足、捶状趾、鸡爪趾、夏科关节病等。患足发热或发凉,或趾端皮肤空壳样改变,肢端动脉搏动减弱或消失,双足皮色青紫,有时血管狭窄处可闻及血管杂音,深浅反射迟钝或消失。足部感染的征象包括红肿、疼痛和触痛,脓性分泌物渗出、捻发音,或深部窦道等。

4.辅助检查

(1)一般检查:①定期测定空腹和餐后 2 小时血糖、HbA1c,以了解糖尿病控制情况。②检查血脂、血浆蛋白、血肌酐、尿素氮、二氧化碳结合力。③血常规检查:了解白细胞计数和分类。④对坏疽、溃疡处分泌物进行细菌培养、真菌培养及抗生素药敏试验,帮助选用合适的抗生素进行治疗,尤其注意厌氧菌、真菌感染。

(2)特殊检查。

1)下肢血管彩色多普勒超声检查:了解下肢血管(尤其是动脉)

内壁的粥样硬化斑块的大小和管腔狭窄或阻塞程度,显示动脉结构及功能异常。检查部位包括足背动脉、胫后动脉、腘动脉和股动脉等。

2)X线检查:可发现肢端骨质疏松症、脱钙、骨髓炎、骨质破坏、骨关节病及动脉硬化,也可发现气性坏疽感染后肢端软组织变化,可作为本病患者的常规检查。

3)动脉造影术:可显示动脉管壁内病变(如血栓、狭窄和闭塞)的部位、范围及侧支循环情况,常用于截肢或血管重建术前血管病变的定位。

4)神经电生理检查:了解神经传导速度。神经传导速度、诱发电位的检测可作为诊断下肢有无周围神经病变和评估神经病变程度的方法之一。

5)皮肤温度检查:温度觉的测定也可分为定性测定和定量测定。①定性测定可以很简单,如放杯热水,将音叉或一根细不锈钢小棍置于水中,通过取出物品让患者不同部位的皮肤感受温度,同时与测试者的感觉做比较即可。②定量测定可以利用皮肤温度测定仪,这种仪器为手持式,体积小,测试快捷、方便,准确性和重复性均较好。

6)微循环检测:甲皱微循环测定简便、无创、出结果快,但特异性不高,甲皱微循环测定血管襻形态、血管走行、血流状态及速度,以及有无出血、瘀血、渗出等病变。微循环障碍时管襻减少,动脉端变细,异形管襻及襻顶瘀血>30%;血流速度缓慢,呈粒状流、泥沙样流、串珠样断流;管襻周边有出血、渗出。

7)经皮氧分压测定:反映微循环状态,也能反映周围动脉的供血情况。测定方法为采用热敏感探头置于足背皮肤。正常人足背皮肤氧张力>5.33 kPa(40 mmHg)。跨皮氧分压测定<4.00 kPa(30 mmHg),提示周围血液供应不足,足部易发生溃疡或已有的溃疡难以愈合。跨皮氧分压测定<2.67 kPa(20 mmHg),提示足溃疡没有愈合的可能,需要进行血管外科手术以改善周围血供。如吸入100%氧气后,跨皮氧分压测定提高1.33 kPa(10 mmHg),则说明溃

疡预后良好。

8)血管造影三维重建检查:与超声相比,横切面解剖图在三维成像、显示动脉与周围组织相邻关系上有优势,与动脉造影相比有无创的优势。

9)MRI 和 MRA 检查:适用于能控制好自己身体运动的患者。在敏感性、特异性、阳性预计值和阴性预测值等方面均优于超声多普勒检查,对于足部脓肿、坏死部位的定位十分精确,可有效指导临床清创术和部分截肢手术。

10)足部放射性核素扫描:在糖尿病足部感染的早期诊断方面优势明显,敏感性较高。其缺点是假阳性率高,并且定位模糊。

11)踝动脉-肱动脉血压比值(ABI):是可反映下肢血压与血管状态的指标,对临床有重要价值。$0.9 \leqslant ABI < 1.4$ 为正常值,$0.7 \leqslant ABI < 0.9$ 为轻度缺血,$0.5 \leqslant ABI < 0.7$ 为中度缺血,< 0.5 为重度缺血,重度缺血患者容易发生下肢/趾坏疽。

5.诊断标准

(1)此标准参考中华医学会糖尿病学会第一届全国糖尿病足学术会议的讨论和意见,糖尿病足的诊断应结合病史、临床表现和理化检查等。具备以下前 2 条并具后 3～10 条任何 1 条即可确诊。①糖尿病患者并有肢端血管和神经病变或合并感染。②糖尿病患者肢端有湿性坏疽或干性坏疽的临床表现和体征,并符合 0～5 级坏疽标准者。③踝/臂血压指数比值0.9 以下并有缺血的症状和体征。④超声彩色多普勒检查,肢端血管变细,血流量减少造成缺血或坏疽者。⑤血管造影证实,血管腔狭窄或阻塞,并有临床表现者。⑥电生理检查,周围神经传导速度减慢,或肌电图体感诱发电位有异常改变者。⑦微循环障碍明显。⑧跨皮氧分压测定< 4.00 kPa(30mmHg),提示周围血管供应不足,溃疡不易愈合。⑨皮肤温度的检查可见皮温下降。⑩X 线检查,骨质疏松症脱钙,骨质破坏,骨髓炎或关节病变,手足畸形及夏科关节等改变者。

(2)糖尿病足的 Wagner 分级法:根据病情的严重程度,可进行分级。经典的分级方法为 Wagner 分级法,结果见表 6-5。

表 6-5　糖尿病足 Wagner 分级法

分级	临床表现
0 级	有发生足溃疡的危险因素,目前无溃疡
1 级	表面溃疡,临床上无感染
2 级	感染较深的溃疡,常合并软组织炎(cellulitis),无脓肿或骨的感染
3 级	深度感染,伴有骨组织病变或脓肿
4 级	局限性坏疽(趾、足跟或前足背)
5 级	全足坏疽

(3)糖尿病足的 Texas 分级分期:该分类方法对于病变的深度、感觉性神经病、血管病变和感染制订了评估标准。结果见表 6-6。

表 6-6　糖尿病足 Texas 分级法

	分级		分期
1	足部溃疡病史	A	无感染、无缺血
2	表浅溃疡	B	合并感染
3	溃疡深达肌腱	C	合并缺血
4	溃疡累及关节	D	合并感染和缺血

6.鉴别诊断

(1)血栓闭塞性脉管炎:本病为中小动脉及伴行静脉无菌性、节段性、非化脓性炎症伴腔内血栓形成导致的肢体动脉缺血性疾病。好发于 40 岁以下的青壮年男性,多有吸烟、寒冻、外伤史。有 40%左右的患者同时伴有游走性血栓性浅静脉炎。手足均可发病,表现为疼痛、发凉、坏疽。坏疽多局限于指趾,且以干性坏疽居多,继发感染者,可伴有湿性坏疽或混合性坏疽。X 线、血管造影 CT、MRA 检查显示无动脉硬化、无糖尿病病史。

(2)肢体动脉硬化闭塞症:本病是由于动脉粥样硬化,导致肢体管腔狭窄或闭塞而引起肢体怕凉、间歇性跛行、静息痛,甚至坏死等缺血、缺氧临床表现的疾病。本病多发于中老年患者,男性较多,同时伴有心脑动脉硬化、高血压、高脂血症等疾病。病变主要发生于大中动脉,呈节段性,坏疽多为干性,疼痛剧烈,远端动脉搏动减弱或消失。本病血糖正常。

7.治疗

(1)基础病治疗:严格控制血糖、血压、血脂。此外,积极处理心、脑、肾并发症及影响坏疽愈合的各种不良因素,限制活动,减少体重负荷,抬高患肢,以利于下肢血液回流。

(2)神经性足溃疡的治疗:可用 B 族维生素、神经生长因子等以促进神经细胞核酸及蛋白质合成,促进轴索再生和髓鞘形成;另可进行局部换药等处理。

(3)缺血性病变的处理:内科治疗可采用扩血管、改善微循环药物、抑制血小板积聚药物;对于严重的周围血管病变,可采用外科治疗,包括手术治疗、介入治疗、自体干细胞移植术、截肢/趾术等。局部有气性坏疽感染者可采用高压氧舱治疗,但对于非厌氧菌的严重感染患者,尤其是合并肺部感染者不宜用高压氧治疗。对于严重的周围血管病变,可采用动脉重建术,如血管置换、血管成形或血管旁路术、植皮术、截肢术等。

(4)抗感染治疗:对于合并感染的患者,应尽量在局部处理前取分泌物进行细菌培养,根据药物敏感实验结果选用有效抗生素。在未知病原菌的情况下,可根据经验选用喹诺酮类、β-内酰胺类广谱抗生素,并可加用抗厌氧菌的药物。

(二)中医对糖尿病足的认识

1.概述

糖尿病足属中医学"脱疽""筋疽"等范畴,先天不足,正气虚弱,寒湿之邪侵袭,瘀阻脉络,气血不畅,甚或痹阻不通所致。本病以初起肢冷麻木,后期趾节坏死脱落、黑腐溃烂、疮口经久不愈为主要表现。

2.病因病机

(1)发病因素:糖尿病日久,耗伤气阴,五脏气血阴阳俱损,肌肤失养,血脉瘀滞,日久化热,灼伤肌肤和/或感受外邪致气滞、血瘀、痰阻、热毒积聚,以致肉腐骨枯。若过食肥甘、醇酒厚味,损伤脾胃,致湿浊内生,湿热互结,气血运行不畅,络脉瘀阻,四肢失养;脾运失常,痰湿内停,阻遏气机,气滞血瘀,久而化热,热盛肉腐;肝阴亏虚,疏泄失职,气血瘀滞,郁久化热,热瘀相合,筋烂肉腐;年高脏腑功能失调,正气不足,肝肾之气渐衰,水亏火炽,火毒炽盛,热灼营血;复因感受外邪及外伤等诱因,致皮肤经脉受损,局部瘀血阻滞,瘀久化火,蕴热湿毒灼烁脉肉、筋骨而发为坏疽、溃疡。

(2)病机及演变规律:糖尿病足病程较长,病机复杂,根据其病机演变和症状特征分为3个阶段。

1)早期:气阴两虚,脉络闭阻。本病因糖尿病日久,耗气伤阴,气虚则血行无力,阴虚则热灼津血,血行涩滞,均可酿成血瘀,瘀阻脉络,气血不通,阳气不达,肢端局部失养而表现为肢冷、麻木、疼痛。

2)中期:湿热瘀毒,化腐成疽。若燥热内结,营阴被灼,络脉瘀阻;或患肢破损,外感邪毒,热毒蕴结,肝经湿热内蕴,湿热下注,阻滞脉络;脉络瘀血化热,淫气于筋,发于肢末,则为肢端坏疽,而致肉腐、筋烂、骨脱。若毒邪内攻脏腑,则高热神昏,病势险恶。

3)晚期:若迁延日久,气血耗伤,正虚邪恋,伤口迁延难愈。表现为虚实夹杂,以肝肾阴虚或脾肾阳虚夹痰瘀湿阻为主。病情发展至后期则阴损及阳,阴阳两虚,阳气不能敷布温煦,致肢端阴寒凝滞,血脉瘀阻而成。若治疗得当,正气复,气血旺,毒邪去,则可愈合。

3.基础治疗

(1)饮食管理:糖尿病足患者饮食以低糖、高蛋白、高纤维素、适量脂肪为原则。忌食甜食,少食或不食高热量、高胆固醇、低维生素、低矿物质及煎炸食品。多食新鲜蔬菜和藻类食物,增加粗粮的摄入,提高膳食中纤维的含量,如玉米、小米、燕麦片、全麦粉、苦荞麦及豆粉类食物。

(2)运动治疗:适量运动可以控制体重,提高患者身体的综合素质。患者应选择适合自身的运动方式进行锻炼,循序渐进,持之以恒。但要注意减轻足部病变部位的负重和压迫,不可长时间站立,行走时使用拐杖。必要时限制活动,减少体重负荷,抬高患肢,以利于下肢血液回流。此外,还要注意足部的保护,避免足部受伤。由于糖尿病足致残率和截肢率较高,治疗过程长,因此要向患者解释病情,减轻患者恐惧心理,提高战胜疾病的勇气,以解除其思想负担,保持乐观豁达的人生态度,积极配合治疗。

(3)健康教育:指导糖尿病患者足护理和有关健康教育。多数糖尿病患者足部丧失感觉,特别注意避免外伤和热力伤,穿松紧合适的棉袜、大小适中的软底鞋等。

4.辨证分型及治疗

糖尿病足在糖尿病的各个阶段均可以起病,与湿、热、火毒、气血凝滞、阴虚、阳虚或气虚有关,为本虚标实之证。由于本病既有糖尿病和其他并发症的内科疾病的表现,又有足部病变的外科情况,临床处理较为棘手,一旦发病,病情发展急剧,病势险恶。故临证辨治要分清标本,强调整体辨证与局部辨证相结合,注意扶正与祛邪并重。有时全身表现与患足局部症状并不统一,虽然全身表现为一派虚象,局部表现却可能是实证,要根据正邪轻重而有主次之分,或以祛邪为主,或以扶正为主。

(1)内治:重在全身辨证。

1)湿热毒蕴,筋腐肉烂。

症状:足局部漫肿、灼热,皮色潮红或紫红,触之患足皮温高或有皮下积液及波动感,切开可溢出大量污秽臭味脓液,周边呈实性漫肿,病变迅速,严重时可累及全足,甚至小腿。舌质红绛,苔黄腻,脉滑数,跌阳脉可触及或减弱。

治法:清热利湿,解毒化瘀。

方药:四妙勇安汤合茵栀连汤加减。

处方:金银花、玄参、当归、茵陈、栀子、半边莲、连翘、桔梗。

加减:热甚者,加蒲公英、虎杖;肢痛者,加白芍、木瓜。

2)热毒伤阴,瘀阻脉络。

症状:足局部红、肿、热、痛,或伴溃烂,神疲乏力,烦躁易怒,口渴喜冷饮。舌质暗红或红绛,苔薄黄或灰黑,脉弦数或洪数,趺阳脉可触及或减弱。

治法:清热解毒,养阴活血。

方药:顾步汤加减。

处方:黄芪、石斛、当归、牛膝、紫花地丁、太子参、金银花、蒲公英、菊花。

加减:口干、便秘者,加玄参、生地黄。

3)气血两虚,络脉瘀阻。

症状:足创面腐肉已清,肉芽生长缓慢,久不收口,周围组织红肿已消或见疮口脓汁清稀较多,经久不愈,下肢麻木、疼痛,状如针刺,夜间尤甚,痛有定处,足部皮肤感觉迟钝或消失,皮色暗红或见紫斑。舌质淡红或紫暗或有瘀斑,苔薄白,脉细涩,趺阳脉弱或消失。

治法:补气养血,化瘀通络。

方药:生脉散合血府逐瘀汤加减。

处方:党参、麦冬、当归、川牛膝、桃仁、红花、川芎、赤芍、枳壳、地龙、熟地黄。

加减:足部皮肤暗红,发凉者,加制附片、续断;疼痛剧烈者,加乳香、没药。

4)肝肾阴虚,瘀阻脉络。

症状:病变见足局部、骨和筋脉,溃口色暗,肉色暗红,久不收口,腰膝酸软,双目干涩,耳鸣耳聋,手足心热或五心烦热,肌肤甲错,口唇舌暗,或紫暗有瘀斑,舌瘦苔腻,脉沉弦。

治法:滋养肝肾,活血通络。

方药:六味地黄丸加减。

处方:熟地黄、山茱萸、山药、牡丹皮、茯苓、三七、鹿角霜、地龙、枳壳。

加减:口干、胁肋隐痛不适者,加白芍、沙参;腰膝酸软者,加女贞子、墨旱莲。

5)脾肾阳虚,痰瘀阻络。

症状:足发凉,皮温低,皮肤苍白或紫暗,冷痛,沉而无力,间歇性跛行或剧痛,夜间更甚。严重者趾端干黑,逐渐扩大,腰酸,畏寒肢凉,肌瘦乏力。舌淡,苔白腻,脉沉迟无力或细涩,趺阳脉弱或消失。

治法:温补脾肾,化痰通脉。

方药:金匮肾气丸加减。

处方:制附子、桂枝、地黄、山茱萸、山药、黄精、枸杞子、三七粉(冲)、水蛭粉(冲)、海藻。

加减:肢端不温,冷痛明显者,重用制附子,加干姜、木瓜;气虚明显者,加用黄芪。

(2)外治:重在局部辨证。

1)清创术:主要分为一次性清法和蚕食清法两种。①一次性清法:适应证包括生命体征稳定、全身状况良好者;湿性坏疽(又称筋疽)或以湿性坏疽为主,而且坏死达筋膜肌肉以下,局部肿胀明显、感染严重、血糖难以控制者。②蚕食清法:适应证包括生命体征不稳定,全身状况不良,预知一次性清创难以承受者;干性坏疽(又称脱疽)分界清楚者或混合型坏疽,感染、血糖控制良好者。

2)外敷药。①湿热毒盛:疮面糜烂,脓腔,秽臭难闻,肉腐筋烂,多为早期(炎症坏死期),宜祛腐为主,方选九一丹等。②正邪分争:疮面分泌物少,异味轻,肉芽渐红,多为中期(肉芽增生期),宜祛腐生肌为主,方选红油膏等。③毒去正胜:疮面干净,肉芽嫩红,多为后期(瘢痕长皮期),宜生肌长皮为主,方选生肌玉红膏等。

5.其他疗法

(1)中成药:①灯盏花素片,用于中风后遗症、冠状动脉粥样硬化心脏病、心绞痛等。②毛冬青甲素片,用于治疗缺血性脑血管病、冠状动脉粥样硬化心脏病、心绞痛、心肌梗死、周围血管病等。③脉络宁注射液,用于血管闭塞性脉管炎、脑血栓及下肢深静脉血栓等。

(2)外用中成药。①紫朱软膏。使用方法:软膏平摊于纱布,紧密贴合于疮面。功效:补气托毒,活血凉血散瘀,消肿止痛,敛疮生肌。适应证:糖尿病足病非缺血性溃疡(筋疽)Wagner 分级 2~4 级。②金黄膏。使用方法:外敷创面。功效:清热解毒,散结消肿,止痛。适应证:糖尿病足溃疡湿热毒盛证。③橡皮生肌膏。使用方法:外敷创面。功效:去痛生肌,消炎长皮。适应证:糖尿病足溃疡气血两虚证。④复方黄柏液涂剂。使用方法:外敷创面。功效:清热解毒,祛腐生肌,消肿止痛。适应证:糖尿病足溃疡湿热毒蕴证。⑤康复新液。使用方法:外敷创面。功效:养阴生肌,散瘀活血。适应证:糖尿病足溃疡气阴两虚兼血瘀证。⑥湿润烧伤膏。使用方法:包扎换药,每天 2 次。功效:清热解毒,止痛生肌。适应证:糖尿病足溃疡 Wagner 分级 1～3 级。⑦生肌玉红膏。使用方法:外敷创面。功效:活血化瘀,补血生新。适应证:糖尿病足溃疡 Wagner 分级 2～4 级。

(3)推拿。①阴虚火盛血瘀型:推脊柱上段夹脊穴,揉压曲池、肾俞、足三里,双下肢向心性推法,按压气冲穴。②气虚血瘀型:推脊柱中段夹脊穴,揉压百会、中脘、关元、气海、脾俞、肾俞、足三里,双下肢向心性推法,按压气冲穴。③阳虚血瘀型:推脊柱中、下段夹脊穴,揉压脾俞、肾俞、命门、天枢、关元、足三里,双下肢向心性推法,按压气冲穴。

(4)中药浸泡熏洗:①清化湿毒法,适用于脓水多而臭秽重、引流通畅者,药用土茯苓、马齿苋、苦参、明矾、黄连、重楼等煎汤,待温浸泡患足。②温通经脉法,适用于阳虚络阻者,药用桂枝、细辛、红花、苍术、土茯苓、黄柏、百部、苦参、毛冬青、忍冬藤等煎汤,待温浸泡患足。③清热解毒、活血化瘀法,适用于局部红、肿、热、痛明显,热毒较甚者,药用大黄、毛冬青、枯矾、马勃、元明粉等煎汤,待温浸泡患足。中药浸泡熏洗时,应特别注意引流通畅和防止药液烫伤。

6.病情监测

(1)定期筛查:所有糖尿病患者一旦确诊,均应进行糖尿病足危险因素筛查,并坚持每年进行 1 次全面的足检查。

(2)加强患者教育:所有糖尿病患者均应接受足部护理,以及如何预防糖尿病足的教育。

(3)积极预防足外伤:减少受伤和感染因素是预防足溃疡发生的根本措施,积极预防足外伤应从日常生活中每一件与脚有关的事情做起。

(4)加强足部皮肤的护理:每晚用温水(≤42 ℃)和中性皂液洗净双脚,糖尿病患者下肢血液循环差,肢体感觉减退,应由家人辅助测试水温或用温度计测温,以免引起烫伤。细心护理足部皮肤,防止干燥、开裂,保持清洁。修剪趾甲不可过短,避免光脚走路等。禁用刺激性消毒药水如碘酒等,必要时可用龙胆紫外擦,预防、积极治疗足部霉菌感染。足部鸡眼、胼胝等皮肤疾病应请有治疗经验的医师治疗,切不可自行处理。

(5)及时就诊:足部一旦受伤,应尽快就诊检查。在糖尿病足病情为 0 级时,以内治法辨证论治为主,如一旦出现溃疡,则需积极配合外治法治疗。同时,应按时复查血常规和 X 线检查,以监测并发感染和有无对骨质的破坏及破坏的程度等情况。

(6)定期监测:所有的糖尿病足患者应定期监测血糖,监测溃疡面的进展程度、愈合程度及预后情况。

第四节　高　脂　血　症

一、西医对高脂血症的认识

(一)概述

血脂是血浆中脂溶性物质的总称,包括胆固醇、甘油三酯、磷脂、游离脂肪酸、脂溶性维生素、固醇类激素。血脂异常指血浆中脂质量和质的异常。血脂异常分原发性和继发性,原发性血脂异常多为遗传缺陷与环境因素相互作用的结果,继发性血脂异常为某些全身性疾病所致。其主要表现为高胆固醇血症、高甘油三酯血症、高密度脂蛋白水平低下或脂蛋白代谢紊乱,可直接引起动脉粥样硬化、冠状动脉粥样硬化心脏病、胰腺炎等严重危害人体健康的疾病。由于脂质不溶于水或微溶于水,必须与蛋白质结合形成脂蛋白,才能被运输至组织进行代谢,所以血脂异常实际上表现为脂蛋白异常血症。

脂蛋白的构成和代谢血浆脂蛋白是载脂蛋白(Apo)和甘油三酯、胆固醇、磷脂等组成的球形大分子复合物。应用超速离心法,可将血浆脂蛋白分为 5 大类:乳糜微粒(chylomicron,CM)、极低密度脂蛋白(very low-density lipoprotein,VLDL)、中密度脂蛋白(intermediate density lipoprotein,IDL)、LDL 和高密度脂蛋白(high density lipoprotein,HDL)。这 5 类脂蛋白的密度依次增加,而颗粒则依次变小。各类脂蛋白的组成及其比例不同,其理化性质、代谢途径和生理功能也各有差异;人体脂蛋白有 2 条代谢途径:外源性代谢途径指饮食摄入的胆固醇和甘油三酯在小肠中合成 CM 及其代谢内源性代谢途径是指有肝脏合成的 VLDL 转变为 IDL 和 LDL,以及 LDL 被肝脏或其他器官代谢的过程。此外,还有一个将胆固醇从外周组织转运到肝脏的逆转运途径,即 HDL 的代谢。

(二)病因病理

1.原发性血脂异常

原发性高脂血症是先天遗传基因缺陷或后天因素,比如基因突变、年龄、性别、饮食、生活方式及其他自然环境因素所造成的。部分原发性高脂血症原因不明。

(1)基因缺陷家族性脂蛋白异常血症:是基因缺陷所致。某些突变基因已经阐明,如家族性脂蛋白脂酶(LPL)缺乏症和家族性ApoCⅡ缺乏症可因为 CM、VLDL 降解障碍引起Ⅰ型或Ⅴ型脂蛋白异常血症。家族性高胆固醇血症由于 LDL 受体缺陷影响 LDL 的分解代谢,家族性ApoB-100缺陷症由于 LDL 结构异常影响与 LDL 受体的结合,二者主要表现为Ⅱa 型脂蛋白异常血症等。

(2)其他因素:饮食、体重增加、胆酸合成减少、雌激素缺乏、不良生活方式。

2.继发性血脂异常

(1)甲减、库欣综合征、肝肾疾病、系统性红斑狼疮、骨髓瘤、PCOS、过量饮酒等可引起继发性血脂异常,上述疾病通过不同机制影响脂质或蛋白质的合成、转运或代谢等环节。

(2)某些药物长期应用可引起继发性血脂异常,如噻嗪类利尿剂可引起血清总胆固醇、甘油三酯、VLDL 及 LDL 升高,HDL 降低;非选择性 β 受体阻滞剂可引起血清甘油三酯、LDL-C 升高,HDL-C 降低。长期大量使用糖皮质激素可促进脂肪分解,引起血浆胆固醇和甘油三酯水平升高。

(三)临床表现

1.眼部临床表现

黄色瘤是一种异常的局限性皮肤隆起,由脂质局部沉积引起,颜色可为黄色、橘黄色或棕红色,多呈结节、斑块或丘疹形状,质地柔软,最常见于眼睑周围。血脂异常患者可出现角膜环,位于角膜外缘呈灰白色或白色,由角膜脂质沉积所致,常发生于 40 岁以下。严重的高甘油三酯血症可出现脂血症眼底改变。

2.动脉粥样硬化

脂质在血管内皮下沉积引起动脉粥样硬化,导致心脑血管和周围血管病变。某些家族性血脂异常可于青春期前发生冠状动脉粥样硬化心脏病,甚至心肌梗死。严重的高胆固醇血症可出现游走性多关节炎。严重的高甘油三酯血症(>10 mmol/L)可引起急性膜腺炎。

(四)诊断及分型

1.诊断

经有关专家研商后,撰写了《血脂异常防治建议》,并提出了高脂血症的简易临床分型及诊断(表 6-7)。

表 6-7　高脂血症的简易临床分型及诊断

分型	胆固醇	甘油三酯	HDL-C
高胆固醇血症	增高		
高甘油三酯血症		增高	
混合型高脂血症	增高	增高	
低高密度脂蛋白血症			降低

2.高脂血症的基因分型

随着分子生物学的迅速发展,有研究发现,部分高脂血症患者存在单一或多个遗传基因的缺陷。由于基因缺陷所致的高脂血症多具有家族聚积性,有明显的遗传倾向,故临床上通常称为家族性高脂血症(表6-8)。原因不明的则称为散发性或多基因性脂蛋白异常血症。

表6-8　各家族性高脂血症特点

疾病名称	血清胆固醇浓度	血清甘油三酯浓度
家族性高胆固醇血症	中至重度升高	正常或轻度升高
家族性apoB缺陷症	中至重度升高	正常或轻度升高
家族性混合型高脂血症	中度升高	中度升高
家族性异常β脂蛋白血症	中至重度升高	中至重度升高
多基因家族性高胆固醇血症	轻至中度升高	正常或轻度升高
家族性脂蛋白(a)血症	正常或升高	正常或升高
家族性高甘油三酯血症	正常	中至重度升高

(五)治疗

1.基础治疗

通过改变生活方式(低脂饮食、运动锻炼、戒烟、行为矫正等),将血清胆固醇和LDL-C水平分别降低约1/4和1/3。健康的生活方式和合理的饮食是经济、安全和有效的调脂基础疗法。

2.药物治疗

(1)他汀类:三羟基、二甲基戊二酰辅酶A(HMG-CoA)还原酶抑制剂,竞争性抑制体内胆固醇合成过程中限速酶(HMG-CoA还原酶)活性,从而阻断胆固醇的生成,继而上调细胞表面的LDL受体,加速血浆LDL的分解代谢。主要降低血清胆固醇和LDL胆固醇,但在一定程度上也降低甘油三酯和VLDL,轻度升高HDL-C水平。另外,他汀类还可能具有抗感染、保护血管内皮功能等作用,这些作用可能与推迟冠状动脉粥样硬化心脏发病时间有关。适应证为高胆固醇血症和以胆固醇升高为主的混合性高脂血症。他汀类是目前临床上最重要的,应用最广的降脂药。此类常用制剂有洛伐他汀、辛伐他汀、氟伐他汀、普伐他汀、阿托伐他汀、瑞舒伐他汀。他汀类药物不良反应较轻,少数患者出现胃肠道反应、转氨酶升高、肌肉疼痛、血清肌酸激酶升高,极少严重者横纹肌溶解而致急性肾衰竭。不宜与环孢霉素、雷公藤、环磷酰胺、大环内酯类抗生素,以及吡咯类抗真菌药(如酮康唑)等合用;儿童、孕妇、哺乳期妇女和准备生育的妇女不宜服用。

(2)肠道胆固醇吸收抑制剂:依折麦布口服后被迅速吸收,结合成依折麦布葡萄糖醛酸苷,作用于小肠细胞刷状缘,抑制胆固醇和植物固醇吸收。适用于高胆固醇血症和以胆固醇升高为主的混合型高脂血症。单药或与他汀类联合使用研究显示,依折麦布与他汀联合使用可进一步降低急性冠状动脉综合征患者的心管事件风险。推荐剂量为 10 mg,每天 1 次。每天该药耐受性良好,常见不良反应为一过性头痛和消化道症状,妊娠期和哺乳期妇女禁用。

(3)贝特类:激活过氧化物酶体增殖物激活受体和 LPL,降低血清甘油三酯,升高 HDL-C 水平,促进 VLDL 和甘油三酯分解及胆固醇的逆向转运。适用于高甘油三酯血症和以甘油三酯升高为主的混合型高脂血症。临床常用主要制剂:非诺贝特(0.1 g,每天 3 次或微粒型2 g,每天 1 次)。苯扎贝特(0.2 g,每天 3 次或缓释型 0.4 g,每晚1 次)。吉非贝齐、氯贝丁酯因不良反应较大,临床上已很少应用。常见不良反应与他汀类药物类似。贝特类能增强抗凝药物作用,联合使用时需调整抗凝药物剂量。禁用于肝肾功能不良者,以及儿童、妊娠期和哺乳期妇女。

(4)烟酸类:烟酸也称维生素 B_3,其调脂作用可能与抑制脂肪组织中酯酶活性、减少游离脂肪酸进入肝脏、减少 VLDL 分泌有关。大剂量使用时可降低胆固醇、LDL-C 和甘油三酯,升高 HDL-C。适用于高甘油三酯血症和以甘油三酯升高为主的混合型高脂血症。烟酸有普通和缓释种剂型,以缓释型较常推荐剂量为 2 g,每天睡前服用,建议从小剂量(0.375～0.500 g/d)开始,4 周后增至推荐剂量。烟酸类衍生物有阿昔莫司,0.25 g,每天 1～3 次,餐后口服。烟酸常见不良反应包括面部潮红、皮肤瘙痒和胃肠道症状,偶见肝功能损害、高尿酸血症等。慢性活动性肝病、活动性消化道溃疡和痛风者禁用,糖尿病患者一般不宜使用阿昔莫司。

(5)树脂类:胆酸螯合剂属碱性阴离子交换树脂,在肠道内与胆酸不可逆结合,阻碍胆酸的肠肝循环,促使胆酸从粪便排出,阻断胆固醇的重吸收,通过反馈机制,上调肝细胞膜表面的 LDL 受体,加速血中 LDL 清除,降低胆固醇和 LDL-C。适应证为高胆固醇血症和以胆固醇升高为主的混合性高脂血症,对任何类型的高甘油三酯血症均无效。常用药物看考来烯胺和考来替泊。主要不良反应为恶心、呕吐、腹胀、腹痛、便秘。该类药物可能增加血清甘油三酯,使用的绝对禁忌证为异常 B 脂蛋白血症和甘油三酯>4.52 mmol/L;相对禁忌证为胆固醇>2.26 mmol/L。

(6)胆固醇吸收抑制剂:依泽替米贝口服后被迅速吸收,结合成依泽替米贝-葡萄醛甘酸,作用于小肠细胞刷状缘,抑制胆固醇和植物固醇吸收,由于减少胆固醇向肝脏释放,促进肝脏 LDL 受体合成,又加速了 LDL 的代谢,可降低血清 LDL-C 水平。适应证为高胆固醇血症和以胆固醇升高为主的泥合性高脂血症。可单药或与他汀类联合使用治疗。常见不良反应为头痛和恶心,有可能引起转氨酶升高。

(7)其他药物:普罗布考、弹性酶、鱼油制剂-3、脂肪酸、中药制剂血脂康。

3.手术治疗

手术治疗对极严重的高胆固醇血症,如对药物无法耐受的严重高胆固醇血症患者,可考虑手术治疗,包括部分回肠末段切除术、门腔静脉分流术和肝脏移植术。

二、中医对高脂血症的认识

(一)概述

中医学虽然没有特指高脂血症的病名,但根据本病的临床证候及继发性疾病的特点,可以将高脂血症与中医的多种疾病如"痰饮"

"肥胖""心悸""胸痹""眩晕""胁痛"等相关联。《素问·通评虚实论》："凡治消瘅，仆击，偏枯，痿厥，气满发逆，甘肥贵人，则膏粱之疾也。"可见古人把高脂血症、糖尿病等归属"膏粱之疾"。

高脂血症导致人体脏腑组织功能失调，致病因素并不是血脂本身，而是异常增高的血脂引发的病理产物所为。因此，大多数中医学者基于对脂代谢紊乱造成一系病理改变引起"证候"的认识，将其归属于"痰浊"范畴。也有学者认为，高脂血症病位在脉，是水谷不化之痰湿、浊气及瘀滞之血在脉中结聚而成脂浊之变，为脉中不洁之血，故把高脂血症归为"污血"范畴。虞抟《医学正传》曰："津液稠粘，为痰为饮，积久渗入脉中，血为之浊"。薛己在《明医杂著》言："津液者血之系，行乎脉外，流通一身，如天之清露，若血浊气滞则凝聚而为痰。"

(二)病因

《医学源流论》曰："凡人之所苦，谓之病；所以致此病者，谓之因。"中医学认为高脂血症的形成与以下几方面相关。

1.先天不足

先天肾气虚弱，不能济生后天之脾，导致脾脏更虚，酿湿生痰；痰浊阻滞脉道，气血运行失常，脏腑功能失调，痰、湿、瘀、浊等邪阻塞脉道而发为此病。

2.饮食不节

《素问·痹论》说："饮食自倍，脾胃乃伤"。平素喜食肥甘厚腻，或暴饮暴食，饮食无度，肥甘伤脾，饱食伤胃，脾胃受损，导致运化失调，水液代谢的功能失常，久则生湿生浊。湿浊实邪阻滞脉道而发病。

3.七情所伤

《儒门亲事》："夫愤郁而不得神，则肝气乘脾，脾气不化，故为留饮"。五志过极，郁怒伤肝、思虑伤脾。肝具有主疏泄的功能，为全身气机的枢纽，肝失疏泄，则全身气机运行不畅。"气为血之帅"，气滞则血瘀，若气机运行不畅，气血津液在人体内运行的功能失常，则湿邪阻滞，凝集为痰，胶结于血脉形成痰浊、瘀血等浊邪，从而产生高脂血症。

4.劳逸失常

久坐久卧,一身之气机停滞,脏腑代谢运化减慢,更易致肥油膏脂堆积。《黄帝内经》写道"久视伤血、久卧伤气、久坐伤肉"。中医认为"动则不衰"。过于好逸恶劳则使得气血运行不畅,脏腑功能失调,痰浊、瘀血等浊邪形成而发病。

5.年老体衰

年老脏腑功能减退,肾气衰减,肾阴阳不足,虚火内生,灼津成痰;肾阳虚衰,命门火衰,脾阳不温,内生痰饮,痰浊内阻,脉道不畅,血脂异常。

(三)病机病理

本病病机病理基础总属本虚标实。本虚与肝、脾、肾三脏俱虚相关,标实主要是指痰、湿、浊、瘀。

脾失健运,分清泌浊不及,不能化生水谷精微,反化为浊,而湿则为重浊有质之邪;湿邪阻滞,则气机逆乱升降失调,水精不能四布,浊阴弥漫,内生痰浊;痰浊阻滞脉道,气机不畅,形成气滞血瘀,湿、浊、痰、瘀相互搏结,滞留血脉,导致脉络壅塞不畅。

肝藏血,主疏泄,调畅气机,调节情志,促进消化,通调水道,肝的疏泄功能正常,才能使气机调畅,协助脾胃气机升降,促进消化吸收,协助人体血液运行,通利三焦,通调水道,使之调畅而不致瘀滞。若肝失疏泄则气机不畅,气血失和,因病而郁,气机郁滞,影响脾胃气机的升降出入和胆汁的分泌与排泄,气血不畅,痰湿瘀滞内生,导致血脂异常,而痰湿、瘀浊作为新的病理产物又加重气血不畅,脉络不通。

肾为先天之本,元气之根,肾之阴阳为一身阴阳之根本。肾主气化,推动和调控着人体内的一切新陈代谢活动。肾气失常,则肺失宣降,脾失健运,肝失疏泄,心肾上下水火不济,从而影响水谷、津液的运化及血液的运行,从而产生痰湿瘀浊而发病。

各种因素导致机体肝、脾、肾三脏亏虚,影响气血津液代谢失常,则生膏浊、痰湿、血瘀等"浊邪"浸淫脉络,随血循行内外上下,可滞留于心脉、脑脉、肝脉等全身各处,日久耗伤正气,败坏脏腑啕。

(四)辨证分型及治疗

1.中医辨证

本病中药治疗有一定优势。本病病机为"本虚标实",虚可以是气、血、阴、阳的一种或多种同时亏虚,实也可以是痰浊、瘀血、气滞等夹杂为病。根据上述证型分析,在高脂血症的致病因素中,以痰、瘀、虚三者为基础,导致肝、脾、肾功能失调,从而引起津液代谢失调,产生高脂血症。根据患者的体质及病程的进展,证型也会随之改变,因虚致实或久病成虚,最后形成虚实夹杂的复杂病症。

2.分证论治

(1)痰浊内阻。

症状:形体肥胖,头重如裹,胸脘痞满,呕恶痰涎,肢麻沉重,心悸,失眠,口淡,食少,便溏。舌胖,苔滑腻,脉弦滑。

证候分析:脾虚湿盛痰则形体肥胖,倦怠乏力;痰湿中阻,则胸脘痞满;痰浊上扰,则头重如裹;水湿流于四肢,则肢体沉重;痰湿内盛,胃弱脾虚,则纳差便溏;舌胖,苔滑腻,脉弦滑,均为痰浊内阻之证。

治法:理气健脾、化痰去浊。

方药:参苓白术散合二陈汤加减。

处方:党参、黄芪、茯苓、白术、扁豆、山药、半夏、陈皮、薏苡仁、生山楂、荷叶、泽泻。

方中党参、白术、茯苓益气健脾渗湿;配伍山药、莲子肉助君药以健脾益气,兼能止泻;并用白扁豆、薏苡仁助白术、茯苓以健脾渗湿。半夏辛温性燥,善能燥湿化痰,且又和胃降逆;陈皮既可理气行滞,又能燥湿化痰。

加减:口腻口苦、苔转黄腻者,加茵陈、蒲公英以清热化湿;肢体水肿者,加猪苓、桂枝以温运水湿,利水消肿。

(2)胃热腑实。

症状:形体肥硕,烦热纳亢,口渴便秘。舌苔黄腻或薄黄,脉滑或滑数。

证候分析:阳旺之体,胃热炽盛测烦热纳亢;恣食肥甘厚腻,痰热壅积,则形体肥硕;胃火伤津,则口渴便秘;舌苔黄腻或薄黄,脉滑或滑数,均为胃热腑实,痰热壅积之证。

治法:清胃泻热,通腑导滞。

方药:三黄泻心汤加味。

处方:黄连、黄芩、大黄、槟榔、决明子、莱菔子。

方中大黄、黄连、黄芩苦寒清胃泻火;牡丹皮、栀子清热凉血止血。

加减:脾胃气虚者,加山楂、党参、泽泻、黄芪调节脾胃。

(3)痰瘀滞留。

症状:眼睑处或有黄色瘤,胸闷时痛,头晕胀痛,肢麻或偏瘫。舌黯或有瘀斑,苔白腻或浊腻,脉沉滑。

证候分析:久有痰积,入络致瘀,痰瘀滞留,可见眼睑处黄色瘤;痰瘀痹阻胸脉,则胸闷时痛;入脑络则头晕胀痛;滞于经脉,则肢麻或偏瘫。舌黯或有瘀斑,苔白腻或浊腻,脉沉滑,均为痰瘀滞留之证。

治法:活血祛瘀,化痰降脂。

方药:通瘀煎加减。

处方:当归、红花、桃仁、山楂、丹参、泽泻、泽兰、蒲黄、三棱、莪术、海藻、昆布。

方中红花、当归活血祛瘀通经,山楂活血散瘀,三棱、莪术行气止痛,泽泻利水渗湿。

加减:冠状动脉粥样硬化心脏病之胸闷时痛者,加延胡索、郁金以加强理气活血化瘀;头晕胀痛,血压偏高者,加天麻、钩藤、石决明以平肝熄风;中风后遗症者,加黄芪、川芎、赤芍、地龙,以益气活血通络;脂肪肝者,加片姜黄、茵陈、虎杖以清肝活血理气。

(4)肝肾阴虚。

症状:现为头晕眼花、腰膝酸软、失眠健忘、五心烦热、舌红、苔薄或少、脉细或细数等。

证候分析:年高体弱,肝肾不足,阴不化精,阴虚于上,清阳不升,脑失充养,则头晕眼花;阴虚于下,肾腑失养测腰膝酸软;肾阴亏虚,不能上济于心,心神受扰而失眠;阴虚火旺,则五心烦热;舌红,苔薄或少,脉细或细数,均为肝肾阴虚之证。

治法:滋阴补肾。

方药:二至丸合六味地黄丸加减。

处方:女贞子、墨旱莲、生地黄、山茱萸、茯苓、泽泻、泽兰、山楂、桑寄生、黄精、枸杞子。

方中女贞子甘苦而凉,善能滋补肝肾之阴;墨旱莲甘酸而寒,补养肝肾之阴,又凉血止血;熟地黄滋阴补肾,填精益髓;山茱萸补养肝肾,并能涩精;山药补益脾阴,也能固精;配伍泽泻利湿泄浊,并防熟地黄之滋腻恋邪;牡丹皮清泄相火,并制山茱萸之温涩;茯苓淡渗脾湿,并助山药之健运。

加减:头晕目花者,加菊花、石斛以清肝明目;腰脊酸甚者,加杜仲、续断以益肾壮腰;夜晚失眠者,加知母、茯神、酸枣仁、五味子以清热滋肾,养肝宁心;五心烦热者,加牡丹皮、地骨皮、黄柏以滋阴凉血清热。

(五)其他治疗

中医学中针灸疗法独具特色、疗效确切,在长期的医疗实践中发挥着重要作用。主要有针刺疗法、电针疗法、艾灸、温和灸、隔物灸、穴位注射、埋线、贴敷等。选穴一般多取足三里、三阴交、天枢、丰隆等。

第五节　高尿酸血症

一、西医对高尿酸血症的认识

(一)概述

尿酸为嘌呤代谢的终产物,主要由细胞代谢分解的核酸和其他嘌呤类化合物,以及食物中的嘌呤经酶的作用分解而产生体内37 ℃时尿酸的饱和浓度约为 420 μmoL/L(7 mg/dL),超过此浓度,尿盐形成结晶沉积在多种组织,如肾脏、关节滑膜,引起组织损伤。目前将血尿酸>420 μmoL/L(7 mg/dL)定义为高尿酸血症。高尿酸血症是一种常见的生化异常,由尿酸盐生成过量和/或肾脏尿酸排泄减少而引起。临床上分为原发性和继发性两大类,前者多由先天性嘌呤代谢异常所致,常与肥胖、糖脂代谢紊乱、高血压、动脉硬化和冠状动脉粥样硬化心脏病等聚集发生有关;后者则由其他疾病、药物、膳食产品或毒素引起的尿酸盐生成过量或肾脏清除减少所致。少数患者可以发展为痛风,表现为急性关节炎、痛风肾和痛风石等临床症状与阳性体征。

(二)病因病理

1.原发性高尿酸血症

(1)尿酸生成增多:低嘌呤饮食 5 天后,留取 24 小时尿,采用尿酸氧化酶法检测,若尿酸排出>3.6 mmol,则可认为是尿酸生成增多,但这在痛风患者中仅占少数。酶的缺陷是尿酸生成增多的主要原因。

(2)尿酸排泄减少:尿酸排泄障碍是发生高尿酸血症的重要因素,包括肾小球尿酸滤过率少、肾小管重吸收增多、肾小管尿酸分泌减少,以及尿酸盐结晶在泌尿系统沉积,其中又以肾小管尿酸分泌减少最为重要。大多数原发性高尿酸血症和痛风患者都有阳性家族史,属多基因遗传缺陷,导致肾小管离子通道出现病变(与尿酸盐转运有关),但确切的发病机制未知。

2.继发性高尿酸血症

继发性高尿酸血症主要见于某些遗传性疾病(如 1 型糖原积累病、Lesch-Nyhan 综合征)、某些血液病(如白血病、多发性骨髓瘤、淋巴瘤)致尿酸生成增多、慢性肾病,以及一些药物的使用[噻嗪类利尿剂、环孢霉素、低剂量阿司匹林(<1 g/d)]致尿酸排泄减少。

高尿酸血症的发生是一个复杂的过程,涉及遗传学、分子生物学等诸多领域,以及产物酶、膜分子、炎性因子等很多方面,并且与身体其他器官的疾病状态有很大的关系。无论机制如何,一旦机体的尿酸清除能力不足以代偿血中尿酸的升高,就会发生高尿酸血症。

(三)临床表现

大多数原发性高尿酸症患者没有临床症状,常有代谢综合征的临床表现。

1.无症状期

无症状期仅有波动性或持续性高尿酸血症,从血尿酸增高至症状出现的时间可长达数年至数十年,有些可终生不出现症状。但随着年龄增长,痛风的患病率也增加。同时,痛风患病率还与高尿酸血症的水平和持续时间有关。

2.痛风性关节炎

中青年男性多见,常常首发于第一跖趾关节或踝、膝等关节。本病起病急骤,24 小时内发展至高峰。初次发病常累及单个关节,持续数天至数周可完全自然缓解,反复发作则受累关节逐渐增多,症状持续时间逐渐延长,关节炎发作间歇期逐渐缩短。

3.痛风石

首发症状出现未经治疗的患者,多年后约 70% 可出现痛风石,常出现于第一跖趾关节、耳郭、前臂伸面、指关节、肘关节等部位。痛风石可小如芝麻,大如鸡蛋或更大,受挤压后可破溃或形成瘘管,有白色豆腐渣样排出物。

4.肾脏病变

肾脏病变主要表现在两方面。

(1)痛风性肾病:起病隐匿,早期仅有间歇性蛋白尿,随着病情的发展而呈持续性,伴有肾浓缩功能受损时夜尿增多。晚期可发生肾功能不全,表现为水肿、高血压、血尿素氮和肌酐升高。少数患者表现为急性肾衰竭,出现少尿或无尿,最初 24 小时尿酸排出增加。

(2)尿酸性肾石病:10%~25% 的痛风患者肾有尿酸结石,呈泥沙样,常无症状。结石较大者可发生肾绞痛、血尿;当结石引起梗阻时,可导致肾积水、肾盂肾炎、肾积脓或肾周围炎,严重者可致急性肾衰竭。感染可加速结石的增长和肾实质的损害。

5.眼部病变

肥胖痛风患者常反复发生睑缘炎,在眼睑皮下组织中发生痛风石。有的逐渐长大、破溃,形成溃疡而使白色尿酸盐向外排出。部分患者可出现反复发作性结膜炎、角膜炎与巩膜炎。在急性关节炎发作时,常伴发虹膜睫状体炎。眼底视盘往往轻度充血,视网膜可发生渗出、水肿或渗出性视网膜脱离。

(四)辅助检查

1.血尿酸测定

血尿酸采用尿酸氧化酶法测定。血尿酸浓度>420 μmol/L(7 mg/dL),即为高尿酸血症。

2.尿酸测定

为了区别尿酸生成增多,还是尿酸排泄减少,可以测定尿酸排泄。每天尿液收集应在患者正接受标准膳食(不包括酒精和已知将会影响尿酸代谢的药物)期间进行。正常限制嘌呤饮食 5 天后,每天尿酸排出量>3.6 mmol(600 mg)时,可认为尿酸生成增多。同时可以测定尿酸的排泄分数(fraction excretion of uric acid,FEUA),FEUA$>12\%$为尿酸生成过多,$<7\%$为排泄减少,$7\%\sim12\%$为混合型。尿酸清除分数=尿酸排泄分数=(尿酸浓度×血肌酐浓度/尿肌酐浓度×血尿酸浓度)×100%。

3.囊液或痛风石内容物检查

偏振光显微镜下可见针形尿酸盐结晶。

4.X 线检查

急性关节炎期可见非特征性软组织肿胀;慢性期或反复发作后可见软骨缘破坏,关节面不规则,特征性改变为穿凿样、虫蚀样圆形或弧形的骨质透亮缺损。

5.CT 与 MRI 检查

CT 扫描受累部位可见不均匀的斑点状高密度痛风石影像;MRI 的 T_1 和 T_2 加权图像呈斑点状低信号。

6.其他检查

尿酸性、混合性尿路结石可行肾脏超声检查,也可了解肾损害的程度。双能叉线骨密度检查可早期发现受损关节骨密度下降。关节镜检查也有助于痛风性关节炎的诊断。

(五)诊断及鉴别诊断

1.诊断

日常饮食下,非同天 2 次空腹血尿酸水平>420 μmol/L 即可诊断为高尿酸血症。如出现特征性关节炎表现、尿路结石或肾绞痛发作,伴有高尿酸血症应考虑痛风。关节液穿刺或痛风石活检证实为尿酸盐结晶可作出诊断。X 线检查及 CT、MRI 检查对明确诊断具有一定的价值。急性关节炎期诊断有困难者,秋水仙碱试验性治疗有诊断意义。

2.鉴别诊断

(1)继发性高尿酸血症:如仅发现有高尿酸血症,首先必须排除继发性高尿酸血症,应详细询问病史以排除各种药物导致的血尿酸增高。继发性高尿酸血症或痛风具有以下特点:①儿童、青少年、女性和老年人更多见;②高尿酸血症程度较重;③40%的患者 24 小时尿尿酸排出增多;④肾脏受累多见,肾尿酸结石发生率较高,甚至发生急性肾衰竭;⑤痛风性关节炎症状往往较轻或不典型;⑥有明确的相关用药史。

(2)关节炎。①类风湿关节炎:青、中年女性多见,四肢近端小关节常呈对称性梭形肿胀畸形,晨僵明显。血尿酸不高,类风湿因子阳性,X 线片出现凿孔样缺损少见。②化脓性关节炎与创伤性关节炎:前者关节囊液可培养出细菌;后者有外伤史。两者血尿酸水平不高,关节囊液无尿酸盐结晶。③假性痛风:是关节软骨钙化所致,多见于老年人,膝关节最常受累。血尿酸正常,关节滑囊液检查可发现有焦磷酸钙结晶或磷灰石,X 线可见软骨呈线状钙化或关节旁钙化。

(3)肾结石:高尿酸血症或不典型痛风会以肾结石为最先表现,继发性高尿酸血症者尿路结石的发生率更高。纯尿酸结石能被 X 线透过而不显影,所以对尿路平片阴性而 B 超阳性的肾结石患者应常规检查血尿酸并分析结石的性质。

(六)治疗

原发性高尿酸血症与痛风的防治目的：①控制高尿酸血症，预防尿酸盐沉积；②迅速终止急性关节炎的发作；③防止尿酸结石形成和肾功能损害。

1.一般治疗

控制饮食总热量，限制饮酒和高嘌呤食物（如心、肝、肾等）的大量摄入，每天饮水 2 000 mL 以上以加尿酸的排泄。慎用抑制尿酸排泄的药物如噻嗪类利尿药等。避免诱发因素和积极治疗相关疾病，特别在放射治疗或化学治疗时，要严密监测血尿酸水平。

2.高原酸血症的治疗

目的是使血尿酸维持正常水平。

(1)排尿酸药：促进尿酸排泄，药物抑制近端肾小管对尿酸盐的重吸收，从而降低尿酸水平。对已有尿酸盐结石或尿酸＞3.6 mmol/d(600 mg/d)、内生肌酐清除率＜30 mL/min 时，不宜使用该类药物。服药期间多饮水，同时可口服 NaCO$_3$ 3～6 g/d，以利于尿酸排出，防止结石形成。从小剂量开始逐步递增。常用药物包括以下几种，①苯溴马隆：成人起始剂量 25 mg/d，3 周后根据血尿酸水平调整剂量至 50～100 mg/d，早餐后服用。有肾功能不全时（内源性肌酐清除率＜60 mL/min），为 50 mg/d，每天 1 次。该药不良反应轻，一般不影响肝肾功能；少数有胃肠道反应，过敏性皮炎、发热少见。②丙磺舒（羟苯磺胺）：初始剂量 0.25 g，每天 2 次。2 周后可逐渐增加剂量，最大剂量≤2 g/d。约有 5% 服药患者出现皮肤疼痛、发热、胃肠道刺激等不良反应。

(2)抑制尿酸生成药：别嘌呤醇通过抑制黄嘌呤氧化酶阻断黄嘌呤转化为尿酸，减少尿酸生成，适用于尿酸生成过多或不宜使用促尿酸排泄药物者。成人初始剂量每次 50 mg，每天 1～2 次，每周可递增 50～100 mg，直至每天 200～300 mg，分 2～3 次服，1 天最大剂量≤600 mg。内源性肌酐清除率＜60 mL/min 时，推荐剂量为 50～100 mg/d；内源性肌酐清除率＜15 mL/min 时，禁用该类药。不良反应有皮肤疼痛、发热、胃肠道刺激、肝损害、白细胞计数降低等。

(3)碱性药物:NaCO₃可碱化尿液,可使尿酸结石溶解,将 pH 维持在 6.5~6.9 最为适宜。成人口服 3~6 g/d,长期大量服用可致代谢性碱中毒,且因钠负荷过高引起水肿。

二、中医对高尿酸血症的认识

(一)概述

高尿酸血症作为目前常见的一种代谢性疾病,与多种疾病的发生密切相关。历代医家将其归为"历节""痹症""痛风"等范畴,现代医家则认为属于"浊痹""膏浊病"等范畴。《黄帝内经·素问》写道"膏粱之变,足生大疔",张仲景在《金匮要略》中首次提出"历节"病名,阐述"盛人脉涩小,短气,自汗出,历节痛,不可屈伸,此皆饮酒汗出当风所致",治疗上予桂枝芍药知母汤。《素问·痹论》描述痹症"风、寒、湿三气杂至,合而为痹",认为人体正气亏虚,风寒湿三种邪气同时侵犯机体,流注于肌肤、筋骨,造成经脉瘀滞,气血运行不畅,不通则痛,表现为肢体经脉拘急、疼痛麻木、屈伸不利、强直变形。朱丹溪《格致余论》曰:"痛风者,大率因血受热已自沸腾,其后或涉水或立湿地……寒凉外搏,热血得寒,汗浊凝滞,所以作痛,夜则痛甚,行于阳也。"主张痛风乃血虚生热、外感风寒湿邪杂合而致病。

(二)病因病机

从中医学辨证角度,血尿酸升高是膏人中满,气血运行不畅,积聚成浊,或进一步流注经络而成,不良的饮食习惯是本病的诱发因素。临床上患者也多形体丰腴,恣食膏粱厚味,或有长期吸烟、饮酒史,以致脏腑功能失调,尤以脾、肾二脏最为突出。脾为后天之本,气血生化之源。脾胃受损,健运失司,则水谷不化,津液不布,水湿内停,化热生痰。肾为先天之本,主水,乃元阴元阳之所藏。一旦虚损,气化不利,开阖无度,湿浊不能排出体外。脾、肾二脏先后天相互资生、相互影响。脾主运化,赖命火温煦;肾主藏精,需脾精补充。脾虚及肾,肾虚及脾,则水液代谢愈加紊乱,升清降浊无权,凝聚成痰,痰浊内阻,血脉滞涩,气血运行不畅,日久成瘀;瘀血内停,气机失调,影响津液输布,复生痰浊。痰瘀互结,流注皮肤、关节,以致关节肿胀、疼痛、溢流膏脂。《杂症会心录》言"脾元健运……外湿无由;而入;肾气充实……内湿何由而生",阐述了"正气存内、邪不可干",脾肾健康则湿邪难生的观点。故本病病位在脾肾,属虚实夹杂之证,其中脾肾亏虚为本,湿、浊、痰、瘀、热互结为标,饮食不节、劳逸无度为其诱因。中医界广泛认为高尿酸血症的病因是禀赋不足、外感六淫、七情内伤、饮食不节;其病机为脏腑亏虚,湿、痰、瘀阻血脉,酿生浊毒而致,属本虚标实之证,本虚为脾虚、肾虚、脾肾亏虚、肝肾阴虚,标实为湿浊、湿痰、痰瘀、瘀血阻滞;病位主要在脾肾。

(三)辨证分型及治疗

1.中医辨证

高尿酸血症的治疗需从整体辨治,把握通腑泻浊大法,辨清虚实急缓,加减用药。实则通腑祛滞,虚宜加强代谢;急则清利湿热,缓则调理脾胃。高尿酸血症的治疗应主要针对肝、脾、胃、肾、膀胱等脏腑进行调理,宜广泛使用甘温、平补及利水渗湿药物,或兼苦寒、清热、泄利药物。本病临床往往根据病因分类和临床分期,把辨病和辨证相结合进行治疗。

2.分证论治

(1)湿热蕴结。

症状:下肢小关节猝然红肿热痛、拒按,触之局部灼热,得凉则舒。伴发热口渴,心烦不安,小便溲黄。舌红,苔黄腻,脉滑数。

证候分析:由于湿邪入里化热,或素体阳升,内有蕴热,湿热交蒸而致。

治法:清热利湿,通络止痛。

方药:宣痹汤加减。

处方:防己、杏仁、连翘、蚕沙、赤小豆、姜黄、秦艽、滑石、海桐皮、威灵仙、萆薢、泽泻、栀子、半夏、薏苡仁、土茯苓、虎杖。

方中防己清热利湿,通络止痛;蚕沙、薏苡仁除湿行痹,通利关节,协助防己以通络止痛;连翘、栀子、滑石、赤小豆清热利湿,以增强防己清热去湿的作用;半夏燥湿化浊;"肺主一身之气,气化则湿亦化"故又用杏仁宣肺利气,以化退邪。各药合用,有清热利湿,宣痹止痛的功效。

加减:痛甚者,加片姜黄、海桐皮;若湿热较重者,可与二妙散同用。

(2)寒湿痹阻。

症状:发热恶寒、无汗或汗出热不退、关节剧烈疼痛、屈伸不利、遇风冷疼痛加剧、得热则缓、面色萎黄、舌淡、苔薄白、脉浮紧或沉弦。

证候分析:由于正气不足,风寒湿邪乘虚侵入,阻滞经络,痹阻不通而致。

治法:祛风散寒,除湿通络。

方药:桂枝乌头汤加减。

处方:桂枝、白芍、生姜、黄芪、制川乌、麻黄、防己、当归、川芎、羌活、苍术、防风等。

方中乌头大辛大热,祛散沉寒;桂枝助阳通络,解肌发表;白芍固腠理和血脉,二者一治卫强,一治营弱,散中有收,发中有补,使表邪得解,营卫调和;生姜辛温,既助桂枝辛散表邪又和胃止呕;大枣益气补中;甘草合桂枝则辛甘化阳以实卫,合白芍则酸甘化阴以和营。

加减:若瘀血较重者,可加益母草、血竭;若脾胃较差者,可加白术、茯苓。

(3)痰瘀阻滞。

症状:症见关节肿痛,反复发作,时轻时重,局部硬节,或见痛风石。伴关节畸形,屈伸不利,局部皮色暗红,体虚乏力,面色青暗。舌质绛红有瘀点,苔白或黄,脉象沉滑或细涩。

证候分析:由于久病体弱,痹阻经络,气血不通,痰瘀交结于关节而致。

治法:健脾利湿,益气通络。

方药:丹溪痛风方。

处方：桃仁、红花、当归、丹参、川芎、五灵脂、秦艽、羌活、牛膝、乳香、没药、赤芍、延胡索、香附、地龙、三棱、莪术、鸡血藤、三七、独活等。

方中桃仁、川芎、红花活血化瘀，俾痰去瘀行，胶结得以松解，使疼痛缓解，病程缩短。牛膝连同独活、羌活起到温经通络的作用，用意在于流散寒湿，宣行通利。

加减：若痰瘀较重者，可加陈皮、半夏化痰；若脾胃虚弱者，可加茯苓、白术健脾益气、炮甲片、天南星、伸筋草通络止痛。

（4）肝肾阴虚。

症状：病久屡发，关节痛如被杖，局部关节变形，昼轻夜重，肌肤麻木不仁，步履艰难，筋脉拘急，屈伸不利，头晕耳鸣，颧红口干。舌红少苔，脉弦细或细数。

证候分析：由于久病伤津，阴液匮乏，不能滋养肝肾，邪居筋骨而致。

治法：补益肝肾，通络止痛。

方药：独活寄生汤。

处方：独活、桑寄生、杜仲、牛膝、细辛、秦艽、茯苓、肉桂心、防风、川芎、人参、甘草、当归、芍药、干地黄。

方中重用独活为君，辛苦微温，善治伏风，除久痹，且性善下行，以祛下焦与筋骨间的风寒湿邪。臣以细辛、防风、秦艽、桂心，细辛入少阴肾经，长于搜剔阴经之风寒湿邪，又除经络留湿；秦艽祛风湿，舒筋络而利关节；桂心温经散寒，通利血脉；防风祛一身之风而胜湿，君臣相伍，共祛风寒湿邪。本证因痹证日久而见肝肾两虚，气血不足，遂佐入桑寄生、杜仲、牛膝以补益肝肾而强壮筋骨，且桑寄生兼可祛风湿，牛膝尚能活血以通利肢节筋脉。当归、川芎、地黄、白芍养血和血；人参、茯苓、甘草健脾益气。以上诸药合用，具有补肝肾、益气血之功。且白芍与甘草相合，尚能柔肝缓急，以助舒筋；当归、川芎、牛膝、桂心活血，寓"治风先治血，血行风自灭"之意；甘草调和诸药，兼使药之用。

加减：痹证疼痛较剧者，可酌加制川乌、制草乌、白花蛇等以助搜风通络、活血止痛;寒邪偏盛者,酌加附子、干姜以温阳散寒;湿邪偏盛者,去地黄,酌加防己、薏苡仁、苍术以祛湿消肿;正虚不甚者,可减地黄、人参。

(四)调摄

高尿酸血症患者平素应避风寒、限烟酒、少食膏粱厚味、避免过度劳累,可根据体质辨识长期选择食用薏苡仁、玉米须等药膳,纠正体质偏颇。同时通过运动增强体质、调摄精神,达到未病先防、既病防变的目的。中医药干预采取养治并举、病证结合、分期论治的总原则,强调在各个时期均应预防尿酸性结石形成。无症状高尿酸血症期患者常有素体禀赋不足,湿浊内生,治以祛湿化浊、健脾补肾,使湿浊生成减少,排泄增加。

单药治疗根据中药现代药理研究,单味中药也具备降尿酸的作用,主要是通过抑制人体内黄嘌呤氧化酶的活性,减少尿酸的合成或促尿酸排泄。其中抑制黄嘌呤氧化酶的活性的单味中药,如大黄、黄柏、车前子、虎杖、木瓜、玄参、鸡矢藤、海风藤、金钱草等;减少尿酸合成的中药,如土茯苓、生薏仁、萆薢、当归、威灵仙、白芍、地龙等;促尿酸排泄的中药多以利水消肿或利尿通淋为主,如茯苓、猪苓、秦皮、泽泻、栀子、滑石、车前子等。在治疗高尿酸血症的成方之中,大多数都包含了这些单味药,经临床证明上述单味药能够有效地发挥降尿酸的作用。

第六节 肥 胖 症

一、西医对肥胖症的认识

(一)概述

近几十年来,随着经济发展和生活方式变化,超重和肥胖在全球流行,已成为严峻的公共卫生危机之一。据《中国居民营养与慢性病状况报告》显示,全国 18 岁及以上成人超重率为30.1%,肥胖率为 11.9%;6～17 岁儿童、青少年超重率为 9.6%,肥胖率为 6.4%。

肥胖症是一种遗传、环境等多种因素相互作用而引起的常见慢性代谢性疾病。其发病机制为体内热量摄入大于消耗,导致体内脂肪堆积过多和体重异常增加。肥胖症作为代谢综合征的主要疾病之一,与多种疾病如 T2DM、血脂异常、高血压、冠状动脉粥样硬化心脏病、脑卒中、肿瘤等密切相关。肥胖症及其相关疾病会损害患者身心健康,使生活质量下降,预期寿命缩短。单纯性肥胖在肥胖症中最常见,占肥胖症总人数的 95% 左右,继发性肥胖是某些疾病的临床表现之一。本节主要介绍单纯性肥胖。

(二)病因

单纯性肥胖症是一组异质性疾病,病因未明,是遗传因素、环境因素等多种因素相互作用的结果。以下为几种主要病因。

1.遗传因素

人的体质有一定的差异性,现已证实肥胖与体质相关,而体质的决定与遗传因素关系密切。肥胖组与非肥胖者在种族分布方面有明显差异,原因可能在于不同种族的人,由于遗传因素的不同会产生体型方面的差异。

2.环境因素

环境变化是近年来肥胖患病率增加的主要原因。进食多、喜甜食或油腻食物、快餐、在外用餐等使能量摄入增多,体力活动不足使能量消耗减少,肥胖随之发生。

3.年龄因素

随着年龄的增长,男性和女性的肥胖率均增高,开始发胖年龄越早,发生高血压的危险性越大。

4.性别因素

女性通常比男性更易肥胖,这主要是生理上的差异,年轻女性身体脂肪含量高于男性。目前,青年人的超重率呈逐年上升趋势。女青年单纯性肥胖超重率和肥胖率均明显高于男青年,我国中年女性超重及肥胖的比例也超过男性。

5.精神心理因素

精神压力是造成自主神经功能失常的主要原因之一。精神紧张可造成肥胖。研究表明,精神症状与女性肥胖及腹部脂肪分布有关,而中年男性的腰臀比与抑郁、焦虑、睡眠障碍等有关。

6.基因突变

近年来又发现数种单基因突变引起的人类肥胖症。目前报道的肥胖比较典型的基因突变有瘦0999素基因突变、瘦素受体基因突变、促黑素细胞皮质素原基因突变、促黑激素皮质素-4 的受体(MC-4R)基因突变。

(三)发病机制

体重调节受神经和内分泌系统双重影响。中枢神经系统控制饥饿感和食欲,影响能量消耗速率,调节与能量贮存有关激素的分泌,在能量平衡及体重调节中发挥重要作用。下丘脑是调节摄食行为和能量代谢平衡的中枢,下丘脑存在着摄食中枢和饱食中枢。当机体体重下降时,摄食中枢兴奋,食欲增加,能量消耗减少;当机体营养过多时,饱食中枢兴奋,食欲缺乏,能量消耗增加。若中枢神经调节功能异常,则引起食欲亢进,产生肥胖。除上述中枢外,下丘脑其他核团和低位脑干也参与进食的调节。如下丘脑弓状核分泌的神经肽 Y 和刺鼠相关蛋白(肽)可增加食欲,而阿黑皮素原和可卡因-苯丙胺相关转录物可抑制食欲。下丘脑室旁核和穹隆周区对进食也有明显的调节作用。低位脑干的孤束核是形成饱感、终止进食的重要低位中枢。

进食量除了与下丘脑的食欲中枢密切相关,食物的数量和质量也可以影响进食量,食物的体积可以直接刺激十二指肠。食物消化后所产生的分解产物,如葡萄糖、肽、氨基酸、脂肪和脂肪的代谢产物等,可以通过肝脏的感受器,也可以通过对消化道中化学感受器的刺激产生某些激素(如缩胆囊素、胰岛素等),而影响机体的食欲。

(四)临床表现

肥胖症可见于任何年龄,女性较多见。多有进食过多和/或缺乏运动病史,常有肥胖家族史。肥胖者典型的外表特征是身材矮胖、浑圆,脸部上窄下宽、双下颌,颈粗短,向后仰头枕部皮褶明显增厚,胸圆、肋间隙不可见,乳房因皮下脂肪厚而增大,站立时腹部向前凸出而高于胸部平面。轻度肥胖多无症状。中重度肥胖可引起以下综合征。

(1)肺泡低换气综合征:由于脂肪堆积、体重增加,作用于胸廓和腹部,影响呼吸运动,出现换气困难而有CO_2潴留,活动时消耗能量增加,耗氧量增加,总摄氧量按体表面积比正常低而处于缺氧状态,故肥胖患者一般不喜欢运动,活动少而思睡,易疲劳,平时由于缺氧倾向与CO_2潴留呈倦怠嗜睡状态。

(2)心血管系统综合征:重度肥胖患者可能由于脂肪组织中血管增多,有效循环血容量、心搏出量、排血量及心脏负担均增高,有时伴有高血压、动脉粥样硬化,可进一步加重心脏负担,造成左心室肥大,严重者可导致左心力衰竭的症状。

(3)代谢综合征:临床上肥胖症、血脂异常、脂肪肝、高血压、冠状动脉粥样硬化心脏病、糖耐量异常或糖尿病等疾病常同时发生,即代谢综合征。

(4)其他系统:肥胖症还可伴随或并发睡眠中阻塞性呼吸暂停、胆囊疾病、高尿酸血症和痛风、骨关节病、静脉血栓、生育功能受损(女性多出现PCOS,男性多出现阳痿不育),以及某些肿瘤(女性乳腺癌、子宫内膜癌、男性前列腺癌、结肠和直肠癌等)发病率增高等,且麻醉或手术并发症增多。

(五)肥胖症的评估方法

肥胖症的评估包括测量身体肥胖程度、体脂总量和脂肪分布,其中后者对预测心血管疾病危险性更为准确。常用的测量方法有以下几种。

1.BMI

BMI测量身体肥胖程度,BMI(kg/m^2)=体重(kg)/身高^2(m^2)。

2.理想体重

理想体重可测量身体肥胖程度,但主要用于计算饮食中热量和各种营养素供应量,理想体重(kg)=身高(cm)-105 或理想体重

$(kg)=[身高(cm)-100]\times0.9(男性)或0.85(女性)。$

3.腰围或腰臀比

腰臀比反应脂肪分布。腰围测量髂前上棘和第 12 肋下缘连线的中点水平,臀围测量环绕臀部的骨盆最突出点的周径。目前认为腰围更为简单可靠,是诊断腹部脂肪堆积最重要的临床指标。

4.CT 或 MRI 检查

计算皮下脂肪厚度或内脏脂肪量,是评估体内脂肪分布最准确的方法,一般采用 CT 或 MRI 扫描腹部脐孔或第 4~5 腰椎间水平面计算腹内脂肪面积。但是,因 CT、MRI 扫描耗时,价格昂贵,而且CT 扫描时要暴露于射线之下,所以不作为常规检查。

5.其他方法

身体密度测量法、生物电阻抗测定法、双能 X 线吸收法测定体脂总量等。

(六)诊断及鉴别诊断

1.诊断

目前国内外对于肥胖症的诊断标准尚未统一。按照世界卫生组织(WHO)规定,理想体重应在标准体重的±10%。当实际体重超过标准体重的 10% 且小于标准体重的 20% 或 25 kg/m² ≤BMI<30 kg/m² 称为超重;当实际体重超过标准体重的 20% 或 BMI≥30 kg/m² 称为肥胖病。这一判断标准的研究资料主要来源于欧洲和美国。而亚太区居民有其人种的特殊性,所以采用 WHO 推荐的上述标准将导致低估超重和肥胖在亚洲人中的疾病负担。因此,《中国成人超重和肥胖症预防控制指南》提出:18.5 kg/m²≤BMI<24 kg/m² 为正常,BMI≥24 kg/m² 为超重,≥28 kg/m² 为肥胖。

男性腰围≥90 cm 或女性腰围≥85 cm 为腹型肥胖。腹型肥胖较为精确的判断方法为采用 CT 或 MRI 扫描腹部脐孔或第 4~5 腰椎间水平面计算腹内脂肪面积,以腹内脂肪面积≥80 cm² 作为腹型肥胖的切点。生物电阻抗法测量人体脂肪的含量也可用于肥胖的判断,一般正常成年男性体内脂肪含量占体重的 10%~20%,女性为 15％～25％,男性体脂肪率＞25％,女性＞30％,可考虑为肥胖,但生物电阻抗法测量的精度不高,测定值仅能作为参考。

WHO 肥胖分度标准沿用至今,肥胖Ⅰ度为 30.0 kg/m² ≤BMI ≤34.9 kg/m²;肥胖Ⅱ度为 35.0 kg/m² ≤BMI≤39.9 kg/m²;肥胖Ⅲ度为≥40 kg/m²。在医学工作中常用超体重百分比来作为肥胖与消瘦的分度标准。凡超出标准体重的 10％称为超重,标准体重的 20％～30％为轻度肥胖,标准体重的 30％～50％为中度肥胖,标准体重的 50％则诊断为重度肥胖。

在对肥胖症进行诊断的同时,对肥胖症的并发症及伴随病也需进行相应检查,如糖尿病或糖耐量异常、血脂异常、高血压、冠状动脉粥样硬化心脏病、痛风、胆石症、睡眠中呼吸暂停,以及代谢综合征等。

2.鉴别诊断

肥胖症诊断确定后需结合病史、体征及辅助检查等排除以下继发性肥胖症。

(1)皮质醇增多症:患者呈向心性肥胖,同时伴有满月脸、高血压、多血质外貌、痤疮、皮肤紫纹等。但单纯性肥胖可伴有某些类似皮质醇增多症的症状和体征,仅靠临床表现难以排除皮质醇增多症,需要实验室检查以排除或肯定皮质醇增多症的诊断。

(2)下丘脑性肥胖:下丘脑肿瘤、外伤、炎症或功能紊乱等可影响下丘脑腹内侧核的饱食中枢,当受损时饮食增加,并伴高热或低热、嗜睡甚至昏迷、精神变态、性早熟或性功能减退、尿崩症、催乳等临床表现。

(3)性腺功能减退:可有性功能减退、不育、男性乳房发育等临床表现。部分女性有 PCOS,表现为肥胖、月经稀发/闭经、多发痤疮(尤其是胸背部痤疮)、多毛、不孕、卵巢多囊样改变等。建议检查垂体促性腺激素和性激素,妇科 B 超、睾丸 B 超等以明确诊断。

(4)水潴留性肥胖:多见于中年妇女,短期内体重明显上升,在数月或 1～2 年体重增加 15 kg 以上,主要为腹、臀、股、腿和乳部,并有体液增多的症状,如头痛、低热、易激动、忧虑、月经过多或闭经等。体重与体位关系密切,平卧位时减轻。早晚体重变化,在正常人为(0.57±0.06)kg,本病可增加到 1.5 kg。

(5)原发性甲减:患者发生黏液性水肿,可有皮肤苍白、心率减慢、畏寒、乏力、食欲缺乏、嗜睡、记忆力下降、体重增加、大便秘结等症状,测定甲状腺功能以助鉴别。

(6)药物引起的肥胖:有服用抗精神障碍药物、糖皮质激素等药物。

(七)治疗

治疗的 2 个主要环节是减少热量摄取及增加热量消耗。应该采用综合减肥措施进行治疗,其中应以控制能量摄入、加强运动锻炼和体力活动、改善生活方式,配合心理治疗和行为矫正作为治疗肥胖的基本措施,必要时辅以药物或手术治疗。继发性肥胖症应针对病因进行治疗。各种并发症及伴随病应给予相应处理。

1.非药物治疗

非药物治疗是治疗肥胖的基础,非药物治疗几乎没有不良反应,因此要特别重视非药物治疗,对于肥胖儿童,饮食和运动等非药物治疗措施更是治疗的主要方法。

(1)行为治疗:通过宣传教育使患者及其家属对肥胖症及其危害性有正确认识从而配合治疗,采取健康的生活方式,改变饮食和运动习惯,自觉地长期坚持,是治疗肥胖症最重要的步骤。

(2)饮食治疗:选择合适的饮食治疗是减肥的关键,是各种减肥方法中最重要的方法,也是最难实行的方法。控制总热量,可按患者的理想体重每千克供给 83.38~104.60 kJ。饮食宜符合高蛋白、低脂肪、低糖类(三者提供的能量分别占总热量的15%~20%、20%~30%、50%~55%)。采用低热量、低脂肪饮食,只有当摄入的能量低于生理需要量,达到一定程度负平衡,才能把贮存的脂肪动员出来消耗掉。

(3)运动治疗:能量的消耗主要包括机体对外所做的功(体力活动)和机体内部代谢所消耗的能量。由于后者基本上是固定的,所以要增加能量的消耗,只能通过对外做功、增加运动量来实现。体育锻炼的方式和方法多种多样,如爬山、游泳、打球、跑步、步行、做健身操、练武术等。为了减肥的有氧运动,运动量应逐渐提高,运动时间至少要半小时,但运动方式和运动量应适合患者具体情况,注意循序渐进,有心血管并发症和肺功能障碍的患者必须更为慎重。

(4)心理治疗:肥胖症及其一系列慢性病、并发症会严重影响患者健康、正常生活及工作能力和寿命。严重肥胖症患者精神方面付出很大代价,导致自我感觉不良及社会关系不佳。近年来,随着对个体认知方式在减肥中作用的重视,肥胖治疗的认知行为疗法已经形成。这一疗法的理论认为个人的认知方式影响其情绪和行为,通过改变肥胖者对肥胖不恰当的认知模式,矫正不良的进食方式、活动方式,可以加强减肥效果。

2.药物治疗

根据《中国成人超重和肥胖预防控制指南》,药物减重的适应证:①食欲旺盛,餐前饥饿难忍,每餐进食量较多;②合并高血压、高血糖、血脂异常和脂肪肝;③合并负重关节疼痛;④肥胖引起呼吸困难或有睡眠中阻塞性呼吸暂停综合征;⑤BMI≥24 kg/m² 有上述并发症情况,或 BMI≥28 kg/m² 不论是否有并发症,经过 3～6 个月单纯控制饮食和增加活动量处理仍不能减重 5%,甚至体重仍有上升趋势者。

下列情况不宜应用减重药物:①儿童;②妊娠期和哺乳期妇女;③对该类药物有不良反应者;④正在服用其他选择性血清素再摄取抑制剂者。

(1)外周作用减重药:此类药物主要通过阻断饮食中部分脂肪的吸收达到减肥目的。奥利司他是胃肠道胰脂肪酶、胃脂肪酶抑制剂,通过减慢胃肠道中食物脂肪水解过程,减少对脂肪的吸收,促进能量负平衡从而达到减重效果。奥利司他可用于≥12 岁的青少年患者。妊娠期和哺乳期妇女禁用。其药理作用是剂量依赖性的,推荐剂量为 120 mg,每天 3 次,餐前服。停药后,粪便中的脂肪量通常在 48～72 小时恢复正常。

(2)中枢性食欲抑制剂:此类药物又称厌食性药物,如苄非他明、苯甲曲秦、安非拉酮、马吲哚、芬特明、西布曲明。厌食药物的作用位点是下丘脑腹内侧部的饱食中枢和腹外侧部的摄食中枢,通过增加去甲肾上腺素、血清素和多巴胺这3种单胺类神经递质来实现调节食欲的生物学效应。中枢性食欲抑制剂可引起不同程度口干、失眠、乏力、便秘、月经紊乱、心率增快和血压升高等不良反应。老年人及糖尿病患者慎用。高血压、冠状动脉粥样硬化心脏病、充血性心力衰竭、心律不齐或脑卒中患者禁用。

(3)兼有减重的降糖药物。①二甲双胍:能促进组织摄取葡萄糖和增加胰岛素的敏感性,有一定的减重作用,但尚未用于肥胖症的治疗,推荐剂量为0.5 g,每天3次,其不良反应主要是胃肠道反应,乳酸酸中毒较少见。②GLP-1受体激动剂或GLP-1类似物:艾塞那肽和利拉鲁肽在控制血糖的同时有降低体重的作用。其减轻体重的作用与抑制食欲及摄食,延缓胃内容物排空有关。艾塞那肽和利拉鲁肽减轻体重的作用均具有明显的剂量依赖性。此外,有研究表明,艾塞那肽除了减轻体重,还能降低身体总脂肪量和躯干脂肪量。

(4)正处于开发研制或临床观察阶段的新型减肥药物。①瘦素:瘦素是由 *ob* 基因编码,脂肪细胞分泌的蛋白质类激素,其主要功能是通过影响食物摄入和能量消耗来调节体重。肥胖患者循环中瘦素水平普遍增加,但瘦素的脑脊液/血清比降低,提示中枢瘦素可能会成为抗肥胖症的靶向药。研究已证明利用重组瘦素可使体重下降。②神经肽Y受体拮抗药:多种神经肽类物质与肥胖存在相关性。其中神经肽Y是刺激食物摄入的最有力的神经因子,而神经肽 Y_1 和 Y_5 受体是神经肽Y所致的进食效应的介导者。实验证明,神经肽Y受体 Y_1 和 Y_5 的拮抗药治疗肥胖病都有效,特别是 Y_5 受体拮抗药可能会成为抗肥胖的有效药物。目前已发现了一些神经肽Y受体阻断药,如 CGP71683A、BIBO3304、BIBO3226 等,特别是强效、特异性的 Y_5 受体拮抗药 CGP71683A 能抑制多种模式的进食行为,但因不良反应大尚未应用。

3.外科治疗

可选择使用吸脂术、切脂术和各种减少食物吸收的手术,如空肠回肠分流术、胃气囊术、小胃手术或垂直结扎胃成形术等。手术有一定效果,部分患者可获得长期疗效,术前并发症得到不同程度的改善或治愈。但手术可能并发吸收不良、贫血、管道狭窄等,有一定危险性,仅用于重度肥胖、减重失败而又有严重并发症,且这些并发症有可能通过体重减轻而得到改善者。术前要对患者全身情况作出充分估计,特别是糖尿病、高血压和心肺功能等,给予相应监测和处理。

二、中医对肥胖症的认识

(一)概述

中医学将肥胖症患者称为"肥人""肥满"。中医认为,肥胖多是过度饮食,喜食甜食、油腻食物或者缺乏体力活动等原因造成的。脾虚失于健运,造成痰湿,气机运行不畅,血行瘀滞,导致体内膏脂堆积过多,体重超过一定范围,多伴有头晕、乏力、神疲懒言,倦怠嗜睡等症状。

(二)病因病机

中医学认为,肥胖是正虚基础上,先后天多种因素综合所致。先天禀赋不足,五脏羸弱,其中脾肾两脏气虚是基础,加之后天饮食恣意放纵、多食肥甘、嗜卧少动,肥者令人内热,热郁而化火,伤及气阴;甘者令人中满,壅滞中焦,脏腑功能失调,脾虚失运,肺虚失布,肝郁气滞,肾虚气化失职,致使体能消耗明显降低,营养过剩,机体不能很好地利用和代谢这些营养物质,蓄积于体内,遂变为湿、为痰、为浊,久则郁热、湿滞、血瘀等相互集结,脂肪充于肌肤而发肥胖。无论是先天还是后天因素,归结到底肥胖的病机都源于脏腑气化功能的异常。

(三)辨证分型及治疗

1.胃热滞脾

症状:多食,消谷善饥,形体肥胖,脘腹胀满,面色红润,心烦头昏,口干口苦,胃脘灼痛,嘈杂,得食则缓。舌质红,苔黄腻,脉弦滑。

治法:清胃泻火,佐以消导。

方药:小承气汤合保和丸加减。

处方:大黄、黄连、连翘、枳实、厚朴、山楂、神曲、莱菔子、陈皮、清半夏、茯苓。

2.痰湿内盛

症状:形胜体胖,身体重着,肢体困倦,胸膈痞满,痰涎壅盛,头晕目眩,口干而不欲饮,嗜食肥甘醇酒,神疲嗜卧。舌淡胖大有齿痕,苔白腻或白滑,脉滑。

治法:燥湿化痰,理气消痞。

方药:导痰汤加减。

处方:清半夏、制南星、枳实、橘红、冬瓜皮、泽泻、决明子、莱菔子、白术、茯苓、炙甘草。

3.脾虚不运

症状:肥胖臃肿,神疲乏力,身体困重,胸闷脘胀,四肢轻度水肿,晨轻暮重,劳累后明显,饮食如常或偏少,既往多有暴饮暴食史,小便不利,便溏或便秘。舌淡胖,边有齿印,苔薄白或白腻,脉濡细。

治法:健脾益气,渗利水湿。

方药:参苓白术散合防己黄芪汤加减。

处方:党参、黄芪、茯苓、炒白术、桔梗、山药、白扁豆、薏苡仁、陈皮、砂仁、防己、猪苓、泽泻、车前子、大枣。

4.脾肾阳虚

症状:形寒肢冷,腰膝酸软,颜面虚浮,身疲嗜睡。舌淡胖,苔薄白,脉沉细无力。

治法:温补脾肾,利水化饮。

方药:真武汤合苓桂术甘汤加减。

处方:制附子、桂枝、茯苓、白术、白芍、炙甘草、生姜。

肥胖常可兼血瘀,尤其是痰湿体质者,故可选用1种具有活血化瘀功效的中药注射液,如复方丹参注射液(丹参粉针)、血塞通注射液、血栓通注射液、疏血通注射液等。

(四)中医特色疗法

1.穴位埋线法

(1)穴位:天枢、气海、足三里、丰隆、梁门。

(2)操作方法:穴位交替使用,每次埋线 1～3 穴,每 2～4 周埋线 1 次,3～5 次为 1 个疗程。

2.灸法

(1)穴位:气海、关元、神阙、足三里、丰隆、膈俞、脾俞、胃腧、中脘、阴陵泉。

(2)操作方法:选择 2～3 穴,用艾炷点燃后施灸,每穴 5～7 壮,或用艾条点燃后施以温和灸,以局部皮肤潮红、有温热感为度。每天 1 次,15 次为 1 个疗程。

3.耳穴压豆法

(1)穴位:内分泌、肺、肝、脾、肾、神门、肾上腺、交感。

(2)操作方法:每次以贴压 5～7 穴为宜,每天自行按压 3～5 次,夏天 2～3 天更换 1 次,冬天 5～7 天更换 1 次,两组穴位交替贴压。两耳交替或同时贴用。

4.针灸疗法

(1)方法一。

穴位:承浆、合谷、支沟、下脘穴、天枢、上巨虚、内庭。

操作方法:常规针刺得气后,行提插捻转泻法。留针 30～40 分钟,留针期间每 10 分钟行针 1 次,每天 1 次或隔天 1 次,15 次为1个疗程。

适应证:适用于肝胃郁热。

(2)方法二。

穴位:天枢、大横、曲池、丰隆、中脘、三阴交、阴陵泉、太溪。

操作方法:脾俞、胃俞穴宜斜刺,针刺得气后,行提插捻转泻法。留针 30～40 分钟,留针期间每 10 分钟行针 1 次,每天 1 次或隔天 1 次,15 次为 1 个疗程。

适应证:适用于痰热壅盛。

（3）方法三。

穴位：脾俞、胃俞、三焦俞、中脘、三阴交、足三里、阴陵泉、丰隆。

操作方法：针刺得气后，脾俞、胃俞行提插捻转补法，三焦俞、足三里平补平泻，中脘、三阴交、阴陵泉、丰隆行提插捻转泻法。留针 30～40 分钟，留针期间每 10 分钟行针 1 次，每天 1 次或隔天 1 次，15 次为 1 个疗程。

适应证：适用于脾胃不足痰湿阻滞。

（4）方法四。

穴位：脾俞、肾俞、命门、关元、气海、足三里、三阴交、太溪。

操作方法：常规针刺得气后，行提插捻转补法。留针 30～40 分钟，留针期间每 10 分钟行针 1 次，每天 1 次或隔天 1 次，15 次为 1 个疗程。

适应证：适用于虚性肥胖病。

5.穴位贴敷疗法

（1）穴位：气海、关元、神阙。

（2）操作方法：穴位交替使用，每贴保留 12 小时，20 天为 1 个疗程，2 个疗程相隔 3 天。

6.拔罐法

（1）穴位：中脘、三阴交、天枢、巨阙、大横、腹结。

（2）操作方法：每次选用 4～5 穴，根据患者肥胖程度选用大号或中号火罐，以闪火法拔罐，留罐 10～20 分钟，每天 1 次，15 次为 1 个疗程。

第七节　骨质疏松症

一、西医对骨质疏松症的认识

（一）概述

骨质疏松症是一种以骨量下降、骨微结构损坏，导致骨脆性增加,易发生骨折为特征的全身性骨病。其生理病理改变表现为单位体积内骨组织量减少,骨皮质变薄,松质骨骨小梁数目及大小均减少,骨髓腔增宽,骨骼荷载能力减弱。

骨质疏松症根据病因可分为原发性和继发性两大类。原发性骨质疏松症又分为绝经后骨质疏松症、老年性骨质疏松症和特发性骨质疏松症3种。绝经后骨质疏松症常发生在妇女绝经后5~10年;老年性骨质疏松症一般指年龄70岁以后发生的骨质疏松症;特发性骨质疏松症主要发生在青少年,病因尚不明确。继发性骨质疏松症是指由任何影响骨代谢的疾病和/或药物导致的骨质疏松症。

(二)病因及发病机制

原发性骨质疏松症的病因与发病机制未明,可能与以下因素有关。

1.遗传因素

骨质疏松症的发生与遗传因素密切相关。骨质疏松症可能是多基因性疾病,多种基因可能同时涉及骨量的获得和骨转换的调控。随着分子遗传学的发展,可能对骨质疏松症的易感基因会有进一步认识。

2.内分泌因素

(1)雌激素缺乏:雌激素缺乏为绝经后骨质疏松症的主要病因,会引起 $1,25-(OH)_2D_3$ 的生成与活性降低,致使肠道对食物中钙的吸收减少,同时增强骨对 PTH 的敏感性,使骨吸收增加,并直接抑制成骨细胞活性使骨形成不足,导致骨质疏松症。

(2)PTH 相对增多:PTH 参与血钙水平的调节。当血钙降低时,PTH 促进破骨细胞的溶骨作用,动员骨钙转入血液,从而维持血钙在正常水平。

(3)其他内分泌因素:降钙素水平降低、$1,25-(OH)_2D_3$ 减少,以及护骨素、核因子 κB 受体活化因子/核因子 κB 受体活化因子配体和许多细胞因子等变化,均可引起骨质疏松症。

3.营养因素

钙是骨矿物质中最主要的矿物质,钙不足必然影响骨代谢。在骨的生长发育期和钙需要量增加时(妊娠、哺乳等),摄入不足或老年人肠钙吸收功能下降都可诱发骨质疏松症。

4.生活方式和生活环境

体力活动有助于提高峰值骨量,减少骨丢失。此外,吸烟、酗酒、食用高盐饮食、大量饮用咖啡、维生素 D 摄入不足和光照减少等均为骨质疏松症的危险因素。长期卧床和失重也常导致骨丢失。

(三)临床表现

骨质疏松症的典型症状包括疼痛、脊柱变形及发生脆性骨折。但大多数骨质疏松症患者早期无明显症状,往往在骨折发生后或经相关检查时才发现、确诊骨质疏松症。

1.疼痛

患者多数有腰背疼痛或周身骨骼疼痛,疼痛部位不固定,负荷增加时疼痛加重或活动受限,严重时翻身、起坐及行走出现困难。

2.脊柱变形

骨质疏松症严重者可有身高缩短、驼背、脊柱畸形。胸椎压缩性骨折会导致胸廓畸形,影响心肺功能;腰椎骨折可能会影响胃肠道功能,导致便秘、腹疝、腹胀、食欲缺乏和过早饱胀感等。

3.脆性骨折

脆性骨折是指低能量或者非暴力骨折,如从站高或者小于站高跌倒及因其他日常活动而发生的骨折为脆性骨折。发生脆性骨折的常见部位为胸腰椎、髋部、桡尺骨远端和肱骨近端。

(四)相关检查

1.骨形成指标

(1)骨源性碱性磷酸酶:由成骨细胞合成和分泌,其活性可以反应成骨细胞活性。

(2)骨钙素:由成骨细胞合成的非胶原蛋白,可代表骨形成功能,反映成骨细胞活性,并反映骨转换水平。

(3)Ⅰ型前胶原前肽:Ⅰ型胶原占骨胶原总量的 90%,成骨细胞合成并分泌前胶原后,在蛋白分解酶作用下两端的短肽被切断,形成成熟的胶原。被切除的短肽称为Ⅰ型前胶原氨基端前肽(P1NP)和Ⅰ型前胶原羧基端前肽(P1CP),其血中水平可作为成骨细胞活性和骨形成的指标。P1NP与骨形成相关性更强,因此更为常用。

2.骨吸收指标

(1)血抗酒石酸酸性磷酸酶:主要来源于骨,是主要存在于破骨细胞的一种同工酶,可反映骨吸收程度。

(2)血Ⅰ型胶原交联羧基末端肽(CTX)和Ⅰ型胶原交联氨基末端肽(NTX):CTX和NTX是敏感性和特异性均较好的骨吸收指标。CTX比NTX更具特异性,因此更常用。

3.骨密度测定

骨密度是指单位体积或者是单位面积的骨量,临床常用双能X线吸收测定法(DXA)测量,同时还包括外周双能X线吸收测定法、定量超声测定及定量CT测定等。

在以上诸多指标中,国际骨质疏松症基金会推荐P1NP和血清Ⅰ型胶原交联羧基末端肽(CTX)是敏感性相对较好的两个骨转换生化标志;DXA测量值是目前国际学术界公认的骨质疏松症诊断的金标准。

(五)诊断与鉴别诊断

1.诊断标准

骨质疏松症的诊断主要基于DXA骨密度测量结果和/或脆性骨折。

(1)骨质疏松症诊断标准,符合以下3条中1条者即可诊断骨质疏松症:①髋部或椎体脆性骨折;②DXA测量的中轴骨骨密度或桡骨远端1/3骨密度的T值≤−2.5;③骨密度测量符合低骨量(−2.5<T值<−1.0)+肱骨近端、骨盆或前臂远端脆性骨折。

(2)基于骨密度测定:临床上采用骨密度测量作为诊断骨质疏松症、预测骨质疏松症性骨折风险、监测自然病程,以及评价药物干预疗效的最佳定量指标。

骨密度通常用T-Score(T值)表示,T值=(测定值−骨峰值)/正常成人骨密度标准差。T值用于表示绝经后妇女和≥50岁男性的骨密度水平(见表6-9)。对于儿童、绝经前妇女及<50岁的男性,其骨密度水平建议用Z值表示,而且骨质疏松症的诊断不能仅根据骨密度值作出决定。Z值=(测定值-同龄人骨密度均值)/同龄人骨密度标准差。

表 6-9　基于 DXA 测定骨密度的诊断标准

分类	T 值
正常	−1.0≤T 值
低骨量	−2.5<T 值<−1.0
骨质疏松症	T 值≤−2.5
严重骨质疏松症	T 值≤−2.5,伴有脆性骨折

(3)基于脆性骨折:指非外伤或轻微外伤发生的骨折,这是骨强度下降的明确体现,因此也是骨质疏松症的最终结果及并发症。发生了脆性骨折临床上即可诊断骨质疏松症。

2.鉴别诊断

原发性骨质疏松症的诊断,需要排除其他原因所致的继发性骨质疏松症,主要包括影响骨代谢的内分泌代谢疾病(甲状旁腺功能亢进、皮质醇增多症、甲亢、高催乳素血症和催乳素瘤、生长激素缺乏症等)、类风湿性关节炎等免疫性疾病、影响钙和维生素D代谢的消化系统和肾脏疾病、多发性骨髓瘤等恶性疾病、多种先天和获得性骨代谢异常疾病(骨软化症、成骨不全)、长期应用糖皮质激素或其他应用骨代谢的药物等。

(六)治疗

骨质疏松症的治疗包括基础措施与药物干预2个方面。

1.基础措施

基础措施包括生活方式调整与骨健康基本补充剂。

(1)生活方式调整:①增强饮食营养,确保均衡膳食;②充足日照,建议11:00～13:00,尽可能多地暴露皮肤于阳光下,晒15～30分钟;③戒烟、限酒,避免过量饮用咖啡和碳酸饮料;④尽量避免或减少影响骨代谢药物应用；⑤加强自身和环境的保护措施（包括各种关节保护器）等。

（2）骨健康基本补充剂。

1）钙剂：充足的钙摄入可减缓骨丢失，改善骨矿化。我国营养学会制定成人每天钙摄入推荐量 800 mg（元素钙），50 岁以上人群每天钙摄入推荐量为 1 000～1 200 mg。膳食营养调查显示我国居民平均每天膳食摄入元素钙约 400 mg，故每天需补充元素钙 500～600 mg。常用的钙剂有碳酸钙、枸橼酸钙、氨基酸螯合钙等制剂。此外，应注意避免超大剂量补充钙剂，以免潜在增加肾结石和心血管疾病的风险，且高钙血症和高钙尿症时应避免使用钙剂。

2）维生素 D：足够的维生素 D 可促进钙的吸收、骨骼矿化、保持肌力。维生素 D 不足会导致继发性甲状旁腺功能亢进的发生，从而增加骨吸收，引起或加重骨质疏松症。我国成年人推荐剂量为 400 U/d，65 岁及以上老年人因缺乏日照，以及摄入和吸收障碍常有维生素 D 缺乏，故推荐剂量为 600 U/d。维生素 D 用于防治骨质疏松症时，剂量可为 800～1 200 U/d。此外，临床应用维生素 D 制剂时应注意个体差异和安全性，定期监测血钙和尿钙。不推荐使用活性维生素 D 纠正维生素 D 缺乏。

2.抗骨质疏松症药物

抗骨质疏松症药物根据作用机制可分为骨吸收抑制剂、骨形成刺激剂和其他作用机制的药物。

（1）骨吸收抑制剂。

1）双膦酸盐类：双膦酸盐是焦膦酸盐的稳定类似物，其特征为含有 P-C-P 基团。双膦酸盐与骨骼羟磷灰石有高度亲和力，特异性结合到骨转换活跃的骨表面上，抑制破骨细胞的成熟与活性，从而抑制骨吸收。目前，临床应用较多的为第三代双膦酸盐类药物是异环型含氮双膦酸盐，主要是唑来膦酸，用法为每年 1 次 5 mg 静脉滴注，在降低骨吸收方面的作用强于口服双膦酸盐。其他双膦酸盐类还有阿仑膦酸钠、利塞膦酸钠、伊班膦酸钠、依替膦酸二钠和氯膦酸二钠等。

双膦酸盐的应用需注意以下几点。①消化系统不良反应：口服制剂双膦酸盐用药后可引起消化系统反应，如上腹部疼痛、反酸等症状，有活动性胃十二指肠溃疡、反流性食管炎的患者慎用。②一过性"流感样"症状：可出现一过性发热、骨痛和肌痛等类流感样不良反应，多在用药3天内明显缓解，症状明显者可用非甾体抗炎药或其他解热镇痛药对症治疗。③肾毒性：进入血液的双膦酸盐类药物约60%以原形从肾脏排泄，对于肾功能异常的患者，应慎用此类药物或酌情减少药物剂量。④罕见的骨骼系统事件：包括下颌骨坏死、非典型股骨骨折，可能与长期应用双膦酸盐类药物相关。

2)降钙素类：降钙素是一种钙调节激素，能够抑制破骨细胞活性，减少破骨细胞数量，减慢骨量丢失，促进骨形成。降钙素类药物的另一突出特点是能明显缓解骨痛，对骨质疏松症及其骨折引起的骨痛有效，因而适合伴有骨痛症状的骨质疏松症患者。目前应用于临床的降钙素类制剂有2种。①鲑鱼降钙素：包括注射制剂、口服和鼻喷制剂；②鳗鱼降钙素。此类药物长期应用存在潜在增加肿瘤风险，故建议短期使用，连续使用一般不超过3个月。

3)雌激素类：雌激素类药物能抑制骨转换，阻止骨丢失。临床研究证明绝经激素治疗，包括雌激素补充疗法和雌激素与孕激素补充疗法，能阻止骨丢失，降低骨质疏松症性椎体、非椎体骨折风险。但是，因其可能有增加妇科相关肿瘤风险，故目前很少用于治疗骨质疏松症。

4)选择性雌激素受体调节剂(selective estrogen receptor modulators，SERMs)：SERMs与雌激素受体结合后，会在不同靶组织导致受体空间构象发生不同改变，从而在不同组织发挥类似或拮抗雌激素的不同生物效应。如SERMs制剂雷洛昔芬在骨骼上与雌激素受体结合，表现出类雌激素活性，抑制骨吸收，降低椎体骨折风险，在乳腺和子宫上则表现为抗雌激素活性，因而不刺激乳腺和子宫。主要用于治疗和预防无更年期症状、无血栓栓塞疾病的绝经后骨质疏松症。

5)RANKL抑制剂：狄诺赛麦是一种RANKL抑制剂，能够抑制破骨细胞形成、功能和存活,从而降低骨吸收、改善皮质骨或松质骨的强度。本药物是已获得美国食品和药物管理局批准,可用于治疗骨折风险高的绝经后骨质疏松症。

(2)骨形成刺激剂。

1)PTH 类似物(parathyroid hormone analogue,PTHa):间断使用小剂量 PTHa 能够增加成骨细胞活性,促进骨形成,增加骨密度。特立帕肽是重组人甲状旁腺素氨基端 1-34 活性片段,是 PTHa 的代表性药物。临床常见的不良反应为恶心、肢体疼痛、头痛和眩晕。

2)维生素 K 类(四烯甲萘醌):四烯甲萘醌是维生素 K_2 的一种同型物,是 γ-羧化酶的辅酶。γ-羧基谷氨酸是骨钙素发挥正常生理功能所必需,研究显示四烯甲萘醌可以促进骨形成。

(3)双重作用机制的药物。

1)活性维生素 D 及其类似物:包括 $1,25\text{-}(OH)_2D_3$ 和 $1\alpha,25\text{-}(OH)_2D_3$。因不需要肾脏 1α-羟化酶羟化就有活性,因此被称为活性维生素 D 及其类似物。主要作用是增加肠道对钙和磷的吸收,抑制 PTH 分泌,促进骨细胞分化而增加骨量。活性维生素 D 及其类似物主要用于老年人、肾功能不全及 1α-羟化酶缺乏者。

2)雷奈酸锶:雷奈酸锶同时具有促进骨形成、抑制骨吸收的作用。因其可能引起心脑血管严重不良事件的出现,故雷奈酸锶仅用于无法使用其他获批药物以治疗严重骨质疏松症患者。

二、中医对骨质疏松症的认识

(一)概述

根据骨质疏松症的发病特征,属中医学中"骨痿""骨痹""骨枯"的范畴,基于中医"肾藏精""肾主骨"理论,肾精亏虚是本病发生的基本病机,并与中医肝、脾等脏腑功能密切相关,病性有虚有实,但根本病机为精亏髓减、骨失所养。各种原因若导致肾精不足、肾阳亏虚、肝肾阴虚、脾胃虚弱、脾肾阳虚、肾虚血瘀、血瘀气滞等,则均可导致该病的发生与发展。

(二)辨证分型及治疗

中医证型可分为肾阳虚、肝肾阴虚、脾肾阳虚、肾虚血瘀等,临床证候往往虚实夹杂。

1.肾阳虚

症状:腰背冷痛,酸软乏力。驼背弯腰,活动受限,畏寒喜暖,遇冷加重,尤以下肢为甚,小便频多,舌淡苔白,脉弱等。

证候分析:人至中老年,天癸渐竭,加之体质虚弱,烦劳过度,耗伤肾精,而致肾精亏虚,精亏髓减,骨失所养;或命门火衰,肾阳虚损,虚寒内生,髓冷骨弱,可见腰膝酸痛或冷痛,骨骼脆弱无力,甚至骨折等症,即导致本病的发生。肾阳虚发展到一定程度时,累及肾阴,即"阳损及阴",进而造成阴阳俱虚,精气愈亏,则进一步加重病情。

治法:补肾壮阳,强筋健骨。

方药:右归丸加减。

处方:熟地黄、山药、山茱萸、枸杞子、菟丝子、鹿角胶、杜仲、肉桂、当归、制附子。

2.肝肾阴虚

症状:腰膝酸痛,手足心热。下肢抽筋,驼背弯腰,两目干涩,形体消瘦,眩晕耳鸣,潮热盗汗,失眠多梦,舌红少苔,脉细数等。

证候分析:肝肾同源。肝藏血、肾藏精,精能生血,血能养精,母子相眷,精血同源;肝主疏泄,肾主封藏,藏泄互用,相反相成;肝肾阴阳,相互资生,互涵互用。若失血过多,久病血虚,过劳无度、肝血暗耗或五志过极、化火伤阴,均可导致肝之阴血亏虚。肝血不足则精失所养,引起肝肾精亏或阴虚失养,而导致本病的发生。

治法:滋补肝肾,填精壮骨。

方药:六味地黄丸。

处方:熟地黄、山茱萸、山药、泽泻、牡丹皮、茯苓。

3.脾肾阳虚

症状:腰膝冷痛,食少便溏。腰膝酸软,双膝行走无力,弯腰驼背,畏寒喜暖,腹胀,面色㿠白,舌淡胖,苔白滑,脉沉迟无力等。

证候分析:脾胃为后天之本,气血生化之源。脾胃运化正常,则肾精得其充养。若禀赋素弱、长期饮食不节、病后调养失慎、劳倦失度、忧思日久,皆可以导致脾胃虚弱证。脾胃失于运化,则津液不布,久之肾精日涸,渐致髓减骨枯;脾胃又主身之肌肉,若脾胃虚弱,气血乏源,则肌肉失养,日久瘦削无力,甚至萎废不用,骨骼失去肌肉的支撑,愈加骨弱难支。脾、肾二脏先天、后天相互资生、相互影响。脾主运化,须借助肾阳之温煦,肾藏精气,也有赖于水谷精微的不断补充。肾阳不足则火不生土,累及脾阳,脾阳不振,精微难布,终累及肾阳。若年老虚衰、久病耗气伤阳、寒邪直中或久泻不止,皆可损伤脾肾之阳,导致温煦不足,骨肉失养,渐至骨骼痿弱。

治法:补益脾肾,强筋壮骨。

方药:补中益气汤加减。

处方:黄芪、炙甘草、人参、当归、橘皮、升麻、柴胡、白术。

4.肾虚血瘀

症状:腰脊刺痛,腰膝酸软。下肢痿弱,步履艰难,耳鸣。舌质淡紫,脉细涩等。

证候分析:患者禀赋素弱、久病及肾、年老肾气渐衰或房劳耗精伤气,皆可使肾中精气亏虚。肾气虚则血脉鼓动无力,脉络日久生瘀。五脏六腑之精受藏于肾,瘀血停滞,则经络受阻,肾精更难充养,骨髓不满,骨骼失于濡养。肾虚血瘀互为因果,常相兼为患,日久发为骨质疏松症。气为血之帅,气行则血行,气机不畅则血运受阻,瘀血内生。离经之血也可影响气的运行,由瘀血导致气滞。该证多由情志不舒、外伤闪挫或寒邪侵袭,拘困经脉所致。气血运行不畅,津液输布障碍,骨骼失于濡养而发病。

治法:补肾活血化瘀。

方药:补肾活血。

处方:熟地黄、杜仲、枸杞子、补骨脂、菟丝子、当归尾、没药、酒萸肉、红花、独活、肉苁蓉。

第八节　电解质紊乱

临床上常见的电解质紊乱包括血钙、血钠、血钾的异常,本节重点对血清钙、钠、钾等异常进行介绍。

一、钙代谢紊乱

人体内钙离子大多数储存在骨骼中,细胞外液中钙离子仅占总钙量的 0.1%,主要有 3 种形式:游离钙、蛋白结合钙、可扩散结合钙。这 3 种形式形成动态平衡的稳态,维持血钙的稳定。钙离子在人体多种生理调节起着主要作用:①在细胞内,钙离子作为一种第二信使,参与调节细胞增殖、分化、运动、肌肉收缩、激素分泌、糖原代谢及神经元兴奋性等多种生理过程;②在细胞外,钙离子参与了成骨、凝血、调节酶活性、降低毛细血管通透性等过程。

血钙的稳定主要依靠 3 种关键内分泌激素:①PTH,由甲状旁腺分泌;②降钙素,由甲状腺滤泡旁细胞分泌;③1,25-二羟维生素 $D_3[1,25-(OH)_2D_3]$,可通过紫外线照射皮肤由胆固醇合成或胃肠道直接摄入 2 种方式产生维生素 D,后经肝脏、肾脏羟化后产生。以上 3 种激素通过调节骨钙-血钙平衡、肾脏对钙离子的排泄/重吸收、肠道对钙离子摄取等来完成调节钙离子浓度。此外,酸碱平衡紊乱、蛋白水平异常、特殊药物应用也可引起钙离子代谢紊乱。

(一)低钙血症

1.概述

血清蛋白正常时,血钙<2.2 mmol/L,即称为低钙血症。酸中毒或低蛋白血症时,仅有蛋白结合,钙降低;反之,碱中毒或高蛋白血症时,游离钙虽降低,但蛋白结合钙增高,故血清钙仍可正常。

2.病因和发病机制

(1)甲状旁腺功能减退:包括原发性和继发性甲状旁腺功能减退,引起 PTH 合成和分泌减少。此外,还包括假性甲状旁腺功能减退症导致 PTH 在外周组织(肾小管上皮细胞和骨)作用异常,表现为血钙降低、血磷升高、低钙刺激甲状旁腺增生、PTH 分泌增加。

(2)维生素 D 代谢障碍。①维生素 D 缺乏:多见于营养不良,食物中缺乏维生素 D,特别是接触阳光过少时。②维生素 D 羟化障碍:见于肾衰竭、肝脏疾病、遗传性 1α-羟化酶缺陷、维生素 D 依赖性骨质软化症 I 型等疾病。③维生素 D 分解代谢增快:如长期应用抗癫痫药苯巴比妥,导致肝微粒体酶的活性增强,使维生素 D 及 25-(OH)D 在肝的分解代谢加速。

(3)肾衰竭:慢性肾衰竭引起低血钙的主要机制如下。①高血磷:因 GFR 降低,磷酸盐排出受阻,血磷升高,而钙磷乘积为常数,故血钙降低。②维生素 D 羟化障碍:使钙的吸收减少。③慢性肾衰竭:消化道症状明显,导致肠道钙吸收减少。

(4)其他:包括特殊药物的应用、恶行肿瘤骨转移等。

3.临床表现

低钙血症的临床症状主要与血钙降低的速度及程度相关。

(1)神经肌肉系统:神经肌肉的兴奋性升高可出现肌痉挛。周围神经系统早期表现为指/趾麻木。严重的低钙血症能导致喉、腕足、支气管痉挛,癫痫发作甚至呼吸暂停,还可出现精神症状如烦躁不安、抑郁及认知能力减退等。

(2)心血管系统:主要表现为心律失常,常见为传导阻滞,严重时可出现心室颤动等。心电图典型表现为 QT 间期和 ST 段明显延长。

(3)骨关节系统:慢性低钙血症对骨骼的影响可表现为骨痛、病理性骨折、骨骼畸形等。

(4)皮肤:慢性低钙血症可有皮肤干燥、无弹性、色泽灰暗和瘙痒,还易出现毛发稀疏、指甲易脆、牙齿松脆等现象。

4.辅助检查

(1)电解质测定:包括血钙、血磷、血镁等。

(2)病因及其他检查:PTH、肝功能、肾功能、清蛋白、尿钙、$1,25-(OH)_2D_3$ 等。

(3)心电图检查:低钙血症患者的心电图常出现 QT 间期延长。

5.诊断

血钙<2.25 mmol/L,即可诊断低钙血症。因钙离子受血清蛋白浓度影响,故诊断低钙血症时的,必须采用经血清蛋白校正后的钙离子浓度,必要时可测定游离钙浓度。

校正钙浓度(mmol/L)=实测钙(mmol/L)-0.02×[40-血清蛋白浓度(g/L)]。

6.治疗

(1)急性处理:低钙血症若伴手足搐搦、抽搐、喉头痉挛等急性症状,则应立即处理。一般采用10%葡萄糖酸钙10~20 mL稀释后静脉注射(>15分钟),注射后立即起作用。随后,可用10%葡萄糖酸钙稀释于5%葡萄糖溶液中静脉滴注,调整滴注速度使血清钙水平在正常范围下限。如伴有低镁血症,镁的补充有助于恢复PTH分泌和外周器官活力。在给予镁盐治疗之前,应确保患者肾功能和尿量正常。静脉补钙和补镁过程中应密切监测患者身体情况,特别是心脏情况,以防止严重心律失常的发生。

(2)慢性处理:慢性低钙血症因症状多不明显,可先明确病因,以纠正病因为主,必要时进行维持性补钙治疗。治疗目标是维持血清钙浓度于正常低限,纠正至正常值中上限可能导致高钙尿症、肾钙质沉着和肾结石。通常推荐联合应用钙和维生素D制剂。

(二)高钙血症

1.概述

血清蛋白正常时,血钙>2.75 mmol/L,即称为高钙血症。血清蛋白异常和严重血小板增多时可引起假性高钙血症,表现为总钙升高而钙离子无升高。

2.病因与发病机制

(1)肠道吸收增加:单纯由钙摄入过多引起的高钙血症少见,若合并慢性肾脏病,尤其是同时接受活性维生素D治疗或牛奶-碱剂综合征时可导致高钙血症。

(2)骨钙转移过多:主要因PTH升高使骨细胞破坏,骨钙转移入血;也可见于肿瘤骨转移等疾病。

(3)其他内分泌疾病:如甲亢、肾上腺功能减退症、嗜铬细胞瘤等。

3.临床表现

高钙血症的临床表现与病因、高钙程度及发生的速度相关。

(1)神经肌肉系统:显著的高钙血症可出现精神症状,如疲乏无力、精神不易集中、失眠、抑郁、神志不清甚至昏迷。另外,可见腱反射迟钝、肌力降低,由 PTH 引起者可呈肌萎缩,称为 PTH 性肌病。

(2)心血管系统:高钙血症可使心肌兴奋性增加,患者容易出现心律失常及洋地黄中毒。在心电图可表现为 QT 间期缩短。

(3)消化系统:恶心、呕吐及便秘十分常见。

(4)泌尿系统:高钙血症可见肾钙化症,另多合并泌尿系统结石,以草酸钙及磷酸钙为主。长期高钙血症可引起肾钙化等而导致肾衰竭。

(5)骨骼系统及其他:甲状旁腺功能亢进引起的高钙血症可有骨痛、畸形,以及病理性骨折等临床表现。此外,钙盐沉着于皮肤、结膜等可引起瘙痒、结膜炎,在关节可出现类似痛风的症状。

4.实验室检查

可见低钙血症相关检查。

5.诊断

(1)高钙血症的诊断:血钙>2.75 mmol/L,即可诊断高钙血症。若伴有蛋白水平异常时,需采用经血清蛋白校正后的钙离子浓度,必要时可测定游离钙浓度。

(2)高钙血症的病因诊断:高钙血症伴 PTH 升高支持甲状旁腺功能亢进的诊断;PTH 水平降低且有恶性肿瘤病史,则提示恶性肿瘤相关性高钙血症;PTH 水平降低而无已知的肿瘤性疾病病史,可测定血清 PTH 相关蛋白水平,并仔细进行恶性疾病的筛查。

6.治疗

高钙血症的治疗包括病因治疗和降血钙治疗,以治疗原发病为主。

(1)增加尿钙排泄。①等渗盐水:高钙血症患者常为低容量性,补足容量可增加尿钙排泄,但应注意监测电解质和心功能状态。②襻利尿剂:襻利尿剂可抑制钙的重吸收而增加尿钙排泄。使用襻利尿剂时,应首先补足血管内容量,否则会加重脱水和高血钙。

(2)抑制骨重吸收。①降钙素:降钙素主要通过干扰破骨细胞成熟而抑制骨重吸收,还能增加肾钙排泄,从而降低血钙。常用的有鲑降钙素,包括皮下注射制剂、鼻喷制剂。②双磷酸盐:双磷酸盐是无机焦磷酸盐类似物,可被骨羟磷灰石表面吸收,并干扰破骨细胞的代谢活性而抑制钙的释放,并对破骨细胞具有毒性作用。常用的有伊班膦酸钠注射剂、唑来膦酸注射剂等。

(3)减少肠道钙吸收。①糖皮质激素:糖皮质激素可通过抑制维生素 D、减少肠道对钙的吸收、增加肾脏对钙的排泄及抑制破骨细胞激活因子来降低血钙。②口服磷:磷可以降低肠道钙的吸收,由于静脉给磷有增加组织钙磷沉积的危险,常用口服磷。

(4)透析:伴有严重肾功能、心功能不全的患者可以选择用低钙透析液进行透析,血钙水平在透析后 2～3 小时会下降。

(三)中医对钙代谢紊乱的认识

中医学对疾病的认识,更多的是在辨证的基础上,对临床症状及体征进行总结。因钙离子浓度缓慢发生变化,并不会出现典型的症状,故古代中医学没有针对钙代谢紊乱的描述,通常需要根据临床症状来描述。低血钙时可有肢体搐搦等,高血钙时可有泌尿系统结石等,严重钙代谢异常可引起骨质改变、心律失常,故"抽搐""心悸""腹痛""骨痿"等都可描述钙代谢紊乱的某一阶段。临床需根据相关症状及体征进行辨证论治,故此暂不一一描述。

二、钾代谢紊乱

血钾是细胞内最主要的阳离子,在细胞外液中的浓度仅次于血钠。人体内 98％以上的钾离子位于细胞内,这一电化学浓度差是确保机体各种功能正常运作的重要因素。细胞内外钾离子浓度梯度的维持依赖于细胞膜上的 Na^+-K^+-ATP 酶,使钾离子可以在数分钟内发生细胞内外的转移。

正常情况下,钾的摄入与排出处于平衡,使血钾浓度维持在 4 mmol/L 左右。肾脏是维持钾体内外平衡的重要器官,肾脏滤出的钾约 55% 在近端肾小管被重吸收,30% 在髓襻升支粗段重吸收,当小管液抵达远端小管和集合管,近 90% 的钾已经被重吸收。钾很少会被完全重吸收,尿中只有少量钾,浓度 <5 mmol/L。尿中的钾主要来自远端肾单位分泌的钾,又以集合管为主。

醛固酮是调节钾分泌的重要激素,可以增加远端远曲小管和连接小管的钠氯协同转运子,对钠离子的重吸收,进而增加钾的排泄和分泌。醛固酮的合成受血管紧张素 Ⅱ 控制,可见于血管外容积减少、高肾素状态时。钾负荷也可直接刺激醛固酮,如摄入大量含钾食物时。

饮食摄入的钾需经几个小时才能从肾脏排泄,所以细胞的缓冲尤为重要,否则将产生严重的高钾血症。这其中包括胰岛素分泌、交感神经系统兴奋,可使血钾在细胞内外发生转移。

上述各种机制使血钾维持在 3.5~5.5 mmol/L。

(一)低钾血症

1.西医对低钾血症的认识

(1)概述:当血浆钾浓度 <3.5 mmol/L 时称为低钾血症。低钾血症的原因包括肾性失钾、非肾性失钾、细胞外液钾转移至细胞内。总结来说是以下 2 种情况:①总体血钾过少;②总体血钾正常,但钾离子在细胞内外重新分布。

(2)病因。血钾不足原因主要包括 3 个方面:摄入不足、排出过多、细胞内外转移。

1)摄入不足:一般饮食含钾都比较丰富,故只要能正常进食,机体就不缺钾。但伴有消化道梗阻、昏迷、手术后较长时间禁食的患者,如果在营养支持治疗时没有同时补钾或补钾不够,就可导致缺钾和低钾血症。

2)排出过多。①胃肠道失钾:是幼儿失钾最主要的原因,常见于严重腹泻、呕吐等伴有大量消化液丧失的患儿。剧烈呕吐时所引起的代谢性碱中毒可使肾排钾增多,呕吐引起的血容量减少也可通过继发性醛固酮增多而促进肾排钾。②经肾失钾：这是成人失钾最主要的原因。引起肾排钾增多的常见因素有利尿药的长期连续使用或用量过多、某些肾脏疾病、肾上腺皮质激素过多、远曲小管中不易重吸收的阴离子增多、镁缺失、碱中毒。③经皮肤失钾：汗液含钾只有 9 mmol/L。在一般情况下，出汗不致引起低钾血症。但在高温环境中进行重体力劳动时，大量出汗也可导致钾的丧失。

3）细胞外钾向细胞内转移：①低钾性周期性麻痹发作时细胞外钾向细胞内转移，这是一种家族性疾病。②碱中毒：细胞内 H^+ 移至细胞外以起代偿作用，同时细胞外 K^+ 进入细胞内。③过量胰岛素：用大剂量胰岛素治疗糖尿病酮症酸中毒时，发生低钾血症。④钡中毒：引起钡中毒的是一些溶于酸的钡盐如醋酸钡、碳酸钡、氯化钡、氢氧化钡、硝酸钡和硫化钡等。

（3）临床表现：低钾血症的临床表现与低血钾的发展速度、程度，以及病程有关。一般情况下，血钾在<3.0 mmol/L 以前不出现明显症状。①肌无力、肌肉麻痹：低钾血症时会引起骨骼肌细胞膜超极化，导致骨骼肌收缩功能障碍。表现为乏力，重则肌肉麻痹，更甚者会出现膈肌麻痹导致呼吸衰竭。低钾血症还能引起骨骼肌病，发生横纹肌溶解。②心律失常和心电图异常：低血钾对心脏系统的影响主要表现为心律失常，常见于 K^+<3.0 mmol/L。长期慢性低钾血症如使用利尿剂的患者，在应激状态下易发生室上性和室性心律失常。长期低钾血症引起心脏除极，导致心电图表现为宽而低平的 T 波，如果除极延长则出现 U 波。③低钾血症对肾脏功能的影响：低钾血症可增加近端肾小管氨的产生，增加 HCO_3^- 的重吸收和净酸的排泄，从而导致代谢性碱中毒。同时，还会引起集合管管腔膜上水通道蛋白 AVP 表达减少，引起继发性肾性尿崩症。

（4）辅助检查：低钾血症相关检查除了明确低钾血症诊断外，最主要是为了明确低钾血症的病因。

1）电解质测定：包含血钾、血钠、血镁等。

2）尿常规及尿电解质测定：主要包括 24 小时尿电解质测定，用于鉴别是否存在肾排钾。

3)pH 测定:包括血 pH 和尿 pH 测定 2 个方面,体内酸碱平衡变化时会导致钾离子细胞内外转移。

4)心电图检查:低钾血症往往同时伴有心电图改变。最早表现为 ST 段压低,T 波压低、增宽、倒置,出现 δ 波,QT 时间延长。补钾后上述改变可改善。

5)其他检查:伴有高血压,需完善肾素、醛固酮测定;伴有向心性肥胖,需完善皮质醇节律检查等。

(5)诊断与鉴别诊断。

1)低钾血症:①血清钾<3.5 mmol/L;②心电图检查有低钾图像;③临床表现符合低钾血症。

2)确定低钾血症的病因:①详细询问病史如摄食情况、胃肠道症状、排尿及夜尿情况,以及利尿剂、导泻药和饮酒史;②实验室检查还应检查血钠、钙、镁,低钙、低镁和酸中毒可加重低钾血症。

3)低钾血症诊治流程:见图 6-1。

(6)治疗。低钾血症的主要治疗原则:①预防、治疗危及生命的并发症;②纠正低钾血症;③诊断、治疗原发病。

1)口服补钾:适用于轻度低血钾、无明显临床症状的低血钾。如血钾水平>3 mmol/L,可在增加食物钾摄入的同时,去除引起低钾血症的病因。口服补钾药物主要有氯化钾、枸橼酸钾、磷酸钾。伴代谢性碱中毒时首选氯化钾,酸中毒时选枸橼酸钾,磷缺乏时选磷酸钾。

2)静脉补钾:适用于严重低血钾、无法肠道补钾和伴有临床症状的低血钾。通常外周静脉补钾溶液钾浓度为 20 mmol/L,补钾速度≤10 mmol/h。静脉补钾应使用盐水,因为葡萄糖溶液可刺激胰岛素释放,会加重低血钾。血钾<3 mmol/L,或补钾速度>10 mmol/h 的患者,补钾时建议同时行心电图监护。高浓度补钾建议建立中心静脉导管。

3)低钾血症多可明确病因:急性失钾可见于胃肠道失钾,慢性失钾可见于长期应用利尿剂、原醛症、Gilteman 综合征、Liddle 综合征等。在补钾治疗同时,原发病的治疗至关重要。另外,低钾血症常伴有低镁血症,血镁会导致肾脏丢失钾,且导致钾细胞内转移障碍,因此对低血钾的患者,需同时检测血镁,必要时补镁治疗。

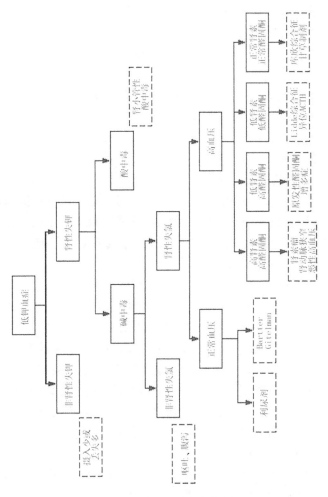

图 6-1　低钾血症诊治流程

2.中医对低钾血症的认识

在中医学文献中,还没有能代表低钾血症特征的中医病名,根据其临床症状,常见的病症有"喘症""心悸""眩晕""痿症"等。以病症频率和脏腑受累频率及共有主证者,低钾血症与中医之"痰饮"

"湿"等病理因素密切相关,病位多涉及脾、肺、肾三脏,以脾为主。

本病多为本虚标实之证,脾、肺、肾三脏功能失调为本,痰湿为标。湿、痰、饮一源而三岐,三者均为津液不归正而形成的病理产物,其产生与肺、脾、肾三脏功能失常密切相关,若肺失宣降,水津不能通调输布,水湿停聚则为痰为饮;脾脏受病或脾气本虚,运化无力,也可水湿不行,停聚而为痰饮;肾阳不足,蒸化无力,水不化气,也可导致水湿贮留为痰饮。

治疗本病应鉴别虚实、标本、缓急,急则先治其痰湿,以祛湿化痰为主;缓则求其本,治在肺脾肾。根据痰湿性质,采用相应的治法:湿痰者宜燥湿化痰,痰湿化热者酌加清利湿热、清化热痰药物;痰湿兼寒者宜加用温化之品。常用主方有平胃散、二陈汤、温胆汤、五苓散、三仁汤等。

(二)高钾血症的中西医诊治

1.西医对高钾血症的认识

(1)概述:血浆钾离子浓度>5.5 mmol/L,称为高钾血症。

(2)病因:①摄入钾离子相对过多;②细胞内钾离子转移;③肾脏排泄钾离子减少。其中肾脏排泄减少是最常见的原因。肾脏正常情况下,饮食钾过多很少引起高血钾,但在伴有慢性肾病时,饮食钾过多会对血钾产生影响。

(3)临床表现。①对心脏的影响:高钾血症对机体的主要危险是心律失常,包括窦性心动过缓、窦性停搏、室性心动过速、心室颤动和心脏停搏。心电图表现一般先呈 T 波高尖、QT 间期缩短,随后 T 波改变更加明显、QRS 波渐增宽伴幅度下降、P 波消失。②对骨骼肌的影响:高血钾会引起肌肉软弱无力、腱反射减弱或消失,甚至出现迟缓性麻痹等症状。肌肉症状常出现于四肢,然后向躯干发展,也可波及呼吸肌。③对肾脏的影响:高血钾可影响肾脏排酸,引起代谢性酸中毒,其机制与抑制肾脏氨的合成与排泄有关。

(4)辅助检查。①电解质测定。②尿常规和尿电解质测定。③肾功能检查。④pH 测定。⑤心电图检查:高钾血症主要表现为窦性心动过缓、传导阻滞和异位心律失常,如心室期前收缩和心室颤动。一般早期出现 T 波高尖、QT 时间缩短;晚期出现 QRS 波增宽、幅度下降,P 波形态逐渐消失。

(5)诊断:高钾血症的诊断首先要排除溶血等原因所致的假性高钾血症;其次明确有无钾在细胞内外转移的情况;然后考虑是否存在钾的摄入和排出的失衡,结合钾的摄入、肾功能情况,以及血浆肾素、皮质醇、醛固酮水平等加以判断。

(6)治疗:严重的高血钾(>6.5 mmol/L)及高血钾伴心电图改变时,需紧急处理。治疗高钾血症的措施包括预防心脏不良事件、促进钾离子细胞内转移、排钾治疗,具体如下。

1)预防心血管不良事件:钙剂能提高心肌动作电位的阈值,稳定心肌兴奋性。在心电图监护下,进行 10%葡萄糖酸钙 10 mL 静脉注射,尽量通过中心静脉注射。如心电图没有改善或改善后有复发,需重复静脉注射钙剂。

2)促进钾离子细胞内转移:胰岛素可使血钾向细胞内转移。可以使用葡萄糖联合胰岛素静脉注射使钾离子细胞内转移,需要注意低血糖。

3)排钾治疗:临床上常用的排钾方法包括聚磺苯乙烯、利尿剂和透析。①阳离子的交换:能在一定程度上,增加钾的肠道排泄,从而增加钾的清除。常用的代表药物有聚磺苯乙烯,但聚磺苯乙烯会增加钠负荷、结合钙,导致容量扩张和低钙血症,还会引起严重的肠坏死不良反应,需慎用。②伴有血容量扩张的患者,可以使用排钾利尿剂进行治疗,以增加钾的清除,常用的有呋塞米、氢氯噻嗪。如果患者容量缺失,补充等渗盐溶液可以增加尿量,促进钾的分泌。③血液透析:是严重高钾血症时最有效和可靠的方法。由于有时透析准备需要一定时间,因此对严重高血钾患者,在准备透析时,稳定心肌、促进钾细胞内流的治疗应该立即开始。

2.中医对高钾血症的认识

在中医学记载中,尚未发现针对高钾血症的描述,根据临床特征及常见于慢性肾功能不全患者的特点,常可总结为"心悸""虚证"等证。临床高钾血症一般出现在慢性肾衰竭的晚期,结合临床特征,总结出慢性肾衰竭高钾血症的病机为阳虚兼有湿热、浊毒、血瘀;其中阳气虚损、瘀滞不通是中医学辨治慢性肾衰竭高钾血症的根本核心。具体治疗需根据患者阳虚的不同病因,采取通阳法、助阳法、补阳法进行辨证治疗,佐以祛湿、清热、化瘀、消饮之法。另有报道称,在临床工作中发现应用泄浊导滞的中药灌肠既可保护残余肾功能,又有降低血钾疗效,具体临床疗效需进一步评估。

三、钠代谢紊乱

血钠主要分布在细胞外液,正常的血钠浓度为 135～145 mmol/L,是维持血浆渗透压的主要因素,因此维持钠离子平衡至关重要。机体主要通过调节钠的排泄来实现钠的平衡,其中肾脏是维持钠离子稳态的最主要器官。由于血钠影响着血容量和血渗透压的变化,因此钠离子的改变多伴随血容量的改变,水、钠代谢紊乱往往合并存在。

(一)低钠血症

1.概述

当血浆钠浓度<135 mmol/L 时,称为低钠血症。根据血渗透压与低钠血症的关系,可将低钠血症分为低渗性、高渗性和等渗性 3 类。

(1)高渗性低钠血症:细胞外液因为非钠成分(糖尿病时高浓度葡萄糖或外源性给予甘露醇、甘油等为主)增多导致渗透压增高,促进水的重吸收,导致血钠下降。

(2)等渗性低钠血症:当出现严重高脂血症、异常高球蛋白血症时,脂质或异常球蛋白在血浆中占了一部分体积,使水的比例减少,同等体积血浆中测出的钠浓度也相对偏低。实际上血浆内含水部分血钠和血渗均正常,因此也称为假性低钠血症。

(3)低渗性低钠血症:低渗性低钠血症可以根据容量状态分为3组。①低容量性低钠血症:如消化系统液体丢失(如腹泻)、使用利尿剂或缺水后大量摄入低渗性液体,也会导致机体渗透压下降。②高容量性低钠血症:水肿时动脉充盈不足或相对血管容量不足导致 ADH 的释放,使肾脏水的重吸收增加。③正常容量性低钠血症:

见于中重度甲减、糖皮质激素功能不全、ADH 分泌异常综合征等。

2.临床表现

低钠血症的临床表现主要取决于低血钠持续的时间、严重性和进展的情况。如果低钠血症迅速进展（数小时到几天），则会出现急性脑水肿表现，如头痛、嗜睡、癫痫并且意识水平逐步下降，出现昏迷甚至死亡。相反，如果血浆钠是逐步下降，渗透压逐步适应，即使是严重低钠血症（血浆钠＜120 mmol/L）症状也不明显。

3.诊断

低钠血症的住院患者中约 85％是低渗透压性低钠血症，其中1/4是低容量，1/3是正常血容量。因此，在确定低钠血症后，应判断是否为低渗透压低钠血症，需要检测血浆电解质、尿素、血糖和渗透压，同时比较实际和计算的血浆渗透压是否一致。血浆渗透压计算公式：血浆渗透压(mmol/L)＝2(Na^+＋K^+)(mmol/L)＋血浆尿素(mmol/L)＋血糖(mmol/L)。

4.治疗

低钠血症的首要治疗原则是纠正病因，另应根据患者的年龄、神经系统症状，以及近期的血钠浓度或渗透压等决定低钠血症纠正的速度。低钠血症纠正过慢可造成持续性脑水肿，导致不可逆性神经系统损伤和死亡。相反，纠正低钠血症的速度过快则有发生渗透性脱髓鞘病变的危险，主要是脑桥部损害，称为中央脑桥性脱髓鞘病变，表现为低钠血症纠正后 2～6 天出现严重的神经系统症状，甚至出现截瘫、四肢瘫痪、失语等严重并发症，以及特征性的头颅 MRI检查异常，这些变化往往是不可逆的。

(1)急性症状性低钠血症：伴有严重的神经系统症状，如癫痫发作或意识水平下降等，需快速纠正，并根据神经系统症状的改善程度确定目标钠浓度。但血钠浓度上升速度每小时不应超过2 mmol/L，在 12～24 小时血钠浓度的增加不应超过 12 mmol/L。可按计算应补钠量先补 1/3，需补钠的量可根据以下公式计算：净失钠量＝血钠浓度的改变(mmol/L)×总体水量(kg)(估计的总体水量女性为 0.5×体重，男性为 0.6×体重)。

(2)慢性症状性低钠血症:慢性失钠多数临床症状表现不明显,过快的纠正低钠血症会增加脱髓鞘病变的风险。慢性低钠血症患者一般血钠浓度上升速度每小时不应超过 0.5 mmol/L,在前 24 小时血钠浓度的增加不应超过 8 mmol/L。

(3)无症状性低钠血症:无症状性或轻度低钠血症一般不必治疗,以处理原发疾病为主。最简单和成功的方法就是限制水的摄入。

近年来,新型选择性血管升压素、V_2 受体拮抗剂为治疗低钠血症开辟了一条新的途径,其具有促肾排水的作用,能够选择性增加肾水排泄而没有明显的电解质丢失,从而降低尿渗透压,提高血钠浓度,代表药物有托伐普坦。

(二)高钠血症

1.概述

当血浆钠浓度>145 mmol/L 时被认为高钠血症。机体在血钠增多时多表现为高渗透压,产生渗透压有效的电解质与机体总的水的比值升高。低容量高钠血症是最常见的高钠血症。患者水和钠都丢失,但水的丢失比钠的丢失更多。高钠血症的存在往往提示患者有口渴感受障碍或对口渴行为反应障碍,常见于残疾或虚弱患者。

2.临床表现

高钠血症的临床表现与低钠血症一样,缓慢发生的高钠血症症状一般相对较轻,发病越快,症状越明显。主要症状表现与神经系统病变相关,包括肌无力,尤以下肢偏重;神志最初较兴奋,逐渐转为抑郁、淡漠,最后可有智力下降、性格改变;肌张力增高,腱反射亢进,直至抽搐、错乱、幻觉、昏迷甚至死亡。严重高钠血症患者可有颅内出血、硬膜下血肿、大静脉窦血栓形成等,可能是细胞严重脱水、颅内压显著下降、脑血管扭曲、血液循环障碍所致。严重失水患者还有心动过速、体温上升、血压下降等表现。

3.诊断

高钠血症需要实验室多次检测明确,同时还需要检测血浆渗透压。病史和体检能够帮助判断高钠血症的病因。

4.治疗

高钠血症的首要治疗原则是积极治疗原发病,控制钠摄入和纠正不适当的钠输入。纠正细胞外液容量异常,补充水缺乏。症状严重的低容量性高钠血症的治疗可分为 2 个阶段。①快速纠正细胞外液容量的缺乏(如组织低灌注、休克);②逐步纠正水的丢失,包括正在丢失水的补充。水的丢失量可以根据以下公式计算,缺水量=0.4×原始体重(kg)×[(实测钠浓度/140)-1]。总补水量还应包括不显性失水及尿和胃肠道的失水量,发热、机械性通气需要更多的补充水分。通常静脉补充葡萄糖溶液,能进食的患者可口服。有缺钾者可同时补钾。纠正高钠血症的速度不宜过快,一般≤0.5 mmol/(L·h),血浆钠下降的速度≤10 mmol/(L·24 h),但也不要<6 mmol/(L·24 h)。补液过程中应进行血钠检测及神经系统检查以调整补液量和速度。

(三)中医对钠代谢紊乱的认识

在中医学的发展中,还没有针对低钠血症、高钠血症的描述,根据其临床症状,常见的病症有"喘症""心悸""眩晕""痿症"等。根据病症频率和脏腑受累频率及共有主证,认为低钾血症与中医之痰饮、湿等病理因素密切相关,病位多涉及脾、肺、肾三脏,以脾为主。

本病多为本虚标实之证,脾、肺、肾三脏功能失调为本,痰湿为标。湿、痰、饮一源而三岐,三者均为津液不归正而形成的病理产物,其产生与肺、脾、肾三脏功能失常密切相关,若肺失宣降,水津不能通调输布,水湿停聚则为痰为饮;脾脏受病或脾气本虚,运化无力,也可水湿不行,停聚而为痰饮;肾阳不足,蒸化无力,水不化气,也可导致水湿贮留为痰饮。治疗本病应鉴别虚实、标本、缓急。急则先治其痰湿,以祛湿化痰为主;缓则求其本,治在肺脾肾。根据痰湿性质,采用相应的治法如湿痰者宜燥湿化痰,痰湿化热者酌加清利湿热、清化热痰药物,痰湿兼寒者宜加用温化之品。常用主方有平胃散、二陈汤、温胆汤、五苓散、三仁汤等。

参考文献

[1] 李菲.实用内分泌疾病与代谢性疾病诊治[M].沈阳:沈阳出版社,2020.

[2] 王晓焕.内分泌代谢疾病临床诊治策略[M].北京:科学技术文献出版社,2020.

[4] 杜新芝.临床内分泌疾病诊治策略[M].北京:科学技术文献出版社,2020.

[5] 陈新霞.临床内分泌疾病诊疗新进展[M].哈尔滨:黑龙江科学技术出版社,2020.

[6] 王琳.临床内分泌与代谢性疾病[M].北京:科学技术出版社,2020.

[7] 倪青.内分泌代谢病中医诊疗指南[M].北京:科学技术文献出版社,2021.

[8] 刘静.临床内分泌科学新进展[M].北京:金盾出版社,2020.

[9] 陆涛.实用内分泌诊疗学[M].昆明:云南科技出版社,2020.

[10] 王为光.现代内科疾病临床诊疗[M].北京:中国纺织出版社,2021.

[11] 夏维波,李玉秀,朱惠娟.协和内分泌疾病诊疗常规[M].北京:中国协和医科大学出版社,2021.

[12] 田芳.临床内分泌诊疗学[M].天津:天津科学技术出版社,2020.

[13] 薛君.实用内分泌疾病诊治学[M].开封:河南大学出版社,2020.

[14] 赵晓宁.内科疾病诊断与治疗精要[M].开封:河南大学出版社,2021.

[15] 王国强.实用内分泌与代谢疾病诊治[M].北京:科学技术文献出版社,2020.

[16] 庞国明.当代内分泌疾病研究精华[M].北京:科学出版社,2021.

[17] 府伟灵,张忠辉.内分泌与代谢系统疾病[M].北京:人民卫生出版社,2020.

[18] 伍俊妍,王燕.内分泌代谢疾病[M].北京:人民卫生出版社,2020.

[19] 李蓉.实用临床内分泌科疾病诊疗学[M].长春:吉林科学技术出版社,2020.

[20] 黄佳滨.实用内科疾病诊治实践[M].北京:中国纺织出版社,2021.

[21] 刘建军,王玉金,员建中.临床内分泌学[M].南昌:江西科学技术出版社,2019.

[22] 聂梅.43例腺垂体功能减退症患者的临床表现及诊疗措施探讨[J].临床研究,2021,29(5):112-113.

[23] 冯春鹏,闫秀峰,耿树军.中西医结合诊治亚急性甲状腺炎存在问题及对策[J].吉林中医药,2022,42(2):191-194.

[24] 王明伟.糖尿病并发症的发病机制及其药物治疗研究进展[J].继续医学教育,2022,36(4):157-160.

[25] 吴霞,徐瑞.原发性醛固酮增多症分型诊断的研究进展[J].山东医药,2022,62(4):94-98.

[26] 苑晓微,邓继红,王丽君.中西医结合治疗女性更年期综合征的临床研究[J].实用妇科内分泌电子杂志,2021,8(1):65-67.